丽东书院"双杏斋医学丛书"

丁元庆
临证辨思录

丁元庆 著

山东科学技术出版社

图书在版编目（CIP）数据

丁元庆临证辨思录/丁元庆著.—济南：山东科学技术出版社，2019.1

ISBN 978-7-5331-9442-0

Ⅰ.①丁… Ⅱ.①丁… Ⅲ.①中医临床—辨证论治 Ⅳ.①R241

中国版本图书馆CIP数据核字(2018)第056710号

丁元庆临证辨思录
DINGYUANQING LINZHENG BIANSILU

责任编辑：徐日强
装帧设计：魏　然

主管单位：山东出版传媒股份有限公司
出 版 者：山东科学技术出版社
　　　　　地址：济南市市中区英雄山路189号
　　　　　邮编：250002　电话：(0531) 82098088
　　　　　网址：www.lkj.com.cn
　　　　　电子邮件：sdkj@sdpress.com.cn
发 行 者：山东科学技术出版社
　　　　　地址：济南市市中区英雄山路189号
　　　　　邮编：250002　电话：(0531) 82098071
印 刷 者：山东金坐标印务有限公司
　　　　　地址：莱芜市嬴牟西大街28号
　　　　　邮编：271100　电话：(0634) 6276023

规　格：小16开(170mm×240mm)
印　张：24.5　　字数：440千　　印数：1~3000
版　次：2019年1月第1版　2019年1月第1次印刷
定　价：68.00元

序

时光如梭

2008年夏季，当时在读的硕士研究生张琼珠同学告诉我，日本东洋学术出版社约我写一篇有关临床治验的文章，具体要求是能够启发读者的临床辨证思路。于是，我就给了琼珠同学一个已经按照通常格式整理好的痿证医案，请她协助整理编写。琼珠同学以她的智慧写出初稿，后经过师生反复修改定稿，提交编辑部。这篇名为《痿证(重症肌无力合并甲状腺结节型腺瘤)》的文章刊登在日本《中医临床》杂志(季刊)2008年第4期。一经刊出，获得日本读者的认可，反响很大。随后，出版社总经理通过翻译平出由子博士问讯并约请我：能否长期合作，以目前形式，每期1个医案予以连载。我愉快地接受了出版社的约请，写作一直延续到今天，迄今已经连载36期，并且从未间断，目前仍在进行中，转眼间已进入第十个年头。

十年一剑

大约在2010年春天，遇见时任山东科学技术出版社医药卫生编辑室主任的苑嗣文先生，讨论起中医临床经验总结、医案编写时，我告知苑先生正在做的上述工作。当时，苑先生以编辑的视角与嗅觉，敏锐地告诉我，这样的案例整理对读者有启发作用，如果有40个，就可以编辑成册。此后通过电子邮件发给苑先生3个已经刊登的医案，得到苑先生的肯定，并约请我编写。因为临床、教学任务重，加之琐事缠身，同时也是为了保证质量，我仍然按照每季度完成1篇的速度写作。2016年深秋，本书责任编辑徐日强先生找到我，再次提出苑先生曾经的约定。盛情难却，随即答应与山东科学技术出版社合作，推出这种即景式医案集，以为青年中医临床辨证、思考之借鉴。为此，在完成2017年东洋学术出版社约稿的同时，连同2018年的稿件一并写出，总计40例。从本书第一篇稿件写作到结集出版前后共计9年多时间，现在已经进入第十个年头。因此，应该算得上"十年一剑"。

立方先立案

清·王三尊说:"医者立方,必先立案。"(见《医权初编·论立论当先立案》)医案是医生临证的真实记录与整理总结。因此,历代医家非常重视医案的撰写与整理。医案的格式,多种多样。

问辨思行的医案格式

本书稿件是按照杂志社约请的格式编写,名之曰"即景式医案",就是作者以临床现场为背景,记录所见、所闻、所为、所思,而其后的诊者体会则是事后的总结、分析。文后附有历代医家的经典论述,提纲挈领,以为读者阅读与寻找资料之参考。每个医案独立成篇,互不牵扯。当时,各篇均包含"问""辨""思""行"几方面内容。再现临床场景,展现作者临床诊病、辨证、处方、用药、调护的方方面面。

学问思辨行

医事多难明,医学难为,治中医之学犹属不易。清·杨旦升《杨氏提纲医方纂要》中说"医之难,不难于治病,而难于知病"。知病之术,曰望闻问切。知病之后,还要辨证论治。一个好的医案,应该是多年治学与临证经验的积累、总结、升华。从而要求医生应严格治学,不断思考,砥砺前行。恰如《中庸·第二十章》所言:"博学之,审问之,慎思之,明辨之,笃行之。"

临证辨思

《伤寒论》以"辨某某病脉证并治"为篇名。辨证论治是《伤寒论》对中医学最伟大的贡献,也是留给后世的宝贵财富。辨证无疑是中医临证之要务。辨,即分析、判别,就是通过对望闻问切所获得的临床证据进行分析判别,发现症结之所在,提出证候或方证,为论治提供可靠的目标。只有辨得准确,才能保证其后的医疗行为不迷失方向。至于如何辨证论治,则是见仁见智,方法与见解多多,不一而足。《伤寒论》已有示范,足资借鉴。

圣人示人以规矩。张仲景在《伤寒杂病论》自序中说到:"乃勤求古训,博采众方,撰用《素问》《九卷》《八十一难》《阴阳大论》《胎胪药录》,并平脉辨证,为《伤寒杂病论》合十六卷,虽未能尽愈诸病,庶可以见病知源。若能寻余所集,思过半矣。"在这段文字中,提到了"辨"与"思"二字。《说文解字》曰:"辨,判也。"《小尔雅》曰:"辨,别也。"《易·系辞下》曰:"辨是与非。"由上可知,辨者,分析、判断之谓。去伪存真,由表及里是为辨。关于思,《说文解字》曰:"思,容也。从心囟声。"思从心,从囟。囟即脑。先民们认为思想是由心脑合作才得以产生的。

《尚书·洪范》则曰："思曰容,言心之所虑,无不包也。"总之,思之本义为思考。人命至重！医生临证责任重大,唯思维缜密,无有遗漏,才符合治病救人之要求。

临证有辨、有思,或能立于不败之地。本书书名取"临证辨思录"五字即是此义。

一切道术皆有本源。石楷先生为张介宾《质疑录》作序曰："医无一定之法,而有一定之理。"清·费伯雄《医醇賸义·自序》曰："医有医理,治有治法,化裁变通,则又须得法外意也。"唯读书方能明理,唯辨思始能求真。因此,"读书明理,临证求真",被作为丽东书院的治学理念与行医准则。愿本书能对中青年中医师治学与临证有所裨益。

业精于勤

在此,首先感谢日本东洋学术出版社的积极倡议,感谢翻译平出由子博士坚持不懈的努力,使得这一工作得以持续10年之久。感谢山东科学技术出版社各位编辑对本书出版所做的工作。10年来,我的60多位研究生和弟子们将近3万例患者的病历资料,整理成约1 500万字的电子文档,为此同学们在完成日常临床与学习的同时做了大量的额外工作,付出了心血与汗水,为本书出版以及日后系列案例总结整理工作打下了坚实的基础。书中张琼珠、黄粤、李史清、路玉良、阚保红、王越、温雅、陈玉状等同学各撰写医案1篇。

本书是在大家的关心与帮助下才得以完成的,大家的关爱,让我难以忘怀！值本书付梓之际,衷心感谢两个出版社的编辑们！感谢翻译平出由子博士！感谢亲爱的同学们！

由于本人学识与经验所限,疏漏与不足在所难免,祈望读者诸君不吝教正。

丁元庆
2017年中秋,于泉城济南历山东隅之双杏斋

目 录

偏头痛肝旺脾虚证 …………………………………………（1）
偏头痛肝经瘀热证 …………………………………………（12）
偏头痛湿热夹瘀证 …………………………………………（21）
偏头痛阴虚肝旺证 …………………………………………（30）
偏头痛肝经风火证 …………………………………………（40）
偏头痛痰热生风证 …………………………………………（51）
偏头痛血虚肝旺证 …………………………………………（61）
丛集性头痛痰热生风证 ……………………………………（70）
紧张型头痛心肝郁热证 ……………………………………（81）
紧张型头痛瘀热蕴络证 ……………………………………（91）
糖尿病颈动脉粥样硬化 ……………………………………（101）
带状疱疹后三叉神经痛 ……………………………………（112）
顽固性眩晕 …………………………………………………（122）
颅内动静脉畸形术后头晕并癫痫发作 ……………………（134）
郁热不寐 ……………………………………………………（144）
痰热不寐 ……………………………………………………（152）
瘀热不寐 ……………………………………………………（161）
瘀热扰心不寐 ………………………………………………（170）
瘀热伤阴不寐 ………………………………………………（180）
瘀热阴虚不寐 ………………………………………………（190）
阴虚不寐 ……………………………………………………（200）
郁伤心神案 …………………………………………………（210）
心肌梗死后焦虑障碍 ………………………………………（220）
一氧化碳中毒性脑病 ………………………………………（229）
外伤性延髓损伤 ……………………………………………（238）

麻木(多发性周围神经病) …………………………………………… (247)
瘖痱(酒精依赖性神经系统损伤) ………………………………… (257)
抽动秽语综合征 ……………………………………………………… (266)
小儿睡眠中痫证发作 ………………………………………………… (276)
内伤发热(冠心病心绞痛冠状动脉内支架置入术后) …………… (286)
虚劳多汗症 …………………………………………………………… (294)
难治性吸入性肺炎 …………………………………………………… (304)
中风后肺炎案 ………………………………………………………… (313)
雷头风(颞动脉炎致失明) …………………………………………… (324)
膀胱咳 ………………………………………………………………… (333)
淋证(尿道综合征) …………………………………………………… (340)
阳强(阴茎持续勃起) ………………………………………………… (348)
功能性水肿 …………………………………………………………… (356)
痹证(臂丛神经病变) ………………………………………………… (365)
痿证(重症肌无力合并甲状腺结节型腺瘤) ……………………… (376)

偏头痛肝旺脾虚证

◀ 导语 ▶

偏头痛以发作性搏动性头痛为特征。发作性的头痛与风邪致病特征吻合,偏头痛发作多由内风致病,内风每责之肝,故偏头痛发病以肝风内动为病机核心。肝风为病,危害甚广。风气上犯,扰乱清窍,痹滞脉络,引发头痛。正如《素问·太阴阳明论篇》所云:"伤于风者,上先受之。"肝风起于肝气失和,即《临证指南医案·眩晕》所谓"内风乃身中阳气之动变"。肝气病变,最易乘脾,发生痛泻。此时平肝息风,扶土抑木可以建功。

临证思辨

病例 女,48岁,企业管理人员,住济南市。首诊时间:2011年5月24日。

医生:您好,请问您哪儿不舒服?

患者:医生好! 我经前头痛20多年了。

思路:经期头痛,最多见于偏头痛。诊断主要依靠病史与临床表现。

医生:您目前的主要症状有哪些?

患者:主要是经前头痛。

思路:经前头痛,首先要考虑经期偏头痛。

医生:头痛主要在哪个部位?

患者:以右颞侧胀痛为主。

医生:头痛程度怎样?

患者:头痛很剧烈。

医生:每次头痛持续多长时间?

患者:一二天吧。

医生:头痛伴随其他症状吗?

患者:头痛常连及两侧眼眶,畏光不敢睁眼。同时还伴有烦躁不舒,甚至干呕。

思路:头痛剧烈,每次持续一二天,伴有畏光,甚至干呕,偏头痛诊断基本成立。偏头痛发作往往有诱发因素,发作前可以有先兆。

医生:头痛发作前有其他症状吗?

患者:没有明显的异常。

医生:您头痛的程度有变化吗?

患者:觉得头痛越来越严重了。

医生:有过治疗吗?效果怎样?

患者:以前没有积极治疗。今年春节后开始服用正天丸,可缓解。

医生:是否还伴有其他症状?

患者:近5年来无明显诱因渐出现食凉后腹泻频作,服用洛哌丁胺(易蒙停,止泻药),腹泻减轻。

医生:您是否觉察到头痛的诱因?比如,失眠、情绪激动、食用奶油或者巧克力、饮酒等等。

患者:我基本吃素已9年,没有明显诱因。

医生:哦!您的大小便怎样?

患者:医生,忘记告诉您了,近5年来,我每因食用凉蔬菜、水果、粗纤维食物、偏辣油腻食物及过饱、饮酒都会诱发腹泻,每天三四次水样便,清稀无臭,排便后感觉周身乏力,每次症状持续2天左右。小便正常。

思路:这是一个重要的线索。因饮食因素而诱发的反复发作的腹泻,首先考虑肠易激综合征;此外,偏头痛患者经常出现阵发性的眩晕、腹痛、腹泻等症状,称为偏头痛等位症。

医生:做过哪些检查?

患者:反复检查大便常规,未见异常。未做肠镜检查。

医生:您的父母、兄弟姐妹有头痛病史吗?

患者:没有。

医生:您的精神、体力怎样?

患者:平日头目清爽,精神良好,近期体力不佳,记忆力下降。

医生:饮食、睡眠怎样?

患者:正常。

医生:月经规律吗?

患者:月经规律,经色、经量正常,经期没有腹痛。

医生:体重怎样?

患者:体重稳定,约50 kg。

医生:还有其他情况吗?

患者:有乳腺增生病史,偶尔经前乳房胀痛,其他没有明显异常。

医生:我可以检查一下吗?

患者:好的。

(记录:血压99/62 mmHg。进行神经系统体格检查,未见明显异常。)

医生:请您伸出舌头让我看看……好的。再诊脉。

医生:需要为您做经颅多普勒(TCD)、肠镜、生化、血常规、大便常规检查。

患者:好的,医生,回见。

检阅实验室报告:TCD、肠镜、生化、血常规、大便常规未见明显异常。

综合四诊资料,病情和诊疗记录如下:

【病案记录】

主诉:月经前头痛20年,饮食不慎易腹泻5年。

现病史:20年前开始出现月经前头痛,症状渐重,今年春节后开始服用正天丸,头痛能缓解。近5年来无明显诱因出现食凉后腹泻频作,服用易蒙停有效。刻诊:经前头痛,以右颞侧胀痛为主,疼痛剧烈,每次可持续一二日,常连及双眼眶,烦躁不舒,伴干呕,双目难睁。9年前起食素为主,近5年每于食凉蔬菜、水果、粗纤维食物、偏辣油腻食物及过饱、饮酒可诱发腹泻,日泻三四次,水样便,每次持续2天左右,泻后周身乏力。未曾行肠镜检查。无精神及生活压力。情绪稳定,体力欠佳,记忆力下降。饮食清淡,睡眠、小便、月经正常。

既往史:否认血压、血糖、血脂异常。乳腺增生十年余,服用乳癖消片。无家族头痛史。无烟酒嗜好,有被动吸烟史。

体格检查:血压99/62 mmHg,体重50 kg。神经系统未见明显异常。

舌质暗红,苔黄腻。脉沉弦细。

中医诊断:(1)头痛;(2)泄泻。辨证:土虚木旺,肝风内动,瘀热蕴络。

西医诊断:(1)偏头痛;(2)肠易激综合征;(3)偏头痛等位症?

> 治法:平肝息风,扶土和中,柔肝活络。
> 处方:生牡蛎24 g,炒白芍15 g,乌药12 g,炙甘草12 g,天麻18 g,炒扁豆20 g,酸枣仁30 g,炒白术15 g,白僵蚕15 g,宣木瓜12 g,茯苓24 g,丹参15 g。7剂,水煎服。每日1剂,分早晚2次温服。

思路:经期头痛20年,日趋加重,头痛剧烈,甚则恶心,持续4小时至数天,诊断为偏头痛无疑。右颞剧痛,经前发作,证属肝风窜扰;女子以血为本,以肝为用,经前肝血下行血海,则肝木失养,肝风易于内动,故头痛每于经前发作。胃主受纳,脾司运化,饮食不慎即可诱发腹泻,泻后周身乏力,责之脾胃虚弱,土虚木旺,肝气横逆,木侮中土。此时,腹泻与经前头痛表现有别,但是病机基本一致,均属肝木过妄,肝风内动。舌质暗红,苔黄腻,脉沉弦细,肝气不畅,郁滞化热,日久入络,以致瘀热蕴络。本案病机以土虚木旺为主,病位主要在肝脾,病久入络,因而缠绵不愈,反复发作。治宜平肝扶脾,柔肝活络。用自拟平肝实脾方加减:生牡蛎、白芍、天麻、白僵蚕平肝息风;炙甘草、炒扁豆、炒白术、茯苓健脾和中,扶土抑木;乌药、酸枣仁、宣木瓜辛温酸温配伍,疏达肝气。

二诊(2011年9月9日)

初诊至今4个月。自述服上方3剂,因腹泻较重,遂停中药,并服用颠茄磺苄啶片(肠炎用药)。稍食凉食即腹泻,便溏急迫。月经规律,经前仍头痛,右颞持续胀痛,无视觉异常及呕吐;睡眠差时可诱发头痛。饮食尚可,睡眠易醒,且难再寐。舌质暗红,苔黄腻,少津。脉沉弦细滑。

思路:服药腹泻加重,头痛仍发作,可能是药证不合。时值盛夏,阳气在外,中阳不足,故易伤生冷;中阳不振,肝气乘脾。治宜扶土抑木,健脾柔肝,温中助运。改扶土抑木方:茯苓、淮山药、炙甘草健脾和中;补骨脂温肾助阳,温煦脾土;炒白芍、天麻、生牡蛎、菊花平肝柔肝;远志养心安神;乌梅、五味子、玫瑰花柔肝抑木。

处方:茯苓30 g,淮山药12 g,炙甘草10 g,补骨脂18 g,天麻18 g,炒白芍18 g,生牡蛎24 g,远志9 g,菊花15 g,乌梅18 g,五味子12 g,玫瑰花15 g。7剂,煎服方法同前。

三诊(2011年9月13日)

服上方3剂,病情改善。未再发生腹泻,腹痛、便意急迫感消失,大便成形,日1次。9月9日月经来潮,3天即干净,经净头痛自止。偶头晕,烦躁,精神体力一般,记忆力差,体重下降约2.5 kg,饮食、小便正常,睡眠一般。舌质暗红,苔黄腻。脉弦细滑。

思路:药已对证,症状未尽,仍需扶土抑木,健脾柔肝为主。头晕烦躁,为肝气不舒,心肝失和,加川贝母舒心气,开郁结。

处方:上方加川贝母5 g(研末,冲服)。7剂,煎服方法同前。

四诊(2011年9月20日)

大便成形,每日1次,头痛未发作。睡眠较前沉实,饮食、小便正常,精神、情绪、体力良好,偶感两耳堵闷不适。舌质暗红,苔薄黄腻、少津。脉沉细。

思路:诸症向安,病有转机。心寄窍于耳,两耳堵闷不舒,病责心肝气机失宣,加薄荷开郁舒心,疏肝调气,利窍怡神。

处方:上方去补骨脂,加薄荷9 g(后下)。7剂,煎服方法同前。

五诊(2011年9月27日)

上方尽剂,头痛未作,头晕好转,大便每日一次、成形,两耳堵闷不适减轻。入睡迅速,睡眠深沉,唯睡前饮茶后易醒,并且难以再入睡。精神佳,愿做家务,体力可,记忆力改善,纳可,仍不敢吃水果。舌质暗红,苔薄黄腻少津。脉沉细弦。

思路:脾生血,肝藏血,肝血养心,则卧寐有时。今脾虚肝旺,以致心失所养,心神不安。睡前饮茶,扰乱阳气,因而心神不宁。用酸枣仁、炒扁豆健脾养血安神。

处方:上方加酸枣仁30 g,炒扁豆15 g。14剂,煎服方法同前。

六诊(2011年10月18日)

服药7剂,病日向安。10月1日月经来潮,头痛未作,大便成形,日一行。精神、体力均好转,情绪稳定,头目清爽,心情舒畅。纳眠可,体重增加2 kg。经量较前增多,余无明显不适。舌质暗红,苔薄黄腻。脉细弦。

思路:心情舒畅,气机调和,诸症未作。药已对证,去薄荷、川贝母,守方巩固。

处方:上方去薄荷、川贝母。14剂,煎服方法同前。

七诊(2011年11月4日)

服上方14剂,病情向安。末次月经10月26日,色暗红,有血块。头痛未作。入睡易,夜眠6小时左右,睡眠深沉,饮食、二便、精神、体力正常,情绪平稳。舌质暗红,苔薄少,黄白相间而腻。脉沉细弦。

思路:肝脾日趋和调,肝木条达,脾土健运,心神安宁;大便已正常,减牡蛎用量。

处方:上方改生牡蛎15 g。14剂,煎服方法同前。

八诊(2011年11月15日)

服上方10剂,头痛未作,入睡快,每晚睡眠六七小时,晨起无疲乏感。精神、体力可,情绪平稳,饮食、二大便正常。舌质暗红,苔薄少腻、黄白相间。脉沉细弦。

思路:病情稳定,守方继服。

处方:上方7剂,2日1剂,服法同前。

九诊(2011年11月29日)

月经来潮,头痛未作。4天前吃柿子后发生腹泻,现大便偏稀,日2行。精神、体力可,情绪平稳,记忆力较前改善,睡眠、食欲、小便正常。舌质红偏暗,苔薄淡黄腻。脉沉弦细近数。

思路:柿,甘寒而性凝敛,时值冬日,食之易致中阳凝滞,运化失司,因而腹泻。加乌药、桂枝温中散寒。

处方:上方加乌药12 g,桂枝10 g。7剂,煎服方法同前。

十诊(2012年12月13日)

上方尽剂,未再就诊,头痛至今未发作。10天前,因感冒出现右枕项部拘紧不适,针刺感,在当地诊疗后部分缓解;现仍感右颈部胀感发作性听力下降,无耳鸣。12月7日头颅CT扫描示:延髓梗死灶。情绪稳定,记忆力改善。精神、体力、饮食、睡眠、二便正常。末次月经10月15日。舌质淡胖,苔中部微黄腻。脉弦细滑。血压100/66 mmHg。神经系统检查:未见明显异常。

思路:头痛未发作,亦无临床症状。患者年过七七,停经3个月,应该是进入围绝经期,其头痛或可就此终结。根据头颅CT检查结果,考虑为偏头痛导致的脑梗死。建议检查颈动脉超声、血生化、心电图等。注意调摄,预防脑卒中。拟养血柔肝,活血通络法治之。

一年后随访,未见异常。

【诊者体会】

偏头痛临床极为常见,以反复发作、经久不愈为临床特征。属中医学"头风"范畴。

头风为病,具有作止无常,或左或右,卒发卒止,愈后遇触复发的特点。其病在巅顶,风邪为常见致病因素,具有善行数变之特征,故名头风。

一、偏头痛病因病机

(一)病因

1. 发病从风。偏头痛发病责之风邪为病,风为阳邪,旺于春而流行四季,在脏属肝。头为诸阳之会,居高巅之位,风性轻扬,善于上扰,故头风多责风邪。

2. 风分内外,外风受之于外,内风责之阳气失常化风。外风多见风挟时邪为患,风邪上扰清窍;内生风邪,其责主要在肝。内伤多肝风挟痰瘀郁热致病,其中风阳内动最为常见。肝风既可因血虚、阴虚而生,又因肝病易郁,郁则化火、生风、动气。

3.风火上扰是偏头痛常见病理因素。火为阳邪,其性炎上,无论阳盛化火、邪郁化火,还是五志过极化火,抑或阴虚火旺,大凡火扰清窍皆致头痛。火生于内,其病可以涉及心、肝、胃,而以肝为主。

(二)病机

风火痰瘀上壅清窍,闭阻脉络是偏头痛的基本病机。

1.外感风邪,邪气上扰,清窍失和,脉络闭阻则发生偏头痛。

2.内伤常见风火、风痰、风寒、风痰火、风火痰瘀阻络等。久则入络,因而头痛病程缠绵,经久不愈。

(三)病位

病位在肝与心,久则入络。

1.肝主疏泄,体阴用阳,肝气为病常易化热化火,且足厥阴肝经与督脉会于脑巅,其支者上出额,下颊里,环唇内。故头面疼痛,特别是发作无时、头痛剧烈的偏头痛,与肝脏气血失调、气机逆乱、风阳内动、经脉失和密切相关。故偏头痛病位主要在肝。

2.心主神明,睡眠、精神、情绪皆与心相关。情绪、睡眠、精神因素常诱发偏头痛,因而偏头痛发作与心神失和也有关系。肝藏血、主疏泄属木,心藏神、主血脉属火,木能生火,肝能养心。肝经风火、肝阳旺盛、肝血郁滞、阴血不足、血虚受寒等病机变化既会引发偏头痛,同时也会累及心神,导致心肝失和,形神失和。

3.久痛入络。痛则不通,而偏头痛反复发作,久痛不愈,风挟痰瘀诸邪入络,成为慢性偏头痛的主要病机。

(四)偏头痛男女有别

女性患偏头痛的人数远远超过男性,女性偏头痛常在排卵期或经前发生。女性以阴为体,以血为用,进入生育期的女性,因经、带、胎、产、哺乳会导致阴血损耗。阴血不足,肝无血藏则肝虚,心无血养则神乱,易产生血虚肝旺、阴虚阳旺、肝气不舒、心神不宁等病机变化。血虚失养,肝心失和,形成偏头痛发病基础。

总之,偏头痛发作以气机逆乱,邪扰络瘀为共同病机;其病以风火内扰为标,肝肾阴血不足为本。随着年龄增长,病程日久,则肝风挟痰火、瘀血入络,下元亏虚,发展成为慢性偏头痛。在偏头痛急性发作时,病机以风、火、痰、寒等标实阻滞为主,而风、火、痰、瘀、寒又多相互兼夹,常需相互兼顾。

二、治则治法

治分缓急,平肝为要。

偏头痛发作多因风动木旺,治宜平肝定风,但须分外风内风。内风宜平肝息风,降逆泻火;外风宜疏风活络,养血行血。慢性偏头痛首先辨邪正虚实,邪实责之风火痰瘀,治宜平肝息风,化痰祛瘀,活血通络;正虚主要表现为阴血亏虚,治宜养血益阴,柔肝息风。

治疗过程中总需因人、因病而异,兼顾养阴、柔肝、化痰、活血、通络、调神等。盖痛则不通,治疗偏头痛以辨证为主,适当配伍搜风通络之品,其中以虫类药与祛风药为要,常用药物有蝉蜕、僵蚕、地龙、独活、薄荷、菊花、当归、桃仁、旋覆花等。

三、本案分析

(一)病机特点

反复发作的经期头痛20多年,属偏头痛无疑。患者每因饮食不慎发生腹泻,由脾胃虚弱,土虚木旺;腹泻与偏头痛表现虽异,病机皆由肝木过妄,风气内动,且病久入络。

(二)治法方药

1. 治法

平肝息风,和中扶脾,柔肝活络。

2. 方药

首诊仿《温病条辨》用生牡蛎平肝息风,安心宁神,且能实大便;炒白芍养血益阴,配炙甘草柔肝缓急;天麻平肝息风,善治内伤外感多种头痛;僵蚕平肝化痰,通络止痛,合用能平肝息风,益阴柔肝,活络止痛。炙甘草、炒扁豆、炒白术、茯苓健脾和中,扶土抑木。乌药疏肝利气;酸枣仁养血柔肝,养心安神;宣木瓜酸温敛肝缓急,合用疏达肝气,柔肝息风。丹参活血通络。诸药合用,共奏平肝息风、和中扶脾、养血柔肝、通络止痛之功。

此后数诊,处方虽略有变化,总以土虚木旺、阴虚风动、心神不宁着眼,用药不离平肝柔肝、养血益阴、扶土和中,兼顾心神不宁、久病入络的病机变化,逐渐获效。

四、偏头痛危害及其预防

偏头痛危害多端。其一,偏头痛属于常见的功能性残疾,患者会因头痛而暂时丧失劳动能力。其二,偏头痛反复发作,会累及大脑,特别是导致脑白质缺血性损害,日久会引发认知障碍。第三,研究认为,偏头痛是脑梗死的危险因素。由此,必须重视偏头痛的预防与治疗。

附方

1. 正天丸(中成药)

主要成分:白芍、白芷、川芎、当归、地黄、独活、防风、附片、钩藤、红花、鸡血藤、麻黄、羌活、桃仁、细辛。

功效:疏风活血,养血平肝,通络止痛。

主治:外感风邪、瘀血阻络、血虚失养、肝阳上亢引起的偏头痛、紧张性头痛、神经性头痛、颈椎病型头痛、经前头痛。

2. 平肝实脾方(作者经验方)

组成:生牡蛎24 g,珍珠母24 g,炒白芍15 g,天麻18 g,蝉蜕15 g,白僵蚕12 g,炙甘草12 g,炒扁豆20 g,酸枣仁30 g,石斛15 g,菊花15 g。

用法:水煎2次,取300 mL,分2次温服。每日1剂。

功效:平肝柔肝,息风通络,扶脾安神。

主治:偏头痛,头痛目胀,恶心呕吐,急躁易怒,睡眠不实,大便不成形或者稀薄。舌质红,苔薄腻。脉弦。也可用于痛泻之属于土虚木贼者。

3. 扶土抑木方

组成:茯苓30 g,淮山药12 g,炙甘草10 g,天麻18 g,炒白芍18 g,生牡蛎24 g,菊花15 g,远志9 g,乌梅18 g。

用法:水煎2次,取300 mL,分2次温服。每日1剂。

功效:健脾和中,平肝柔肝,养心安神。

主治:土虚木旺,肝气乘脾,腹痛泄泻,便稀无秽,或头痛头晕,失眠乏力,饮食减少。舌质红,苔薄腻,脉弦。

古代文献

《素问·五脏生成》:"头痛巅疾,下实上虚,过在足少阴、巨阳,甚则入肾。"

《丹溪心法·头痛》:"头痛多主于痰,痛甚者火多。"

《医林绳墨·头痛》:"浅而近者,名曰头痛;深而远者,名曰头风。头痛卒然而至，易于解散也；头风作止不常，愈后触感复发也。"

《临证指南医案·头痛》："头为诸阳之会，与厥阴肝脉会于巅。诸阴寒邪不能上逆为阳气窒塞，浊邪得以上据，厥阴风火，乃能逆上作痛。故头痛一症，皆由清阳不升，火风乘虚上入所致。"

偏头痛肝经瘀热证

◀ 导 语 ▶

古有"女子以肝为先天"之说。肝藏血主疏泄,与女性性周期密切相关。血藏于肝,肝气不畅,血行不爽,则瘀滞肝经,郁则易于化热化火,形成肝经瘀热证。生育期女性,每因情怀不畅,肝气不舒;或饮食肥厚,土壅木郁,气结化热,以致肝经瘀热内结,从而引发经期偏头痛。肝经瘀热,化风扰络,是经期偏头痛的常见病机。此时,治宜疏肝柔肝、清热活血、息风通络,然用药不可过于寒凉,以免凝滞气血。

临证思辨

病例 女,29 岁。住济南市。首诊时间:2010 年 12 月 15 日。

医生:您好。请问您哪儿不舒服?

患者:大夫您好!我经常头痛。

医生:有多长时间了?

患者:头痛 2 年多了,近半年加重了。

医生:头痛有规律吗?

患者:经常在月经前后发作。

医生:头痛发生在哪儿?

患者:位置不固定,多在枕部。

医生:头痛的感觉怎样?有其他症状吗?

患者:以后枕部钻痛为主,无搏动感,经常恶心,严重时呕吐。

思路:患者成年女性,经期前后发生头痛,伴有恶心甚至呕吐,首先应该考虑偏头痛。需要了解头痛诱发、缓解因素以及严重程度。

医生:头痛发作有诱因吗?

患者：吃甜食能够诱发，情绪不佳时也会发作。

医生：头痛有先兆吗？

患者：没有。

医生：怎样才能缓解头痛？

患者：常需服脑清片（成分为氨基比林和咖啡因），严重时注射地西泮后亦能缓解。

医生：头痛时能正常工作吗？

患者：必须休息。

医生：发作次数多吗？

患者：以往发作不频繁。近半年来因亲人去世，情绪很差，头痛次数比以往多。每次经期前均发作。

医生：每次头痛持续多长时间？

患者：如果不用药，要24小时以上。

医生：您的月经周期规律吗？

患者：是的。

医生：请问您的父母、兄弟姐妹是否有头痛病史？

患者：我母亲及胞妹均有头痛史。

医生：您的饮食有偏嗜没有？

患者：喜欢食甜、巧克力。

思路：经期头痛，结合家族史、个人嗜好、诱因，符合无先兆偏头痛的诊断。

医生：工作、生活压力大吗？

患者：压力不大。

医生：您的情绪怎样？

患者：因为亲人去世一度情绪低落，现已趋于稳定。

医生：记忆力怎样？

患者：记忆力下降。

思路：偏头痛反复发作会逐步影响患者的认知能力，需要高度重视。

医生：还有其他异常感觉吗？

患者：头痛发作间期常伴有头目昏沉，耳内似蝉鸣。近一个月来常感下颌关节拘紧，但无妨进食。此外，脱发明显。

思路：长期偏头痛会导致脱发，考虑与精神紧张、情绪不良、反复头痛发作引起的头皮供血障碍有关。

医生:睡眠好吗?

患者:睡眠多梦。

医生:食欲怎样?

患者:口中乏味,食欲还好,但是食后经常不消化。

医生:大小便怎样?

患者:正常。

医生:头痛治疗过吗?

患者:仅在头痛发作时使用止痛药。

医生:您的健康状况怎样?

患者:身体健康。半年前有过一次人工流产。

医生:我可以检查一下吗?

患者:好的。

(记录:血压94/70 mmHg。进行神经系统体格检查,未见明显异常。)

医生:请您伸出舌头让我看看……好的。再诊脉。

综合四诊资料,病情和诊疗记录如下:

【病案记录】

主诉:头痛伴恶心、呕吐两年余,加重半年。

近两年来每于月经前后发生头痛,部位不定,以后枕部钻痛为主;伴恶心,甚则呕吐,疼痛无搏动感,影响工作。常需服脑清片或者注射地西泮方能缓解。发作无先兆,在进食甜食或情绪差时也能诱发,每次持续24小时以上。近半年来因家人去世,情绪较差,头痛每月均发作,并且与月经周期相关;头痛发作期间常伴有头目昏沉、拘紧。工作压力不大,情绪基本稳定。平素耳如蝉鸣,记忆力下降,脱发严重。近一个月来常感下颌关节拘紧,无僵硬,但无碍饮食。睡眠多梦,饮食、二便正常。口中乏味,食不消化。

个人史:既往体健,半年前有流产术史。喜食甜、巧克力。月经周期规律。

家族史:母亲及胞妹均有头痛病史。

体格检查:血压94/70 mmHg。神经系统体格检查未见明显异常。舌质红暗,舌体胖大,边齿痕,苔薄黄,脉弦细。

中医诊断:经期头痛。辨证:肝经瘀热。
西医诊断:偏头痛。
治法:疏肝理气,凉肝化瘀,息风通络。
处方:玫瑰花15 g,香附15 g,月季花15 g,天麻18 g,川芎6 g,夏枯草18 g,白头翁18 g,蔓荆子15 g,怀牛膝15 g,白僵蚕15 g,蝉蜕15 g,土茯苓30 g。7剂,水煎服。每日1剂,分早晚2次温服。按时服药,同时需要怡情悦性,方能早日获效。

思路:青年女性,经期前后发作性头痛,伴有恶心,甚至呕吐,发作无明显先兆症状,诊断为偏头痛。既往发作性头痛病史2年,因亲人离世,情绪不畅,抑郁而加重。偏头痛多因肝风为病。本案有偏头痛病史,头痛发作多在经期。肝藏血,经期肝血下注胞宫,则肝气易旺,故极易发生偏头痛。因亲人离世,悲痛难耐,不能释怀;加之流产伤血,身心俱疲,此时肝气最易郁结,久则血瘀,瘀结不解则化热生风,肝血瘀热阻络,肝风上扰清空,是以头痛发作。治宜疏肝气郁滞,清肝经瘀热,兼以活血通络、平肝息风。用玫瑰花、香附、月季花疏肝解郁、理气活血;夏枯草、白头翁清热凉肝;蔓荆子、天麻、川芎、怀牛膝平肝息风,通络止痛;蝉蜕、僵蚕平肝通络,为肝经头痛常用要药;肝经郁滞日久,湿浊内结,加土茯苓利湿化浊。偏头痛多为肝风上扰,重镇之品不可或缺,然而本例起于肝气郁结,情绪不畅,用药宜轻柔和缓,暂不宜应用重镇药物。

二诊(2010年12月29日)

上方服7剂,期间月经来潮,头痛未作,头昏沉减轻,精力欠佳,遂停服中药1周。刻诊:头昏沉不适,精力不足,记忆力不佳,乏力肢倦,终日耳鸣;胃脘常感不适,易腹胀、嗳气;下颌僵硬拘紧感较前减轻。口淡无味,食欲不振,睡眠不安,独自睡眠时常常出现幻听,睡中易惊醒;大小便正常。舌质红,边有齿痕,苔薄少,脉弦缓。

思路:肝为"罴极之本"。肢倦乏力、神疲头昏,皆为肝气不疏之象。肝司疏泄,木能疏土,食欲不佳,胃肠不适,腹胀嗳气,责之肝气犯胃。阳明经脉循行面部,肝主筋膜之病,下颌僵硬拘紧感是肝胃经脉不畅,气血失和,筋膜失养所致。肝藏魂,人卧血归于肝,肝受血则能寐。肝气不疏,肝血瘀热内扰,因而睡眠不安,睡中易惊醒,独自睡眠时常常出现幻觉。肝经瘀热,木不疏土,肝胃失和,治宜疏肝和胃,理气和中,柔肝活络。加旋覆花疏肝通络,配厚朴花理气和中。

处方:上方去僵蚕、蝉蜕;加旋覆花15 g(包煎),厚朴花15 g。7剂,水煎服。每日1剂,分早晚2次温服。

三诊(2011年3月29日)

服上方4周,自初诊至今头痛未作。此间因意外妊娠,于1月底行人工流产术,停服中药。自述终日头目昏沉不爽,精神不振,情绪易急躁,心烦难耐,睡眠浅且多梦易醒,时打鼾,否认有呼吸暂停及憋醒;胃纳不馨,食量尚可,近半月体重略增,大小便正常,无口干、口苦,月经规律。舌质红,边见齿痕,苔薄黄少,脉沉细弦。

思路:患者首诊前半年,曾经有过1次人工流产,本次是10个月之内的第二次流产。流产如同分娩,损伤阴血。阴血不足则肝失滋养,肝气不疏,郁结化热,瘀热内扰,因而头昏不爽,精神不振,急躁易怒,心烦不安。舌质红、苔薄黄为瘀热之象;脉细为阴血不足,沉弦为肝气郁结不舒。治应养血滋阴,疏肝解郁,清热安神。用当归、酸枣仁、百合、麦冬养血滋阴;郁金、夏枯草、川贝母疏肝解郁;竹叶、竹茹、白茅根、天竺黄配合夏枯草清热安神;桔梗配酸枣仁、炙甘草、珍珠母镇静安神;天麻、夏枯草、珍珠母清肝明目、安神。

处方:郁金20 g,夏枯草15 g,川贝母6 g,竹叶9 g,酸枣仁30 g,白茅根30 g,桔梗12 g,炙甘草12 g,珍珠母30 g,竹茹18 g,天竺黄15 g,明天麻24 g,当归15 g,百合30 g,麦冬30 g。10剂,水煎服。每日1剂,分早晚2次温服。

嘱注意调摄,才是永葆健康之首务。

2011年11月18日,患者因睡眠差来诊,述头痛缓解至今未复发,记忆力改善,脱发明显减少。

2013年底,陪同其胞妹来诊。告知睡眠良好,头痛至今未发作,脱发已停止。

【诊者体会】

偏头痛以反复发作为特点,病位在肝。按照头痛六经分证方法,偏头痛应属厥阴头痛之类。

一、厥阴头痛病机与临床特点

厥阴在脏为肝与心包,二脏内寄相火。情绪异常,首先影响手足厥阴。肝藏血、主疏泄,心包代君行令,情志所伤、疏泄失职,或劳心伤神、神机过用,皆能累及气血发生头痛。厥阴头痛可以根据发病脏腑分为足厥阴肝经头痛和手厥阴心包头痛。

(一)厥阴头痛病因病机

1. 足厥阴肝经头痛

(1)情志不畅是引发厥阴头痛的常见病因。郁怒忧思,情志失调,肝气郁滞,气化失常,气血不畅,是厥阴头痛常见病因病机。

(2)肝血不足,疏泄失常,肝气不得疏发,肝气郁结自内而发。

(3)肝气、肝风、肝火、肝阳是厥阴头痛常见病理因素。情志不畅,肝气郁结,气机不利,进而形成肝火、肝风、肝阳等病机变化。

(4)肝气郁结,气机不利,气化失司,进而还可导致痰湿、瘀血内生,甚至累及其他脏腑。

2. 手厥阴心包经头痛

劳伤心神与厥阴头痛关系密切。心包络为心主之宫城,代君行令,同时代君受邪。思虑劳倦过度,或劳伤心血,是导致手厥阴心包络病变的常见原因。劳伤心神,耗伤心血,心神不守,神失其位,则是手厥阴心包病变发生头痛的基本病机。

手厥阴心包失调之头痛,以伤神、神郁者多。临床所见与精神情绪相关之头痛多见于手厥阴病变。心藏神主火,心包为臣使之官,代君行令,故心包能敷布心火,宣畅神机。精神情绪变化其主在心,神机之传达则由乎手厥阴包络。故辨识手厥阴头痛,不必拘泥于头痛部位,重在察其神伤之有无与轻重。本例头痛发作间期之头昏不爽、精神不振等,即为手厥阴心包经功能失常。

3. 厥阴络脉瘀滞

络脉瘀滞是厥阴头痛的重要病机。肝经瘀滞日久,发生久病入络的病机变化。络脉是气血会聚之处,具有贯通营卫、环流经气、渗透气血、互化津血的生理功能,能够内外沟通,交通上下。厥阴头痛日久,则致络脉瘀滞。故厥阴病变,会由气累血,导致络脉瘀滞。

肝风入络是厥阴头痛的常见病机之一。肝为风木之脏,肝病易于郁结化风;风邪走窜不定,无所不至,无所不侵,故厥阴头痛经久不愈,则会发生肝风入络的病机变化,头痛呈发作性,发则剧痛,难以忍受;头痛休止之时则头目昏晕不爽,或隐痛作止无时,迁延不愈。

(二)厥阴头痛的临床特点

厥阴头痛病因主要责之情志不畅,以致发生气郁化火、阳亢风动、气滞血瘀、湿热内蕴,或阴血亏虚、久病虚寒、络脉瘀滞、神机郁痹病机变化,病变涉及足厥阴肝和手厥阴心包所属的脏腑、经络及官窍,从而引起巅顶、颜面疼痛,或全头痛,或头痛部位不定。

(三)厥阴头痛的证治要点

厥阴头痛治疗重在治肝与心包,而疏调气血,宣畅神机是基本治法。治肝之法,应重视体用并治;心包敷布心火,其病变,要在恢复敷布心火之职,才能达到调畅神机、宣畅气血之目的。

1. 辛散调气通络。治疗厥阴头痛,遣药首先强调风药的应用,在传统治肝方法,如疏肝、清肝、平肝、柔肝、养肝的基础上,还需要注意肝经血瘀、肝风入络的证治,进而合理使用辛散疏达、搜风通络药物。治肝用药多辛散,如柴胡、菊花、桑叶、蝉蜕、僵蚕、天麻、荆芥、防风、羌活、川芎等,辛散走气,善于疏肝,又能利气,复能通络止痛。

2. 甘润养血柔肝。肝以疏泄为用,以阴血为养。治肝常用辛散,每需配伍滋阴养血药物,常用药如当归、生地黄、白芍、枸杞子、石斛等。

3. 适当应用引经药、虫类药,如天麻、川芎、当归、旋覆花、香附、菊花、夏枯草、僵蚕、蝉蜕等为治疗厥阴头痛的常用药。

4. 手厥阴心包病变引起的头痛,调达气血,宁心安神为要。"诸痛痒疮,皆属于心。"痛由心生,厥阴心包相关头痛,治疗需要配伍养血安神、通络畅气药物。常用茯苓、柏子仁、酸枣仁、炙甘草、丹参等。

临床所见与精神情绪变化相关的神经性头痛多与手厥阴病变相关,应当引起重视。精神情绪变化虽主持于心,其宣达则由乎手厥阴心包络。手厥阴心火敷布不利,则心气不舒,心脉不畅,心神不宁,均可导致头痛。治疗不仅要祛邪扶正,活血通络,同时,还应宁心安神,养心蠲痛。

二、本案分析

(一)病机

头风以久病入络为病机特征。情志刺激,首先导致肝气郁结,气滞血瘀,郁久化热,瘀热化风,肝风上扰,头痛发作,瘀热阻络,病久不愈;其次,情怀难释,心无愉悦之感。

(二)证治方药

1. 治法

治疗既要疏肝活血,清热息风,活血通络;又要怡情悦性,宁心安神。

2. 方药

首诊处方用玫瑰花、香附、月季花为主。玫瑰花味甘、微苦,性温,归肝、脾经,功效行气解郁、和血散瘀。《本草纲目拾遗》曰:玫瑰花"气香性温,味甘微苦,入脾、肝经,和血行血,理气治风痹。"月季花味甘、性温,能活血行气、调经止痛。香附味辛、微苦、微甘,性平,长于疏肝理气解郁、调经止痛。《本经逢原》谓:香附"香而能窜,乃足厥阴肝、手少阳三焦气分主药,兼入冲脉。开郁气,消痰食,散风寒,行血气,止诸痛"。《本草求真》曰:香附"入肝开郁散滞活血通经。"患者青年女性,悲忿则情怀不畅,心肝失调,故上述三药配伍,一反治疗偏头痛平肝泻肝用药规律,以轻柔和缓,疏肝解郁,理气活血为先。夏枯草味苦、辛,性寒,清肝泻火、散结化瘀。《景岳全书》:夏枯草"味微苦微辛,气浮而升,阴中阳也。善解肝气,养肝血,故能散结开郁。"《得配本草》:夏枯草"入足厥阴经气分。解阴中郁结之热,通血脉凝滞之气。"配白头翁清肝开郁,泻火降逆。蔓荆子、天麻、川芎、怀牛膝、蝉蜕、僵蚕俱为治疗头痛常用要药,合而有疏肝散邪、平肝通络之用;土茯苓利湿化浊,又为治疗头痛经久不愈之要药。诸药合用,疏肝解郁,活血通络,清热安神。二诊去僵蚕、蝉蜕,加旋覆花、厚朴花。旋覆花入厥阴肝经而上达巅顶,善疏利通络,用于肝经瘀滞、肝络失和所产生的头痛诸证;厚朴花疏肝理气,和胃降逆。患者情志不畅在先,迭经两次人工流产,阴血损伤继后,故三诊时病机责之阴血亏虚、肝气不舒,治宜养血滋阴,疏肝清热,解郁安神,手足厥阴并调,阴血与神机兼顾。阴血充足,肝气疏达,气血调畅,心神安宁,头痛不复发作。

附方

四神散(《丹溪心法·眉眶痛》)

组成:菊花、当归、旋覆花、荆芥穗。

用法:水煎服。

功效:养血疏风,通络止痛。

主治:妇人血风,眩晕头痛。临床用于肝风入络之偏头痛、紧张型头痛等。

古代文献

《血证论·吐血》:"木之气,主于疏泄,食气入胃,全赖肝木之气以疏泄之,而水谷乃化。设肝之清阳不升,则滲泄中满在所不免。"

《素问·金匮真言论》:"东风生于春,病在肝,俞在颈项。""春气者,病在头。"

《素问·藏气法时论》:"肝病者……气逆则头痛。"

《素问·五藏生成》:"心烦头痛,病在膈中,过在手巨阳、少阴。"

偏头痛湿热夹瘀证

◀ 导语 ▶

　　偏头痛常见肝经郁热、瘀热、肝火、肝阳、阴虚风动、痰热上扰以及湿热蕴络等证候,湿热蕴络证临床并不少见。湿性黏腻淹滞,不易速除,热邪炎上,易于窜扰。湿热为患,壅阻气机,痹滞脉络,困遏清阳,中焦不运,土郁木壅,肝气困阻,气机失常,易致气逆风动,发生偏头痛。湿热困阻,气机不利,血行迟滞,久则为瘀。故临证诊治偏头痛,首先要识别肝风内动,其次应明辨致病因素与病理产物。不可为肝风印定眼目。

临证思辨

病例 女,21岁。在校学生。住山东德州。首诊时间:2010年10月6日。

医生:您好,请问您哪儿不舒服?

患者:大夫,您好!我经常头痛。

医生:有多长时间了?

患者:两年多了。

医生:哪儿痛?

患者:这儿(用手指着右侧太阳穴)。有时候也会影响到头顶、头侧和枕部。

医生:痛起来是什么感觉?

患者:主要是跳痛、有搏动感。

医生:头痛发作之前有不舒服的感觉吗?

患者:有。发作前有口周、双手发麻,面色蜡黄。

医生:还有其他症状吗?

患者:怕光怕声。

医生:恶心、呕吐吗?

患者:每次都感到恶心,多数情况下会呕吐。

思路:发作前有先兆,发作时经常发生恶心、呕吐,支持偏头痛的临床表现。还需要了解头痛持续时间以及诱发、缓解的因素。

医生:您的头痛每次持续多长时间?

患者:半天到1天。

医生:头痛严重吗?

患者:头痛剧烈。

医生:会影响您的学习和生活吗?

患者:头痛严重时只能卧床休息。最严重的时候,睡眠中会痛醒。

思路:偏头痛是最为常见的功能性残疾,头痛时必须卧床,说明头痛程度十分严重。需要了解头痛的发作规律。

医生:头痛发作频繁吗?

患者:平均每周发作2次。

医生:月经周期规律吗?

患者:月经规律。

医生:经期会发生头痛吗?

患者:经期头痛发作加重。

思路:应进一步了解头痛诱发、缓解因素。

医生:您头痛发作有诱因吗?比如睡眠不足、精神紧张,以及进食甜食,像巧克力、冰激凌、奶油等。

患者:这些都没有。

医生:平时头痛怎样缓解的?

患者:平时没有用药,多数情况下自行缓解。严重时需去医院静脉滴注甘露醇,头痛方能缓解。

医生:请问您的父母、兄弟姐妹是否有头痛病史?

患者:没有。

医生:学习、生活压力大吗?

患者:学习比较紧张,但压力不大。

医生:您的情绪怎样?

患者:情绪基本稳定。

医生:记忆力怎样?

患者：正常。

思路：应该了解诊疗经过与治疗用药等情况。

医生：您看过医生没有？

患者：半年前，因为头痛频发，影响学习、生活，曾经在某大学医学院神经内科诊治。这是诊疗记录。

医生检视其病历，诊断为"偏头痛""癫痫性头痛"。治疗用卡马西平（Carbamazepine）。

思路：卡马西平具有膜稳定作用，是临床常用的抗癫痫药物。因为偏头痛频繁发作，用卡马西平治疗。

医生：服用卡马西平的效果怎样？

患者：服卡马西平等药物治疗半年多，头痛发作次数并未减少，头痛程度也无变化，同时出现了精神差、乏力、嗜睡等。因此，来这里想请您用中药治疗。

医生：哦，明白。

思路：无论是"偏头痛"还是"癫痫性头痛"，都可以用卡马西平治疗，如果使用6个月，头痛发作次数与程度无变化，就需要考虑停药或者换药；患者同时出现了精神差、乏力、嗜睡，也应该停药，调整治疗方法。

医生：您的性格怎样？

患者：性格平和。

医生：睡眠好吗？

患者：睡眠良好。

医生：饮食怎样？

患者：没有问题。

医生：大小便正常吗？

患者：正常。

医生：还有其他异常感觉吗？

患者：没有了。

医生：您的健康状况怎样？

患者：身体健康。

医生：目前用什么方法治疗？

患者：已经停服卡马西平，现口服元胡止痛片。

医生：我可以检查一下吗？

患者：好的。

（记录：血压 106/70 mmHg。神经系统体格检查，未见明显异常。）

医生：请您伸出舌头让我看看……好的。再诊脉。

综合四诊资料，病情和诊疗记录如下：

【病案记录】

主诉：发作性头痛两年余。

现病史：2 年前开始出现发作性右颞侧头痛，以右太阳穴为主，可累及巅顶、颞、枕部；头痛主要表现为搏动性跳痛，畏光畏声，发作时伴恶心、呕吐；发作前有口周、双手发麻，面色蜡黄。头痛持续时间多数在半天至 1 天，头痛程度剧烈，痛甚则不敢活动，睡眠中常常痛醒，需去医院静脉滴注甘露醇方能痛缓。曾经在某大学医学院神经内科就诊，被诊断为"偏头痛""癫痫性头痛"；口服卡马西平等药物半年余，出现精神差、乏力、嗜睡，头痛发作次数并未减少、头痛程度也无变化。已经停服卡马西平，口服元胡止痛片。性格平和，饮食、睡眠、大小便均正常。月经规律，经期头痛加重。

个人史、既往史：既往身体健康，饮食无明显偏嗜，也不喜甜食。16 岁月经初潮。

家族史：无明确的偏头痛家族史。

头颅 MRI：脑内多发异常信号，考虑变性灶。脑电图轻度异常。

体格检查：血压 106/70 mmHg。颅神经未见异常，四肢肌力、肌张力正常，双上肢腱反射（＋＋）等叩；双下肢腱反射（＋＋＋）等叩。

舌质暗红，苔薄黄腻，脉弦滑。

中医诊断：头痛。辨证：肝胃湿热，夹瘀蕴络，生风扰神。

西医诊断：偏头痛。

治法：清热利湿，活血通络，平肝息风。

处方：土茯苓 45 g，羚羊角粉 1 g（冲服），川芎 6 g，明天麻 15 g，白鲜皮 18 g，苦参 4.5 g，全当归 15 g，白僵蚕 15 g，蝉蜕 15 g，辛夷花 15 g（包煎），苍耳子 6 g，薄荷 9 g。14 剂。每日 1 剂，水煎服。

思路：青年女性，反复发作的搏动样头痛，病程两年多，其头痛作止无时，发作迅疾，止则如常人，属于"头风"范畴。头痛因于风者有二，一为外风，因感受外邪而发；一为内风，因脏腑失和，阴阳失调，气机逆乱，风自内起。本案显然属于内风。内风病多自肝起,肝火、肝阳、肝风内动最为常见,肝风上扰,清空不宁,络脉失和,因而头痛时作时止。发作时伴恶心、呕吐,由于肝气犯胃,胃失和降;目为肝窍,风阳上扰清窍,因而畏光畏声。偏头痛常见肝经郁热、瘀热、肝火、肝阳、阴虚风动、痰热上扰以及湿热蕴络等证候。患者舌质暗红为内有瘀热;而苔薄黄腻则是湿热之象;其脉弦滑为湿热蕴络,肝风内动之象。又,脉弦滑常见于痰热内蕴证,此时,舌苔多见黄厚腻,而本案苔黄腻而薄,患者为青年学生,无饮食肥厚之偏,体形适中,因而辨证为肝胃湿热,夹瘀蕴络,生风扰神。治宜清利湿热,疏肝和胃,化瘀通络,息风止痛。仿陈茶芽煎重用土茯苓配苦参、白鲜皮清利湿热;川芎、天麻、羚羊角、蝉蜕、僵蚕平肝息风、通络;辛夷、苍耳子辛散利窍;疏散通络;薄荷疏肝和胃,清头目。

二诊(2010年10月20日)

服药后头痛发作次数减少,近2周以来,仅昨天有1次头痛发作,发作过程、头痛以及伴随症状与以往一致。服药后精神体力佳,右耳持续耳鸣,夜甚。饮食、睡眠、二便无异常。舌质红暗,苔薄黄腻,脉细沉弦。

思路:头痛发作次数减少,但疼痛性质以及症状、舌象尚无变化,提示湿热蕴络未化;脉象由弦滑变为沉细弦,为肝风有平缓趋势。脉细为湿热伤阴。治疗仍以前法,但去苦参,防其苦燥伤阴;加玄参、怀牛膝养阴柔肝、平肝息风。

处方:上方去苦参;加玄参15 g,怀牛膝15 g;改川芎9 g。14剂。煎服方法同前。

三诊(2010年11月3日)

药后病情平稳,头痛未作。昨日月经来潮,较以往错后1周,经量、色、质均正常。自感手足发凉,伴汗出。右耳耳鸣如前,用力时耳鸣加重。情绪平稳,精神体力可,饮食、睡眠、大小便均正常。舌质红暗,苔薄黄腻,脉弦细滑数。

思路:以往经期头痛加重或者发作,近半月时值经期前后,头痛未发作,当与服药有关。耳鸣为风阳上扰清窍所致,《素问·通评虚实论》曰:"头痛、耳鸣,九窍不利,肠胃之所生也。"其脉弦细滑数为肝阴不足,肝胃不和。治宜养阴柔肝,平肝和胃,息风除湿。用何首乌、当归、玄参、女贞子、白芍养阴柔肝,天麻、白蒺藜、菊花、怀牛膝平肝息风、通络止痛,丹参、红花活血通络,泽泻利湿化浊。

处方:制何首乌 15 g,当归 15 g,玄参 15 g,女贞子 18 g,菊花 15 g,丹参 15 g,天麻 18 g,怀牛膝 15 g,泽泻 15 g,生白芍 15 g,白蒺藜 15 g,红花 3 g。10 剂,水煎服,每日 1 剂,煎服方法同前。

四诊(2010 年 11 月 17 日)

病情稳定,头痛未作,耳鸣消失,余无明显不适。情绪佳,饮食、睡眠、大小便正常。舌质红暗,苔薄黄微腻,脉沉弦。因在外求学,不便长期服药汤剂,要求服用中成药。

思路:反复发作的头痛近 1 个月仅发作 2 次,近 4 周未发作,提示治疗有效。偏头痛极易反复发作,暂时的缓解不足为喜,仍需积极治疗,以图长期缓解。嘱禁食辛辣、油腻、肥厚、生冷等。给以杞菊地黄丸滋养肝肾之阴,柔肝息风。

处方:杞菊地黄丸 6 g,每晚服用 1 次。

随访至今,头痛未复发。

【诊者体会】

头风病是以慢性阵发性头痛为主要表现的一类疾病,与偏头痛和部分肌紧张性头痛相当。

一、年龄与偏头痛病因的差异

不同年龄偏头痛患者的病因与发病机理有所不同。青年女性因于肝火、肝阳者为数相对较少,而无形之寒热与有形之邪气滋扰常是发病的主要因素。其发病除了可见肝风、肝火、肝阳、肝郁之外,也可见湿热为患。

二、湿热特点与致病机理

湿热内蕴,壅滞气机,引动肝风,阻络扰神导致头痛发病。

(一)湿热性质

湿随寒热而变化,寒化则为寒湿,热化则为湿热。湿为诸邪之窠臼,湿邪为患,每兼夹他邪,其中以寒热暑邪尤多,湿与热合则为湿热,与寒结则成寒湿,《景岳全书》提出:"湿证最多,而辨证之法,其要唯二,则一曰湿热,一曰寒湿而尽之矣。"《医林绳墨》引丹溪言:"六气之中,湿热为病,十常八九。"

(二)湿热的致病机理

(1)湿热有形,易于阻滞脏腑,扰乱气机。(2)湿热扰乱心神,蒙蔽清窍,发生头晕、头痛、昏蒙、窍闭等病变。(3)蕴伏络脉,阻遏营卫,产生麻木、疼痛、重着、痿痹、痈肿等。《素问·阴阳应象大论》:"地之湿气,感则害皮肉筋脉。"(4)湿阻经脉,热扰生风,内风遂起。(5)缠绵难去,湿热合邪,如油入面。谓湿与热合,其解也难,责在湿性黏滞、胶着,故治湿热病,强调"湿去热孤",正是湿能黏着他邪之故。(6)日久伤阴。热属阳,阳主动,且易伤阴津。湿属阴邪,而其致病时之属性,又与人体阳气之盛衰及兼夹寒热之邪与否有密切关系。

三、湿热头痛病机与治法

湿热蕴络,阻滞脏腑,扰乱气机,气逆生风。《本草经疏》提出"盖湿胜则生热,热胜则生风。"内风挟湿热上扰,导致络脉失和,清窍失和,引发头痛。

清热利湿、利气活血、息风通络是治疗湿热头痛的基本方法。

四、本案分析

湿热阻遏经络,气机不畅,肝风内动是本案头痛的基本病机。患者青年女性,反复头痛病程2年,其饮食、睡眠、二便、月经均无明显异常,外无六经见证,内无便溺异常,提示病变不在脏腑。清代叶天士提出"久病入络"的观点,头痛反复发作应该是邪气入络。患者舌苔黄腻为湿热内蕴脉络,内扰脏腑气机,引动肝风,阻络扰神,因而发病。治应清热利湿、活血通络、平肝息风。

方中用土茯苓、白鲜皮、苦参清热除湿为君。土茯苓味甘、淡,性平,归肝、胃经,善于除湿、解毒、利关节,常用于治疗湿热头痛。《本草备要》谓:土茯苓"通,祛湿热,补脾胃,甘淡而平,阳明主药,胃、大肠,健脾胃,祛风湿,脾胃健则营卫从,风湿除则筋骨利……去阳明湿热。"《得配本草》:土茯苓"甘、淡,入足阳明、厥阴经气分,理浊分清,去风除湿。"白鲜皮味苦、性寒,归脾、胃经,能清热解毒、除湿止痒,常用于治疗头风。《神农本草经》认为白鲜皮"味苦、寒,主治头风。"《本草经疏》指出白鲜皮"苦能泻热,寒能除热,故主头风有火证……散湿除热。"《本草乘雅》则谓白鲜皮"为肝之用药,从治风气者也。亦可入脾除湿,脾以肝为用耳。"《药性解》:白鲜皮"主头风……和血脉,通九窍,利小肠。"白鲜皮能祛风除湿邪除正安,气机调达,热邪自去,故可用于治疗湿热头痛。苦参味苦、性寒,归心、肝、胃、大肠、膀胱经。功效清热燥湿、祛风杀虫、利尿、止带。《名医别录》:苦参能"利九窍,除伏热。"《神农本草经百种录》:苦参"寒清肝火,苦除肝湿。"土茯苓、白鲜皮、苦参合用,清热除湿,除风通络,能清除湿热蕴络,有治疗头风、湿痹之效。故为君药。

羚羊角、天麻、白僵蚕、蝉蜕平肝息风、通络止痛为臣药。羚羊角味咸、性寒，归肝、心经。功效平肝息风、平肝潜阳、清肝明目、散血。《本草纲目》认为：羚羊角"平肝舒筋，定风安魂，散血下气。"《本草备要》指出：羚羊角"泻心肝火""目为肝窍，此能清肝，故明目去障；肝主风，其合在筋，此能祛风舒筋。"总之，羚羊角平肝息风，清肝明目，搜风止痛，为肝风头痛、头风经久不愈之良药。合天麻、僵蚕、蝉蜕则平肝息风、镇痉通络尤佳。

川芎、当归为佐药。肝藏血，体阴用阳，当归味甘、辛，性温，善于养血柔肝，辛散疏达，通络止痛。与川芎合用养血柔肝，活血通络，为治疗头风之常用药对。两药合而为古代名方佛手散，养血搜风，药性平和，最宜于产后及女性患者。

辛夷花、苍耳子、薄荷辛散疏理，疏达肝气，清利头目，通络止痛，为使药。诸药合用，能够清热利湿，平肝搜风，柔肝活血，通络止痛。

滋阴养血，柔肝活络善后。湿热内蕴，日久伤血耗阴，阴血亏虚，络痹风动。治宜滋养阴血，息风活络。三诊时，处方以当归、天麻为基础，加制何首乌、玄参、女贞子、生白芍增强滋阴养血之力；菊花、怀牛膝、白蒺藜配合天麻平肝息风；丹参、红花活血通络；泽泻利湿，与怀牛膝降气平肝。诸药合用，共奏滋养阴血，平肝柔肝，息风活血，利湿通络之功。

四诊根据患者要求，结合女性生理特点及其病理变化，改用杞菊地黄丸滋补肝肾，平肝柔肝，利湿通络，丸剂收功。

附方

1. 陈茶芽煎（《方证荟要》）

组成：茶芽5钱，灯心草50寸，金银花3钱，防风、天麻、蔓荆子、玄参各1钱，川芎、辛夷花各5钱。

用法：用土茯苓4两，煎汤取2盅煎服，重者不过2剂。

功用：清利湿热，散风通络，平肝息风。

主治：治多年偏正头风痛。

2. 佛手散（《删补名医方论》）

组成：当归2两或3两，川芎1两。

用法：以上锉粗末，合均，每服5钱，水1盏，煎8分，热服。

功效：养血活血。

主治:主治产后血虚劳倦,盗汗,多困少力,咳嗽。

3. 元胡止痛片

处方:延胡索(醋制)445 g,白芷223 g,辅料为淀粉、滑石粉、硬脂酸镁、明胶、蔗糖、食用色素(柠檬黄)、白醋。

用法与用量:口服,一次4~6片,一日3次,或遵医嘱。

功效:理气,活血,止痛。

主治:气滞血瘀的胃痛、胁痛、头痛及痛经等。

古代文献

《素问·通评虚实论》:"头痛、耳鸣,九窍不利,肠胃之所生也。"

《医林绳墨·头痛》曰:"浅而近者,名曰头痛;深而远者,名曰头风。头痛卒然而至,易于解散也;头风作止不常,愈后触感复发也。"

《湿热病篇》:"头痛必挟风邪,故加羌活,不独胜湿,且以祛风""风为木之气,风动则木张,乘入阳明之络,则口噤,走窜太阴之经,则拘挛,故药不独胜湿,重用息风,一则风药能胜湿,一则风药能疏肝也。"

偏头痛阴虚肝旺证

◀ 导语 ▶

女性偏头痛,多见于生育期,其中青春期发病者居多。但是,也有在产后、绝经期或妊娠期初次发病者。本案即为产后初次偏头痛发作。女子月经、妊娠、分娩、哺乳皆以阴血为基础。患者白领,产后初次偏头痛,此后反复发作,其责在于经过妊娠、分娩、哺乳,数损阴血,血虚阴亏,肝失所养,肝气不舒,肝风内动,风阳上扰,引发头痛。此后,虽然停止哺乳,月经来潮,但偏头痛依然在经期发作。治唯益阴养血,柔肝息风,阴血充盈,肝木调柔,气平风灭,或可缓解头痛发作。

临证思辨

病例 女,34岁,外企白领,住济南市。首诊时间:2010年11月9日。

医生:您好!请问您哪儿不舒服?

患者:大夫,您好!近两年我经常头痛。

思路:头痛病史两年多,属于慢性头痛。应该侧重了解头痛性质与发作规律。

医生:一开始是怎样发生的?

患者:最早起于产后,至今有6年了。近两年发作频繁。

医生:是在哺乳期吗?

患者:记不清楚了,好像是吧!

医生:当时月经来潮了吗?

患者:好像没有。

医生:头痛程度与现在一样吗?

患者:头痛程度没有现在严重。

医生:每天头痛吗?

患者:不是。大约每月发作1次。

思路:每月发作,需要了解与月经周期的关系。

医生:头痛与月经周期有关吗?

患者:有关系。多在经前发作。

思路:伴随月经周期的发作性头痛,最常见于偏头痛。应该了解头痛的性质、部位。

医生:哪儿痛?

患者:头痛部位以两侧太阳穴为主。

医生:头痛发作时,是什么感觉?

患者:主要是跳痛,也会胀痛。

医生:每次头痛发作持续多长时间?

患者:一般持续1~2天。

思路:偏头痛持续时间4~72小时。患者伴随月经周期发作性头痛,每次持续时间1~2天,符合偏头痛临床特征。

医生:头痛性质有变化吗?

患者:现在头痛比较剧烈,影响工作。

思路:偏头痛发作是造成功能性残疾的常见疾病。

医生:头痛发作时有缓解的办法吗?

患者:曾经服用中药,能明显减轻。近期月经来潮前发作,服散利痛(复方对乙酰氨基酚片)则头痛可以减轻,才能够坚持工作。

思路:据上所述,符合偏头痛的诊断。要再了解其他情况。

医生:头痛发作有预兆吗?

患者:没有明显的预兆。

医生:头痛发作时,恶心、呕吐吗?

患者:没有。

医生:您的工作累吗?精神状态怎样?

患者:精神、体力均不错。只是工作压力比较大,有时候容易急躁。

思路:工作压力大,急躁多属于阳气旺盛。即《黄帝内经》所说的"阳气者,烦劳则张。"

医生:记忆力好吗?

患者:以往记忆力正常,近来感觉记忆力减退。

思路:偏头痛反复发作,会影响患者的认知功能,记忆力减退首当其冲。要了解是否存在可能诱发偏头痛的因素。

医生:您的睡眠好吗?

患者:睡眠比较浅,梦多易醒。

思路:睡眠不足是偏头痛常见诱发因素。

医生:醒后是否还能入睡?

患者:能。

医生:您的饮食如何?有特殊嗜好吗?比如甜食,像巧克力、冰激凌、奶油、酒精,等等。

患者:饮食正常。您说的这些都没有。

医生:大小便怎样?

患者:正常。

思路:年轻女性,经期头痛,需要了解月经情况。

医生:请问您的月经规律吗?

患者:月经周期正常。只是每次行经量略少些,有血块。

思路:行经量少应该考虑阴血虚少;有血块,多为血瘀之象。需要了解是否有痛经。

医生:行经腹痛吗?

患者:没有。

医生:还有其他症状吗?

患者:其他没有明显异常。

医生:您的父母、兄弟姐妹是否有头痛病史?

患者:没有。

思路:应该了解诊疗经过与治疗用药等情况。

医生:您看过医生没有?

患者:6年前产后曾经发生头痛,此后有段时间发作不频繁。近两年每于经期头痛,曾服中药治疗。

医生:您是否带来以往的诊疗记录?

患者:很抱歉,没有。

医生:哦,没关系。请问您还有其他要补充的吗?

患者：没有了。

医生：您的健康状况怎样？

患者：健康。

医生：目前用什么方法治疗？

患者：没有特殊治疗。

医生：我可以检查一下吗？

患者：好的。

（记录：血压110/70 mmHg。神经系统体格检查，未见明显异常。）

医生：请您伸出舌头让我看看……好的。再诊脉。

综合四诊资料，病情和诊疗记录如下：

【病案记录】

主诉：头痛两年余。

患者2年前起发生头痛，多于月经来潮之前发作，持续不减，服中药治疗可以明显减轻，近期复发。头痛以两侧太阳穴为主，主要是跳痛、胀痛，每次发作持续一二天；头痛严重时影响工作，服用散利痛后头痛会减轻，可以坚持工作。头痛发作前无明显先兆，无恶心、呕吐等。平时精神、体力基本正常；工作压力比较大，容易急躁；近来感觉记忆力减退；睡眠浅，多梦易醒，醒后可以再入睡。饮食、大小便没有异常。月经周期正常，经量少，有血块。

个人史、既往史：无饮食偏嗜。既往身体健康。曾检查发现卵巢功能减退。6年前产后不久，月经尚未来潮曾经有类似发作，但是头痛程度不及现在严重。末次月经2010年10月26日。

家族史：父母以及两位妹妹均无偏头痛发作史。

体格检查：血压106/70 mmHg。神经系统未见异常。

舌质暗，舌尖红甚，苔薄黄微腻，脉弦细。

中医诊断：偏头痛。辨证：阴血亏虚，肝失所养，阳旺生风，上扰清空。

西医诊断：偏头痛。

治法：益阴养血，平肝抑阳，息风活络。

处方：玄参18 g，天麻18 g，全当归15 g，酸枣仁30 g，制何首乌15 g，怀牛膝15 g，白僵蚕15 g，杭菊花15 g，蝉蜕18 g，炙甘草9 g，枸杞子20 g，女贞子20 g。7剂。每日1剂，水煎400 mL，分2次温服。

思路：青年女性，反复发作搏动样头痛，加重2年，每次持续一二天。其头痛仅见于经前，痛止则如常人，属于无先兆的偏头痛发作。其首次头痛发生在产后，考虑是产后血虚，肝气旺盛之故。近来头痛发作主要责之工作压力大，损扰肝阳，肝气旺则容易急躁，睡眠浅而多梦易醒。经量减少，有血块，为阴血不足夹瘀之象。舌质暗，舌尖红甚，苔薄黄微腻，为肝经瘀热之征；脉细为阴血不足，弦为肝病。脉症合参，证属阴虚血少，肝阳旺盛。阴血亏虚，经前肝血下行血海，以备行经，则肝经阴血更显不足，肝阳旺盛，化风上扰，因而头痛发作。病以阴血亏虚为本，肝阳偏旺为标。治宜益阴养血，平肝息风。由于头痛仅发作于经前，故其治疗重点，当因经期前后有所不同。经后但以益阴养血为要，适当柔肝通络；经前则需益阴养血与平肝抑阳并重，缓解头痛发作。刻诊，适经尽10天，下次行经约两周之后。故拟益阴血与平肝阳、柔肝息风并施。用玄参、当归、女贞子、制何首乌、枸杞子益阴养血，柔肝缓急；天麻、怀牛膝、菊花平肝抑阳，蝉蜕、僵蚕平肝通络，用酸枣仁、炙甘草和中缓急，宁心安神。

二诊(2010年11月16日)

两天前感觉右颞连及同侧颈项昏沉不适。精神、体力、食欲良好；入睡迅速，仍多梦，醒后难再入睡；大小便正常；口干，口气秽；时感耳部不适，但非痛非痒，若闻巨声则耳内有刺激感，无耳鸣。

思路：因头痛主要发生于经前期，故目前尚不知药物是否有效。但患者睡眠改善，入睡加快，且饮食、精神、体力俱佳，为病情向安。其右颞侧连及颈项昏沉、耳部不适责之肝气不畅，如《素问·金匮真言论》所说："东风生于春，病在肝，俞在颈项。"口干为阴虚不润；口气秽为肝胃不和，胃浊上逆。加珍珠母平肝镇静；牛蒡子辛凉疏肝，和胃润肠，又治郁热头痛。

处方：上方加珍珠母24 g，牛蒡子12 g。7剂，煎服方法同上。

三诊(2010年11月30日)

服上方7剂，因月经来潮停服，于经前1天感觉两颞侧隐痛，头痛程度较前明显减轻。末次月经周期28天，经前情绪较烦躁，经期3天，经血色正、有血块。耳部不适消失，精力体力如常，平日活动量少。脾气急躁，每于情绪不稳时会感到头部不适。饮食、睡眠、二便均正常。口秽已去，仍口干。舌质红，苔薄少白，脉沉细弦。

思路：末次经前搏动性头痛未作，耳部不适感消失。其精力、体力、饮食、睡眠、二便均正常，为肝阳渐平，脏腑气机调和之象。唯脾气急躁，头部不适与情绪不稳有关，口干、舌质红、脉沉细弦为肝阴亏虚，肝经郁热，气机不畅之故。继用益阴养血，清热柔肝，调气通络。加香附、旋覆花疏肝理气，柔肝缓急，通络止痛；侧柏叶清热凉血，制金平木。

处方：上方去珍珠母、牛蒡子；加旋覆花15 g，香附15 g，侧柏叶15 g。7剂。煎服方法同上。

四诊（2010年12月14日）

服上方后大便次数多、质软，肠鸣辘辘。述感冒4天，咽干而痛，口干不渴。服三九感冒颗粒等药物导致胃脘部烧灼感，不伴泛酸、嗳气。精神、体力、饮食、睡眠、二便无异常。舌质暗红，苔薄黄腻，脉沉细弦。

思路：冬不藏精，春必病温。素体阴血不足，为易受外感之体；适值大雪时节，室内供暖而温燥不适，因而发生咽喉干燥疼痛。舌质红，苔薄黄，脉沉细为阴血不足之征。平素肝阴不足，郁火内结，复受新感，治宜疏风清热，益阴降火，利咽止痛。仿《温病条辨》桑菊饮出入。头痛即已稳定，上方制成水丸，以资巩固。

处方：(1)治外感方：桑叶15 g，菊花18 g，桔梗12 g，玄参15 g，生甘草9 g，射干15 g，牛蒡子15 g，天花粉15 g。4剂。用凉水600 mL，浸泡1小时，煮开后用文火煮10分钟，取药液200 mL；加热水煮开后，文火再煮10分钟，取药液150 mL。两次混匀，分2次温服。

(2)治头痛方：三诊方7剂，共细末，水丸桐子大，每服6 g，每日2次，温水送服。头痛如有复发，建议再以汤剂调治。

患者姨妈系我院护士长，主诊者经常问询患者病情，告知水丸尽剂，头痛至今未再发作。

【诊者体会】

本案偏头痛有以下要点：(1)青年女性；(2)经前期反复发作的搏动样头痛2年；(3)每次头痛持续一二天，痛止则如常；(4)其头痛发作无先兆；(5)首次头痛发生在产后。

一、血虚肝旺是经期偏头痛发作的常见病机

1. 肝与月经密切相关

肝藏血,女子经、孕、产、乳皆以血用事,故有女子"以肝为先天"的说法。月经以血为用,经血由血海达于女子胞,而其疏泄之职在肝。

血海通常是指冲脉,即"冲为血海",由于肝藏血,并调节血量,因而,肝亦有"血海"之称。就脏腑而言,月经以肝为要,肝血循冲脉下行胞宫,形成月经。故冲脉虽为血海,而其治乱却由肝主,故曰"肝主血海"。肝主疏泄藏血,体阴用阳,血液下行,是为月经。若肝血、肝阴不足,经前后阴血益亏,肝体失养,肝阳偏旺,内风动越。

2. 经期偏头痛发作主要责之血虚阳旺

经期血循冲脉下行血海,诸经之血多有不足;加之患者阴血亏虚,则肝失血养,肝气、肝阳易于旺盛,气盛阳旺,易化风上扰,故每于经期发生头痛。又,经期头痛于阴血亏虚之外,尚可因肝血瘀滞发病。肝经瘀滞,常伴见经期腹痛、经行不畅、经血色暗瘀块等。本案虽有瘀块,但行经顺畅,无腹痛等不适,且经量少,三日即净,舌质红,苔薄黄,脉沉细弦,故辨证为阴虚血亏,肝阳旺盛,肝风上扰。

二、阴血亏虚,肝阳旺盛,治宜养血益阴,平肝息风

阴血亏虚,肝阳旺盛,肝风内动,窜扰清窍是经期偏头痛的病机关键,因而,治宜养血益阴,平肝息风,通络利窍。用药需要补肝体之不足,畅达气机以助肝疏泄,平抑肝阳之旺盛,息肝风之动越,搜风通络,兼顾和中扶土、宁心安神。

1. 补益阴血之不足

阴血充足,肝得其养。益阴养血常用当归、白芍、地黄、制何首乌之属;血虚阳旺,日久不愈,每易损及肝阴,故养血需兼顾益阴,常用玄参、女贞子、旱莲草、生地黄等。

2. 疏达肝气

《临证指南医案》曰:"内风,乃身中阳气之变动。"阴血不足,肝气最易疏泄失常,故养血益阴必须兼顾疏达肝气,然而疏肝常用之柴胡、香附、乌药则非此时所宜。宜用辛凉疏散之菊花、桑叶、薄荷、玫瑰花等,疏肝而不致升发太过,以免引动内风,其辛凉既能平肝通络止痛,又能清利头目。

3. 平抑亢逆之肝阳

阳亢风动是经期偏头痛发作的病机所在,故需要平肝息风。平肝首选天麻,而蝉蜕、钩藤、僵蚕、珍珠母、夏枯草等,皆可随症选用。

4. 疏通络脉之绌急

肝经风阳上扰络窍,络脉涩滞绌急,因而发生头痛,故需兼通络。通络常用虫类药物,如蝉蜕、僵蚕、地龙、蜈蚣,而以蝉蜕、僵蚕为首选。

5. 柔肝和中缓急

《临证指南医案·中风》曰:"肝为刚脏。非柔润不能调和也。"柔肝用炙甘草、石斛、玉竹、枸杞子、茯苓等,忌用白术、黄芪。

6. 镇静宁心安神

肝脉其支者上注胸中,木能生火,血能养心,肝血不足,心失所养,心神不宁,每致头痛加重,此时需要养血益阴,宁心安神,可用酸枣仁、茯苓、炙甘草、柏子仁等。

三、本案治法方药分析

1. 病机分析

产后血虚,肝气旺盛,加之工作压力大,极易扰动阳气,肝旺则易伤阴化风,导致头痛发作。所谓"阳气者,烦劳则张。"急躁、寐浅多梦易醒皆责阳旺内扰;经量少有块,为阴血不足夹瘀。舌质暗红,舌尖红甚,苔薄黄微腻,脉细为阴血亏虚夹瘀热之象。

2. 治法

脉症合参,证属阴血亏虚,阳旺风动。治宜益阴养血,平肝抑阳,息风活络。

3. 方药

用玄参、女贞子、制何首乌、当归、枸杞子益阴养血,柔肝缓急;天麻、怀牛膝、菊花平肝抑阳;蝉蜕、僵蚕息风通络;用酸枣仁、炙甘草和中缓急,宁心安神。

玄参味甘、苦、咸,性寒,入肺、胃、肾经。功能清热凉血、养阴生津、解毒散结、润肠通便,为风热、阴虚、阳亢常用药。《药性论》谓:玄参"味苦。能治暴结热,主热风头痛。"玄参上能清热疏风泻火,下能滋阴润燥降火,又能解毒软坚散结。临床常用于治疗风热头痛、肝火头痛、肝阳头痛、肝风头痛。

当归味甘、辛,性温,根多油脂,主滋润,功效以滋养为主,既善补血养血,和血活血,又长于润肠通便,润肺止咳。其味辛,主通行宣达,是其和血活血之机理所在;味辛善行,又能利气。《本草衍义补遗》谓:"气温味辛,气味俱轻扬也。又阳中微阴,大能和血补血,治血证通用。"当归为补血佳品,又能柔肝疏肝,一物而具辛散、甘缓、温通之美,恰合于《素问·脏气法时论》治肝之要旨。凡血虚、血瘀、肝郁皆为其适应证。虚证用为君,瘀滞、郁滞证既可用做君药,亦可为臣使。

天麻平肝潜阳,通络止痛,既善祛外风,又能平息内风,为头痛之常用要药。本案以玄参、当归、天麻三药并为君,合用有益阴养血,平肝抑阳,柔肝通络之效。

制何首乌,入肝、肾经。功能补益肝肾、填精养血。《本草纲目》记载何首乌"能收敛精气。所以能养血益肝,固精益肾,健筋骨,乌髭发,为滋补良药"。临床常用于治疗头痛,举凡肝肾阴血不足之头痛,皆可用之。菊花辛凉疏散,平肝息风,清利头目,与何首乌并为臣药。

枸杞子、女贞子补益肝肾阴血亏虚,增君药之力。牛膝滋补肝肾,平肝降逆。僵蚕辛咸而凉,入肺、肝经,能凉散风热,平肝镇惊,化痰散结。蚕食桑而生长,故得桑叶凉散走泄、清肃顺降之性,而长于行散走窜,能散风热,清头目,利肝气,镇肝风。用僵蚕治头痛,具有祛风止痛、祛风化痰、祛风通络、凉肝息风、解痉安神之力。《景岳全书》谓:僵蚕"辛能散,咸能降,毒能攻毒。轻浮而升,阳中有阴。故能散风痰,去头风。"《本草经疏》谓:"蝉禀水土之余气,化而成形,其飞鸣又得风露之清气,故能入肝祛风散热。"蝉蜕能疏散风热、透疹止痒、利咽、退翳明目、祛风止痉,为风热上扰、肝经风热、风阳动越之要药。数药补益肝肾、平肝降逆、柔肝息风、通络止痛,并为佐药。

酸枣仁宁心安神,醒脾补阴,敛汗宁心。《药性解》谓:酸枣仁"主筋骨酸疼,夜卧不宁,虚汗烦渴,安和五脏,大补心脾。"炙甘草甘缓,补中益气,柔肝缓急。两药并为佐使。

诸药合用,共奏养血益阴,平肝息风,柔肝缓急,通络止痛之功。

本案治疗经过简单,处方变化无多,临床疗效稳定。

附方

玄参天麻汤(作者经验方)

组成:玄参12 g,当归15 g,天麻15 g,菊花15 g,蝉蜕15 g,僵蚕12 g,珍珠母30 g,炙甘草9 g。肝肾阴虚甚者,加制何首乌12 g,枸杞子15 g;肝经热盛者,加夏枯草15 g,牡丹皮12 g。

功效:滋阴养血,平肝通络。

主治:头痛(阴虚木旺证)。头痛剧烈,头胀眩晕,耳鸣失眠,大便不畅。舌质红,苔少或薄黄,脉弦。

古代文献

《素问·五脏生成》:"是以头痛巅疾,下虚上实过在足少阴、巨阳,甚则入肾。"

《素问·脏气法时论》:"肝欲散,急食辛以散之""肝苦急,急食甘以缓之;用辛补之,酸泄之。"

偏头痛肝经风火证

> ◀ 导语 ▶
>
> 偏头痛发作多属肝风为病。风气通于肝,情怀不爽,气机不畅,肝气郁结,易于化热化火。肝经火热上扰,窜于经隧,扰动清窍,可以引发头痛、眩晕。因而,肝经风火上扰是引起偏头痛发作、眩晕、中风的常见证候。正如《中风斠诠》所说"五脏之性肝为暴,肝木横逆则风自生""五志之极皆化火,火焰升腾则风亦动",情志所伤是诱因,体质因素是导致肝经风火的内在基础。清肝降气,益阴柔肝为治法,而泻火宁心不可或缺,此谓"实者泻其子"。

临证思辨

病例 女,39 岁。职员。住济南市。首诊时间:2004 年 12 月 15 日。

医生:您好!请问您哪儿不舒服?

患者:医生,您好!近几年我经常头痛。

医生:您头痛有几年了?

患者:大约 3 年。

医生:发作频繁吗?

患者:比较频繁,每月一两次吧。

思路:头痛病史 3 年,每月均有发作,应该属于慢性头痛。重点要了解头痛性质与发作规律。

医生:一开始是怎样发生的?

患者:没有明显的原因。

医生:与月经来潮有关吗?

患者:没有。

医生:头痛时有哪些症状?

患者:头痛发作前多数时候觉得眼昏、眼花、眼冒金星等。

思路:头痛有先兆,多见于偏头痛。

医生:哪儿痛?

患者:不固定,以两侧为主。

医生:头痛时什么感觉?

患者:主要是一阵阵的跳痛,严重时伴恶心、欲吐。

医生:每次头痛持续多长时间?怎样才能缓解?

患者:持续1~5小时,偶尔更长。休息、睡眠后可以缓解。

思路:根据以上表现,应该属于偏头痛发作。

医生:头痛发作有规律吗?

患者:没有。

医生:除了头痛,还有其他症状吗?

患者:平日头痛不发作时,会感觉眩晕。

思路:眩晕有时候是偏头痛等位症的表现。

医生:您说的眩晕是什么感觉?

患者:头晕,站立不稳,伴有晃动感,甚至恶心、呕吐。

医生:每次眩晕持续时间有多长?怎样能够缓解?

患者:持续时间与头痛发作差不多,需要卧床休息或睡眠。

思路:眩晕与头痛发作的频率、规律、缓解方式基本一致,考虑是偏头痛等位症或称为偏头痛性眩晕。

医生:您的情绪怎样?

患者:情绪不稳定,易于激动甚至发怒。

思路:头痛与肝关系密切。情绪不稳定、易怒多是肝气不疏,肝火内盛。

医生:您是否还有其他不适?

患者:经常咽喉疼痛。

思路:咽喉疼痛是外感热病的常见症状,也可以见于郁火内结证。

医生:咽喉疼痛时体温高吗?

患者:没有发热。

医生:您的咽喉疼痛与哪些原因有关?

患者:好像与情绪不安有关系。

思路:肝脉循喉咙,情绪不稳,肝气郁结,肝郁化火,气郁火扰,咽喉疼痛。

医生:大小便怎样?

患者:大便有点儿干,小便正常。

医生:您的头痛性质有变化吗?

患者:没有很大变化。头痛严重时,影响生活与工作。

医生:您感觉压力大吗?

患者:工作压力不大。压力主要来自家庭,情绪因此不稳定,容易发火。

医生:哦。明白了。

思路:"家和万事兴"。家庭压力,导致肝气不疏,肝郁化火,其急躁由此而生,即《丹溪心法》所说的"气有余便是火"。《素问·至真要大论》曰:"诸痛痒疮,皆属于心。"情绪不畅,肝郁化火,肝火扰心,火炎清窍,是以头痛、急躁易怒。

医生:睡眠好吗?

患者:睡眠比较浅,梦多,容易醒。

医生:您的饮食怎样?有特殊嗜好吗?比如甜食,像巧克力、冰激凌,以及奶油、酒精等。

患者:饮食正常。这些都没有。

医生:请问您的月经规律吗?

患者:月经周期基本正常,偶有提前。行经量略少些,有血块。

思路:经期提前或是肝火内扰之故,经量少为肝火伤阴所致。

医生:行经腹痛吗?

患者:没有。

医生:还有其他症状吗?

患者:其他不明显。

医生:您的父母、兄弟姐妹是否有头痛病史?

患者:没有。

思路:应该了解诊疗经过与治疗用药等情况。

医生:您看过医生没有?

患者:没有。

医生:请问您还有其他要补充的吗?

患者:没有了。

医生:您的健康状况怎样?

患者:健康。

医生:目前用什么方法治疗?

患者:没治疗过。

思路:患者年龄、头痛发作时的表现及反复发作的眩晕,符合偏头痛以及偏头痛等位症的临床特征。

医生:我可以检查一下吗?

患者:好的。

(记录:血压 136/84 mmHg。咽部慢性充血,扁桃体Ⅰ°肿大,未见炎性分泌物。神经系统体格检查未见明显异常。)

医生:请您伸出舌头让我看看……好的。再诊脉。

综合四诊资料,病情和诊疗记录如下:

【病案记录】

主诉:发作性头痛3年。

现病史:近三年反复头痛。头痛发作前多数有眼昏、眼花、眼冒金星等症状;头痛部位不定,以两颞为主,主要表现为搏动性跳痛;痛甚伴有恶心、欲吐;头痛在睡眠、休息后缓解。头痛多呈间断发作,每月发作1~2次,发作无明显规律。平日不发作时,常发生眩晕,伴有晃动感,持续时间与头痛发作差不多。睡眠不实,多梦易醒。因家事导致情绪不稳定,易于激动甚至发怒。时常发生咽喉疼痛,不发热。大便略干,小便正常。

个人史、既往史:饮食无偏嗜,月经基本规律、经量较少、有血块。经常"扁桃体发炎",既往身体健康。末次月经2004年11月28日。

家族史:无偏头痛发作史。

体格检查:血压 136/84 mmHg。咽部慢性充血,扁桃体Ⅰ°肿大,未见炎性分泌物。神经系统检查未见异常。

舌质暗红,苔薄黄腻,脉弦近数。

中医诊断:头痛。辨证:肝经风火,上扰清窍。

西医诊断:偏头痛。

治法:凉肝泻火,疏达郁滞,镇静安神。

处方:羚羊角粉(冲服)1 g,夏枯草15 g,白蒺藜15 g,连翘15 g,天麻15 g,珍珠母24 g,苦桔梗12 g,生白芍15 g,川贝母9 g,木蝴蝶9 g,炙甘草9 g。6剂。每日1剂,水煎400 mL,分2次温服。

思路：青年女性反复发作的搏动性头痛，发作前有先兆，伴有恶心、呕吐，或发生眩晕，其规律与头痛发作类似。偏头痛与偏头痛等位症（又称偏头痛性眩晕）的诊断成立。头痛发作的诱因主要是家庭压力大，以致情绪不稳定，肝气不疏，肝郁化火，肝火内盛，火扰清窍，因而头痛；肝火扰心，急躁易怒，睡眠不实；肝火循经上犯喉咙，则咽喉疼痛；肝火扰动，故月事提前；肝火伤阴，则经量减少、大便偏干。舌质暗红，苔薄黄腻，脉弦近数为肝郁化火之象。治宜凉肝泻火以平息风火上扰，疏达气机以杜绝肝郁化火，镇静宁神以求心神并调。肝气疏达，肝火不生，则无风火上犯、内扰之虞。

二诊（2004年12月22日）

本周头痛未发作，但于17日、20日中午各发生眩晕1次，有晃动感，无恶心、呕吐等。咽痛减轻，两耳阵发性耳鸣；情绪稳定，伴有明显的胸闷憋气感。饮食如常，睡眠差，仍多梦，大小便正常。舌质淡红，苔薄黄，脉沉细弦。血压130/85 mmHg。

思路：头痛虽未发作，但眩晕发作依旧，《素问·至真要大论》曰："诸风掉眩，皆属于肝。"此为肝经郁火化风上扰，其晃动感恰是风气内动之故；耳鸣、睡眠多梦为肝火上扰。足厥阴肝脉上注胸中，肝郁不疏则胸闷憋气，《灵枢·经脉》曰："是肝所生病者，胸满呕逆。"二便正常，舌质淡红，脉弦不数，为肝火有消退之势。去连翘，加牡蛎平肝安神，前胡利肺宽胸。

处方：上方去连翘；加牡蛎20 g，前胡15 g。6剂。每日1剂，水煎400 mL，分2次温服。

三诊（2004年12月29日）

本周头痛眩晕均未发作，精神情绪良好，睡眠、饮食俱佳，大小便正常。唯今日晨起头胀，口干。舌质红，苔薄黄，脉弦细。月经来潮4天，经量较前略增多，色红，无血块。

思路：头痛眩晕未发作、神情安宁、纳眠俱佳、二便正常，此为肝气渐疏，气机调畅，肝火渐去，病势趋缓。头胀、口干、舌质红、苔薄黄、脉弦细仍是肝火上扰。治宜疏达肝气，清泻肝火，通络缓痛。仿《重订通俗伤寒论》桑丹泻白散之意，用桑叶、菊花、蝉蜕、僵蚕、牛蒡子、天麻辛凉疏透宣达肝气,平肝息风;用丹皮、连翘清热凉肝散火;牡蛎、天麻平肝降逆;炙甘草柔肝缓急。

处方:桑叶 30 g,牡丹皮 15 g,生牡蛎 24 g,菊花 15 g,蝉蜕 15 g,炙甘草 9 g,僵蚕 15 g,天麻 15 g,连翘 30 g,牛蒡子 15 g。6 剂。每日 1 剂,水煎 400 mL,分 2 次温服。

四诊(2005 年 1 月 5 日)

近三天头晕反复发作,伴有眼前晃动感,每次持续数秒,程度较轻,与体位变化无明显关系。精神可,情绪稳定,睡眠尚可,二便正常。舌质红,苔薄黄腻,脉弦细。

思路:眩晕为时短暂,非偏头痛发作;又与体位无关,亦非良性发作性位置性眩晕。究其病机,仍是肝火内蕴,火扰风生之故。治疗仍需清肝火、平肝风、安心神。苔黄腻为湿热内蕴,宜兼顾清热燥湿。用葛根芩连汤化裁,葛根、黄芩、黄连、石菖蒲清热燥湿化浊,连翘、夏枯草、菊花清肝泻火,天麻、珍珠母、夏枯草平肝息风,天花粉、沙参养阴柔肝。

处方:葛根 30 g,黄连 9 g,黄芩 12 g,天麻 15 g,珍珠母 24 g,菊花 15 g,连翘 15 g,夏枯草 15 g,石菖蒲 15 g,天花粉 18 g,沙参 18 g。6 剂。每日 1 剂,水煎 400 mL,分 2 次温服。

五诊(2005 年 1 月 12 日)

头痛未发作,偶有头晕,仍有晃动感,发作几秒钟即自行缓解,发作无规律,亦无明显诱因。口干,咽喉隐痛。饮食、睡眠、二便正常。舌质淡红,苔中根黄腻,脉沉细。

思路:眩晕发作减少,诸症向安。苔中根黄腻,乃湿热未尽;咽痛、口干、脉细为阴虚之象,加玄参养阴利咽。

处方:上方加玄参 18 g。6 剂。每日 1 剂,水煎 400 mL,分 2 次温服。

六诊(2005 年 1 月 19 日)

头晕未发作,左颞侧又现隐痛。咽喉疼痛缓解,睡眠良好,余无不适。舌质红,苔薄黄,脉沉细。

思路:头痛、眩晕、咽痛基本缓解,饮食、睡眠、二便无异常,病趋安宁,为肝火渐平。舌质红,苔薄黄,脉沉细为肝火阴伤之象。守方继服,以资巩固。加土茯苓化浊兼搜利络道。

处方:上方加土茯苓30 g。12剂。每日1剂,水煎400 mL,分2次温服。

七诊(2009年12月23日)

患者因反复发作口腔溃疡就诊。述上方尽剂后停药,头痛未再发作,月经规律。

【诊者体会】

肝火上扰引发的头痛名曰肝火头痛,此类头痛以体质壮实之青壮年多见。其病因病机、证治自有规律。

一、肝火上扰与头痛发病

(一)肝火的成因

1. 情志不畅,气郁化火

气机郁结是肝火发病的主要病机。情志不畅,忧思郁怒,最易影响肝气的疏泄。肝失疏泄,肝气郁结,久则化热化火,是为肝郁化火。其常见病机:(1)肝郁不解;(2)素体阳旺;(3)嗜欲偏颇,以致脏腑积热内蕴,则肝木一郁,随即化火。所以《丹溪心法》说:"气有余便是火。"

2. 肝阴亏虚,肝火内生

肝体阴用阳,肝之阳气需肝中阴液滋荣和制约。若肝阴不足,则肝阳、肝气失于滋润,肝失畅达则郁遏。《吴中珍本医籍四种》说:"阴亏肝郁,化风化火。"此为肝阴亏虚而肝火内生,即阴虚火旺。

肝肾同源,水能涵木。肾水不足,肝木失润,肝火内生。《丁甘仁医案·吐血》说:"水不涵木,肝火升腾。"

肝火有虚实之异,实火居多。所谓肝火,通常指实火而言,本文所述肝火系指实火。

3.肝火通常也包括胆火

胆附于肝,禀受肝之余气,外合春升之令,内司疏泄之职,故肝火旺盛之际,常是肝胆经实火同见。《丁甘仁医案·吐血》所说:"春令木旺,肝胆之火升腾。"

(二)肝火上越巅顶导致头痛

1.火性炎上

"火曰炎上"。头位一身之巅,脑髓所居,清窍所寄,最易为火热蒸扰。肝脉"上贯膈,布胁肋,循喉咙之后,上入颃颡连目系,上出额,与督脉会于巅……是动则病……甚则嗌干"。肝火上扰,循经犯于胸膺、头面、咽嗌、巅顶,导致头痛、咽干疼痛、胸闷、心烦等。

2.肝火上扰,导致头痛眩晕

肝火上犯,清窍失和,元神被扰,发生头痛、头晕。肝火内盛,极易动风,致成风火盛上扰。《柳宝诒医案》曰:"木火上升,肝阳旋扰。"肝阴不足,则火易炽而肝风更易内动。《柳宝诒医案》又说:"肝阴不足,则火动生风。"

火盛生风。火为热之极,火甚热深,内风旋动。火盛风动是肝火致病的重要特征,也是头痛、眩晕病的常见病机。

(三)肝火致病为害多端

1.灼津伤阴

肝火内盛,伤阴竭液。火为阳邪,易燔灼津液。肝火内盛,首伤肝阴,继则损及他脏,上灼肺胃阴津,下汲肾阴真液。

2.灼津生痰

肝火内灼,炼液为痰。火与痰结,形成痰火,则为中风、狂病、癫病、失眠等病症的病理因素。

(四)肝火表现

1.肝火必见症

(1)急躁易怒,面红目赤,头痛眩晕,耳鸣耳聋,口干口苦;(2)胸胁胀满或胀痛,溲赤便秘;(3)多有情志内伤病史;(4)舌质红,苔薄黄,脉弦数。

2.肝火标症

指由于肝火内扰,影响其他脏腑而产生的临床症状。如,心烦失眠,狂躁怒骂,动越不羁;胃脘灼痛,吞酸嘈杂,吐血便黑;咳嗽胁痛,咯血鼻衄;大便泻利不爽,或秘结不通,或便脓血;小便淋漓不畅或小便闭塞不通;带下黄白,其气秽臭;皮肤疮疡,发疹瘙痒。

二、肝火治法

（一）清肝泻火为基本治法

肝火为病,治当清肝泻火。火起于肝郁或肝阴不足等,病机有虚实之分,故治分虚实。实火宜清疏并用,下行外达;虚火以滋阴降火为要。

（二）清肝泻火方组方规律

清肝泻火以苦寒清泻肝火药为主,制方应适当配伍辛散疏达、甘滋润柔、甘缓和中之品。体用兼顾,和中护胃。

1. 肝火内盛宜苦寒清泻

肝火实证,治用苦寒降泻,寒以泻火,苦以降气,气降火熄。火起于郁,火盛之时,肝气亦不疏达,配伍辛散疏达之品,以肝气疏达,气机调畅则无化火之虞。火易伤阴,治肝火证,需重视养阴柔肝,水足则火熄。肝火常灼胃阴,泻火须甘缓柔肝,甘润益胃。

2. 虚火内灼则宜滋降兼施

肝经虚火,以滋阴养肝为主,酌配清肝泻火药。养肝阴兼顾补肾,滋水以涵木,如一贯煎用生地黄、枸杞子,又如滋水清肝饮,能肝肾之阴并滋,清肝疏郁,和中护脾。

3. 肝火头痛用药

肝火头痛,治宜清肝泻火,调畅气机,疏通脉络。清肝泻火常用夏枯草、栀子、黄芩、牡丹皮、连翘、白头翁等;兼以平肝、凉肝、息风,用羚羊角粉、天麻、钩藤、菊花、僵蚕、蝉蜕、珍珠母、牡蛎等;痛则不通,宜加疏透通络之品,如旋覆花、金银花、野菊花、月季花、白蒺藜、蔓荆子等,通络止痛;肝火伤阴,加生地黄、玄参、当归、玉竹、石斛等,养阴柔肝。

三、本案分析

青年女性,因家庭压力大,以致情绪不稳定,急躁易怒是肝郁化火;肝火上扰清窍则头痛发作、咽喉疼痛;火扰心神,故睡眠多梦;火盛伤阴灼血则经少、便干;舌质暗红,苔薄黄腻,脉弦数为火热之象。治宜清肝泻火,疏肝达郁,镇静安神。首诊用羚羊角粉、夏枯草清肝凉肝,平肝泻火,息风通络;天麻、珍珠母、白蒺藜平肝息风,搜络定痛、镇静安神;生白芍合炙甘草化阴柔肝;连翘、川贝母清肝散郁,苦桔梗、木蝴蝶合甘草利咽缓痛。诸药合用,能清肝泻火,凉肝息风,安神缓痛。

三诊头痛眩晕未发作,神安便调,是病趋缓解。其头胀不痛,口干,舌质红,苔薄黄,脉弦细为火衰而未尽。治当疏肝清肝,平肝缓痛。用辛凉宣散之桑叶、菊花、蝉蜕、僵蚕、牛蒡子疏达肝气，天麻、牡蛎平肝息风，牡丹皮、连翘清肝散火，炙甘草柔肝缓急。

四诊发作性头晕、眼前晃动，是肝火化风。舌质红，苔薄黄腻，脉弦细为肝火未尽；苔黄腻为肝火夹湿。治宜清肝燥湿，用葛根芩连汤为主，葛根、黄芩、黄连、石菖蒲清热燥湿化浊，连翘、夏枯草、菊花凉肝泻火，天麻、珍珠母、夏枯草平肝息风；火盛日久，伤阴在所难免，用天花粉、沙参养阴柔肝。此后病入坦途。五诊加玄参增其养阴之力。六诊加土茯苓利湿通络，《本经逢原》提出：土茯苓"入胃与肝肾,清湿热"，故为湿热头痛常用要药。

附方

1. 泻火平肝方（作者经验方）

组成：夏枯草15 g，连翘20 g，白头翁20 g，牡丹皮15 g，珍珠母30 g，天麻18 g，钩藤30 g（后入），羚羊角粉1 g（冲服）生地黄12 g。

用法：水煎2次，取300 mL，分2次温服。每日1剂。

功效：清肝泻火，平肝息风。

主治：肝火内盛，生风扰神证。急躁易怒，头痛眩晕，心烦少寐，口干口苦，大便干结，舌质红，苔黄腻，脉弦数。

2. 葛根芩连汤（《伤寒论》）

组成：葛根半斤，甘草2两（炙），黄芩3两，黄连3两。

用法：上4味，以水8升，先煮葛根，减2升，纳诸药，煮取2升，去滓。分温再服。

功效：清热燥湿，解表清里。

主治：胁热下利。身热下利，胸脘烦热，口干作渴，喘而汗出，舌红苔黄，脉数或促。亦用于湿热头痛、眩晕、口僻、口疮等病症。

古代文献

《临证指南医案·肝火》："肝者将军之官，相火内寄，得真水以涵濡，真气以制伏，木火遂生生之机，本无是症之名也。盖因情志不舒则生郁，言语不投则生嗔，谋虑过度则自竭，斯罢极之本，从中变火。"

《临证指南医案·头痛》："巅顶作痛……厥阴阳明偏热。凡阳气过动，变化

火风,迅速自为升降,致有此患。"(风火)

《鬛塘医话》:"肝经血多气少,而病曰肝气,气者火也。经云:火生于木,祸发必克。肝经属木,木郁则火炽,唯其郁而为火,故能遍扰诸经,而四体百骸,皆受其病。"

《柳宝诒医案·妇人》:"阴气不足,不能滋润肝木,则木火易升。"

偏头痛痰热生风证

◀ 导语 ▶

　　痰热头痛,古今医家论述颇多。临床所见,以青壮年男性患者居多。痰热非人身素有,其生成多责之饮食失宜,肥甘厚味,壅滞气机,生湿化热,日久酿痰;或饮酒助热生湿,风阳内动;或情志失调,肝气郁滞,气逆乘脾,中焦壅塞,气机不畅,生湿蕴热,日久生痰。青壮年男性,素多阳旺气盛,复因饮食情志之伤,痰热壅滞,肝脾不和,气机不利,阳化风动,扰乱清窍,发生偏头痛。治宜化痰通络,清热和中,平息风阳。

临证思辨

病例 男,28岁。山东沂南人。首诊时间:2008年9月17日。

医生:您好,请问您哪儿不舒服?

患者:大夫好! 我头痛5年了。

思路:青年人头痛,病程5年,应该是慢性头痛,首先考虑原发性头痛。

医生:您目前的主要症状有哪些?

患者:主要是头痛。

医生:头痛主要在哪个部位?

患者:不一定。

医生:头痛时的感觉怎样?

患者:以胀痛为主。

医生:头痛程度怎样?

患者:比较剧烈,影响工作。

医生:每次头痛持续多长时间?

患者:最初发作持续5小时左右,现约持续1天。

医生:伴随其他症状吗?

患者:头痛常连及两侧眼眶,发作时伴恶心、呕吐。

思路:头痛程度比较剧烈,每次持续5小时以上,伴有恶心、呕吐,偏头痛诊断基本成立。偏头痛发作往往有诱因,发作前可以有先兆。

医生:头痛发作前有其他症状吗?

患者:头痛发作前常有对侧视物模糊,其他没有明显的异常。

医生:您头痛的程度有变化吗?

患者:逐渐加重。

医生:治疗过吗?效果怎样?

患者:没有积极治疗。

医生:是否还伴有其他症状?

患者:好像没有。

医生:您是否觉察到头痛有诱发原因?

患者:多在食用甜品及大蒜后头痛发作。

思路:头痛有诱因,发作前先兆,发作时伴有恶心、呕吐,影响工作,持续5~24小时。属于有先兆的偏头痛。

医生:您睡眠怎样?

患者:睡眠时间短,每晚睡眠5~6小时。

医生:白天精神、体力怎样?

患者:白天精力差。

医生:饮食怎样?

患者:一般。

医生:大小便正常吗?

患者:正常。

医生:请问您还有其他不舒服吗?

患者:口干、口苦明显。

医生:以往身体健康状况怎样?

患者:基本健康。

医生:有其他疾病吗?

患者:15岁时曾患风湿热,已经治好了。

医生:您的父母、兄弟姐妹有头痛病史吗?

患者:没有。

医生:还有其他情况吗?

患者:没有了。

医生:我可以检查一下吗?

患者:好的。

(记录:血压105/65 mmHg。发育正常,营养一般。神经系统体格检查,未见明显异常。)

综合四诊资料,病情和诊疗记录如下:

【病案记录】

主诉:头痛反复发作5年多。

现病史:5年来反复发作头痛,每次头痛发作前均伴有对侧视物模糊;头痛部位不固定,或左或右;以胀痛为主,最初每次头痛发作时间持续5小时左右,现在持续约1天;头痛发作时伴恶心、呕吐。头痛多发生在进食甜品或大蒜之后。最初头痛在睡眠后可以缓解,为此影响工作、生活。平日口干、口苦明显,食欲一般。夜间睡眠时间短,通常每晚仅能睡眠5~6小时;白天精力差,大小便正常。

既往史:15岁时曾患风湿热,已愈。

体格检查:血压105/65 mmHg。神经系统未见明显异常。

舌质暗红,苔薄黄腻,脉滑数。

中医诊断:头痛。辨证:痰热内蕴,扰络生风。

西医诊断:有先兆的偏头痛。

治法:清热化痰,平肝息风,通络缓急。

处方:全瓜蒌24 g,牛蒡子18 g,白鲜皮18 g,天麻15 g,苦参9 g,黄连9 g,僵蚕15 g,菊花18 g,川芎6 g。7剂,水煎服。每日1剂,水煎400 mL,分早晚2次温服。

思路:青年男性,反复发作头痛超过5年。头痛发作有诱因,发作前有先兆,疼痛比较剧烈,伴有恶心、呕吐,持续半天到一天。故诊断为有先兆的偏头痛发作。青年男子,阳气旺盛,每于进食甜品、大蒜后头痛发作。甜品易于聚湿生痰;大蒜辛热,能助生内热,痰湿化热;痰热内蕴,扰络生风,导致头痛发作。舌质暗红,苔薄黄腻,脉滑数皆为痰热瘀阻、阳气抑遏之象。欲绝其头痛,先当减少或避免进食甜品与大蒜。治法宜化痰清热,平息风阳,疏通脉络。用瓜蒌、牛蒡子化痰散结,清热疏肝,俾痰热消散,肝气舒缓,则无生风上扰之机;白鲜皮、苦参、黄连清热降逆,除痰热湿浊;天麻、僵蚕、菊花、川芎平肝通络,息风止痛。

二诊(2008年9月24日)

服药期间头痛未作。晨起常感胃脘不适,两眼干涩,且口苦较明显,上午尤重;口干饮水不多,饮食基本正常。入睡快,睡眠较深沉,白天仍困倦懒动。每日大便2次,不成形;小便正常。舌质淡红略暗,苔薄黄腻,脉沉弦。

思路:头痛未发作、睡眠改善,是病情趋缓。舌质淡红略暗为热象渐减,脉由滑数变为沉弦是痰热消减,扰络之势已减;苔薄黄腻,白天困倦懒动,为痰热内结,阳气不振;两目干涩、口干、口苦为痰热阴伤;晨起胃脘不适乃痰热中阻,胃气不和。大便不成形,考虑与瓜蒌、牛蒡子清热化痰、润肠通便有关。治疗仍需清热化痰,平息风阳。加牡蛎重镇平肝、软坚化痰,兼能涩肠而坚大便;薄荷、川芎疏调气血,疏达肝气,和胃缓中。

处方:上方加生牡蛎15 g,薄荷9 g;改川芎9 g。12剂,煎服方法同前。

三诊(2008年10月8日)

近两周头痛发作2次,但程度减轻。发作前仍感视物模糊,头痛在巅顶部偏右,发作时伴恶心呕吐,每次约持续2小时。近来工作压力不大,情绪稳定。仍感乏力懒动,晨起胃脘不适,饮食、睡眠、大小便正常。舌红略暗,苔薄黄腻,脉弦。

思路:偏头痛常反复发作,治疗需要耐心。虽然头痛发作,但其发作先兆、头痛程度、持续时间等均趋于缩短,其他临床症状也在改善。舌红略暗,苔薄黄腻,脉弦,显示痰热之象趋于消退,痰热化风扰络之势未平。故治宜平肝息风,清热和中。用珍珠母、天麻、蝉蜕平肝息风;白鲜皮、苦参清热,与天麻、旋覆花同用化痰清热;甘松、旋覆花、白芷疏肝理气、和胃止痛;僵蚕、蝉蜕、川芎平肝通络。

处方:珍珠母30 g,天麻20 g,川芎15 g,白鲜皮15 g,苦参6 g,白芷9 g,白僵蚕15 g,甘松15 g,蝉蜕20 g,炙甘草12 g,旋覆花18 g(包煎)。7剂,煎服方法同前。

四诊(2008 年 10 月 22 日)

服上方 7 剂,病情稳定,头痛未再发作。唯晨起后感觉胃脘不适,进食后缓解,精力体力佳,饮食、睡眠、二便无异常。无口干口渴。舌质淡红,苔薄微黄,脉弦细。

思路:肝气不舒最易犯胃。古有"肝为起病之所,胃乃受邪之地"之说。晨起足厥阴肝气升发疏达,肝气随天阳隆盛之势犯胃,故晨起胃脘不舒。病即见效,当守方不移,加陈皮理气和中。

处方:上方加陈皮 15 g。7 剂,煎服方法同前。

五诊(2009 年 10 月 21 日)

自去年 10 月经中药治疗后,病情稳定,近一年来,仅于今夏有 1 次头痛发作,但疼痛程度较轻。进入 10 月份,气温逐渐降低之后,头痛发作 2 次,每次头痛持续时间 3~4 小时,伴视物欠清、恶心未吐,头痛程度较去年减轻。饮食、睡眠、二便均正常。口渴欲饮。舌质红嫩,边齿痕,苔薄少,脉弦细。血压 118/84 mmHg。

思路:偏头痛近期复发,其舌质红嫩,边齿痕,苔薄少,脉弦细为肝经阴血虚少,肝经失养,肝气不舒,肝阳化风之故。治宜养阴生血,平肝息风,柔肝舒络。用当归、何首乌、玄参、枸杞子养血益阴,柔肝缓急;天麻、川芎、夏枯草、僵蚕、蝉蜕、菊花平肝息风,通络止痛;牡蛎平肝缓急。

处方:当归 15 g,玄参 20 g,制何首乌 12 g,天麻 18 g,川芎 6 g,夏枯草 15 g,蝉蜕 15 g,僵蚕 12 g,生牡蛎 24 g,枸杞子 18 g,菊花 20 g。7 剂,煎服方法同前。

六诊(2009 年 10 月 28 日)

服药期间因饮食不慎,引发头痛、胃脘不适;发作前伴对侧视物模糊、闪光;以偏侧胀痛为主,伴恶心、眼胀不适,持续 2~3 小时后缓解,头痛程度减轻,不影响工作。平素无不适,饮食、睡眠、二便均正常;精神、体力良好。舌质淡红、嫩,苔薄白少,脉弦细缓。

思路:头痛虽然减轻,但反复发作,经久不愈,思其肝风挟痰热入络;舌质淡红、嫩,苔薄白少,脉弦细缓仍是肝经养血虚少,肝气不舒。加羚羊角平肝息风,通络止痛;用旋覆花咸寒软坚,疏肝通络,善治久病入络之疼痛。少加黄芩制约川芎之温燥,兼有清肝之用。

处方:上方加羚羊角粉(冲服)1 g,旋覆花(包煎)15 g,黄芩6 g。7剂,煎服方法同前。

七诊(2009年11月4日)

病情稳定,仍感头隐痛不适,程度不著,余无不适。饮食、睡眠、二便均正常。晨起口干。舌质红嫩,苔薄黄,脉沉细。

思路:头痛发作形式、性质均已发生改变,不影响日常生活。舌质红嫩,苔薄黄,脉沉细为阴血渐复,肝气疏达,络脉调畅。诸症虽安,恐其生变。去旋覆花,加玉竹益阴柔肝和胃。

处方:上方去旋覆花,加玉竹20 g。10剂,煎服方法同前。

八诊(2009年11月18日)

头目清爽,身体舒适,精神体力可,无所苦,口不干渴。饮食、睡眠、二便均正常。舌质红嫩,苔薄白,脉弦细。

思路:神清气爽无所苦,病已向安。唯舌质红嫩,苔薄白,脉弦细仍是阴血不充之象,恐为头痛复发之内应。头痛缓解,去羚羊角粉;何首乌久用有损害肝功之忧,不宜久服;加石斛、女贞子益阴柔肝,以资巩固。

处方:上方去制何首乌、羚羊角粉;加石斛18 g,女贞子15 g。7剂,煎服方法同前。

随访2年,头痛无发作,生活、工作如常。

【诊者体会】

偏头痛的发生存在性别差异。女性偏头痛发病率明显高于男性。

男性偏头痛发作,除肝火、肝风、肝阳内盛等病理因素之外,每与阳旺气盛之体易生内热,加之饮食不节极易滋生痰热有关。

一、痰热是偏头痛的常见病理因素

(一)痰热形成

1. 禀赋差异

包括禀赋薄弱、禀赋异常、体质异常等导致脏腑失常,气血失和,气机逆乱,津液停滞,产生痰浊、痰热。

2. 后天因素

常见饮食失节与情志失调,气滞痰郁,郁滞化热,形成痰热。

(1)饮食不节。饮食辛辣、肥甘厚味或生冷无度,损伤脾胃,湿自内生,聚湿生痰,痰结化热。

(2)情志失常。气机失和,气化失常,痰热内生。肝气郁结,气滞不畅,气化不行,津液不化,痰湿留滞,久从热化;或气郁化火,火热灼津生痰,形成痰热。情志不畅,思虑伤脾,中焦气机不畅,运化失司,津液不布,湿浊停滞,生湿生痰,郁久化热。情志郁结,心神不舒,心气郁涩,心脉不畅,心血郁滞,久瘀生痰。情志郁结,化热化火,火热浊津伤阴,形成痰热。痰热久结,损伤阴液。

(3)环境影响。水土、饮食影响人体,产生痰热。如《丹溪心法·中风》曰:"东南之人,多是湿土生痰生热,热极生风也。邪之所凑,其气必虚。"

(4)不良嗜好。嗜酒无度,湿蕴热结。酒为熟谷之液,以水为体,以热为用。嗜酒无度,湿热蕴阻,产生痰热。

(二)痰热致病

1. 痰热内结,致病多端

痰热蕴结脏腑,妨碍气化,阻滞气机;郁滞经络,妨碍气血运行;扰乱清窍,产生精神、神志病变;痰热内盛,扰乱脏腑气机,导致肝风内动。

2. 痰热生风

痰热生风是偏头痛发作的重要病机,痰热蕴络,不通则痛,经久不除,久病入络,头痛反复发作。

3. 痰热伤阴

痰热责之气机失调,气化失司,津液内停。热结易于伤阴,痰结责之津液停滞,故痰热内盛,必然存在阴液损伤的病机,并且痰热越盛,阴津亏损越甚。

二、痰热证治

(一)临床表现

痰热见症多端,临床表现随痰热蕴结部位各异。常见体胖多脂,身体困重,头痛眩晕,头昏思睡,面部油垢;咽喉不利,咳痰,打鼾;咳嗽、咳痰黄稠,胸闷喘促;心胸烦闷,或心痛、心悸怔忡,或胸胁胀痛;脘痞胀满,或纳呆、恶心呕吐;小便多黄赤短少,老年人多尿频量多或易起泡沫;大便多秘结或黏腻不爽;急躁易怒,狂乱,或见神情呆滞、或反应迟钝、记忆力减退等;舌质红或暗红;舌苔黄腻者居多,或苔厚腻,或黄燥而干;脉多见滑数或濡、弦、沉、细等。

(二)治则治法

痰热治宜清热化痰,调畅气机。痰热为有形之邪,治热以寒,所谓热者寒之;痰责津停,化痰需要行气,气行津行,气化痰化。依照痰热结滞部位不同,随证治之。痰热生风,兼以平肝息风;痰热阻络,须兼通络;痰热伤阴,应配伍益阴养血,并应化痰不伤阴,养阴不碍化痰;清热化痰药多苦寒苦燥,临证需避免久用损伤阴津;因痰致痛,化痰需兼通络。

三、本案分析

(一)病机分析

青年男性,头痛反复发作 5 年余。结合头痛的诱因、先兆、疼痛程度以及持续、伴随症状,偏头痛诊断成立。每于进食甜品、大蒜诱发头痛。甜品味甘易聚湿生痰;大蒜辛甘,温热。如《随息居饮食谱》曰:大蒜"生者辛热。"《医林纂要》提出:"辛甘,热。"大蒜之辛热与甜品之甘相合,易聚湿生痰化热,痰热扰动,以致肝风上扰,引发头痛。舌脉皆为痰热内蕴之象。

(二)治法方药

1. 治法

痰热内扰,风阳内动,脉络不通,故治宜清热化痰,平息风阳,通络缓急。化痰宜甘寒与苦寒并用,甘味又能柔肝缓急;头痛反复发作则是久病入络,宜配伍虫类与通络药物以通络止痛。

2. 方药分析

方中瓜蒌、牛蒡子既能化痰清热散结,又能清肝凉肝疏肝,且能润肠通便;白鲜皮、苦参、黄连苦寒清热降逆,又可清利湿热浊邪;天麻、僵蚕、菊花、川芎平息肝胆风阳上扰、通络缓急止痛。诸药合而能清热化痰,平肝息风,通络缓急。痰热内结、肝风上扰最易伤阴,故次年患者头隐隐作痛,口渴欲饮,舌质红嫩,边有齿痕,苔薄少,脉弦细,此即损伤阴血之故。用何首乌、玄参、当归、枸杞子补益肝肾、养血柔肝;天麻、菊花、川芎、夏枯草、僵蚕、蝉蜕、牡蛎平肝缓急,息风通络。

3. 经验用药

(1) 瓜蒌、牛蒡子为痰热头痛之要药

瓜蒌、牛蒡子配伍能清热散结、化痰润燥、疏肝凉肝、缓急止痛。《重订验方新编》记载用瓜蒌、牛蒡子二味组方治疗痰热头痛。

瓜蒌,甘缓,化热清热、疏肝缓急、润肠通便,是治疗痰热头痛的首选药物。《本草纲目》曰:"能降上焦之火,使痰气下降也。"《本草乘雅》曰:瓜蒌"实主郁遏不能分解。"《医学衷中参西录》曰:瓜蒌"能开胸间及胃口热痰。"《重庆堂随笔》曰:"栝楼实,润燥开结,荡热涤痰,夫人知之;而不知其舒肝郁,润肝燥,平肝逆,缓肝急之功有独擅也。"因而,瓜蒌除能治疗痰热头痛外,尚能治疗郁热头痛。

牛蒡子,味辛、苦,性寒,归肺、胃经,能疏散风热、解毒透疹、利咽消肿、滑肠通便。辛散上行,味苦下降,疏散郁热,化痰散结,为风热、痰热头痛所常用。《本草经疏》曰:牛蒡子"为散风、除热、解毒之要药。辛能散结,苦能泻热,热结散则脏气清明,故明目而补中。"《药性解》曰:牛蒡子"散气消痰。"《得配本草》则谓:牛蒡子"得旋覆花,治痰厥头痛。"《本草分经》曰:牛蒡子"辛、苦、寒、滑。泻热散结。"因而可以用于治疗风热头痛、痰热头痛,若兼有便秘、痤疮者,用之最为适宜。

(2) 白鲜皮善治湿热头痛

白鲜皮,味苦,性寒,归脾、胃经,能清热解毒、除湿止痒,善治头风。头痛经久不愈名曰头风,头风与痰湿蕴热内结、壅滞脉络有关。白鲜皮除湿清热,湿除热清,气行络畅,头风自愈。《药性解》曰:白鲜皮"主头风黄疸咳逆、淋沥湿痹死肌……头痛眼疼。"《本经逢原》:"白鲜皮气寒善行,味苦性燥,足太阴、阳明经去风湿热药也。"临证凡见湿热头痛、痰热头痛或伴见湿疹等皮肤疾患,皆可随证配用白鲜皮。

附方

1. 痰热头痛方(见《重订验方新编》卷一。方名为作者所加)

组成:瓜蒌1个,牛蒡子4两(焙)。

制法:共为末。

用法:每用3钱,食后酒冲服。忌食动风发热之物。

功效:清热化痰,疏肝清热,缓急止痛。

主治:热痰头痛。

2. 大川芎丸(《宣明论方》卷二)

组成:川芎1斤,天麻4两。

制法:为末,炼蜜为丸,每两作10丸。

用法:每服1丸,细嚼,茶酒下,食后。

主治:治首风,眩晕眩急。外合阳气,风寒相搏,胃膈痰饮,偏正头痛,身拘倦。

古代文献

《丹溪心法·头风》:"属痰者多。有热、有风、有血虚""眉眶痛,属风热与痰。作风痰治,类痛风。"

《类证治裁·头风》:"由素有痰火,夏因当风取凉,邪从风府入脑,郁而为热为痛,甚则目病昏眩……痛偏右为痰热,宜苍术、半夏、黄芩、石膏。"

《日华子本草》:旋覆花"无毒,明目,治头风,通血脉。叶止金疮血。"

偏头痛血虚肝旺证

◀ 导语 ▶

　　肝藏血,血能养肝。足厥阴肝脉上循头面,肝血不足,头面清窍失养,肝脉失和,因而头痛。肝血不足,女性尤为常见。导致肝血不足的原因颇多,诸如失血、产后、饮食不进等。产后、哺乳是女性肝血亏虚的常见原因。肝血不足,血不归肝,肝失所藏、亦失血养,因而头痛发作、睡眠障碍、疲乏无力,乃至记忆力减退。反之,睡眠不足,也会引发偏头痛。故治应养血补虚,柔肝活络,宁心安神。通常,养血需要益气,而偏头痛发作,益气之品需要慎用,以免动气生风。

临证思辨

病例 女,38岁。公司职员,住济南市。首诊时间:2010年4月27日。

医生:您好!请问您哪儿不舒服?

患者:大夫,您好!我头痛8年了。

思路:30岁开始发生头痛,应寻找原因或诱因。

医生:为什么在30岁时发生头痛?

患者:8年前分娩后不久,产褥期内就发生了头部右侧搏动性的疼痛,每月发作1~2次。

思路:应该考虑偏头痛发作,需要了解诱因及发作规律。

医生:分娩顺利吗?失血多吗?

患者:足月顺产,失血多。

医生:恶露多吗?

患者:不多。

医生:哺乳期奶水充足吗?

患者:不足。

思路:失血过多,恶露少,乳汁不足,并在产褥期发生头痛,属于血虚瘀滞。

医生:目前头痛发作有其他原因吗?比如月经来潮。

患者:好像没有明显原因,头痛与月经周期无关,睡眠中也会头痛。

医生:头痛时有其他症状吗?

患者:伴恶心、视物模糊。

医生:每次头痛持续多长时间?

患者:大约2天,可自行缓解。发作时影响工作。

思路:搏动性头痛,伴有恶心、视物模糊,每次持续2天,自行缓解。符合无先兆偏头痛发作。

医生:您的父母或姐妹是否有类似的头痛?

患者:没有。

医生:头痛治疗过吗?

患者:没有。

医生:睡眠怎样?

患者:2年前无明显原因出现睡眠差。

医生:是入睡困难吗?

患者:是的。约需半小时方能入睡,易醒,醒后难入睡。

思路:睡眠障碍会影响精神、体力、情绪、记忆力等。应该仔细询问。

医生:您的精力、体力怎样?

患者:都好。

医生:记忆力怎样?

患者:记忆力下降。

医生:情绪怎样?

患者:容易急躁。

医生:您的食欲怎样?

患者:饮食正常。经常口干,喜甜食。

医生:大小便如何?

患者:大便不成形,每日1次。小便正常。

医生:月经规律吗?

患者:月经周期30~40天,量少色淡。

思路:月经错后,量少色淡,属血虚。

医生:您的健康状况怎样?

患者:一直比较健康。

医生:还有其他情况吗?

患者:没有了。

医生:我可以检查一下吗?

患者:好的。

(记录:血压 110/68 mmHg。发育正常,营养一般。神经系统体格检查未见明显异常。)

医生:请您伸出舌头让我看看……好的。再诊脉。

综合四诊资料,病情和诊疗记录如下:

【病案记录】

主诉:右颞侧搏动性疼痛8年,睡眠差2年。

自8年前分娩后不久发生右颞侧搏动性疼痛,每月发作1~2次,伴恶心、视物模糊,每次持续2天,可自行缓解;头痛时不能工作,睡眠中也会头痛。头痛与月经周期无关,未经治疗。2年前无明显原因出现睡眠差,需半小时左右方能入睡,寐则易醒,醒后难再入睡。白天无困倦,体力尚可,记忆力下降,情绪急躁,常感胸前隐痛,瞬间即逝,与活动无关。饮食正常,口干,每日大便1次,质稀不成形,小便正常。月经周期30~40天,量少色淡。末次月经2010年4月4日。

个人史与既往史:素嗜甜食,既往体健。孕1产1,足月顺产,分娩中失血多,产后恶露较少,乳汁不足。否认头痛家族史。

体格检查:血压110/68 mmHg。神经系统体格检查未见明显异常。舌质暗略红,苔薄黄,脉弦细。

中医诊断:(1)头痛;(2)不寐。辨证:血虚瘀热,木旺生风,心神不宁。

西医诊断:(1)偏头痛;(2)失眠症。

治法:养血补虚,滋肾平肝,宁心安神。

处方:全当归18 g,酸枣仁30 g,女贞子20 g,制何首乌15 g,枸杞子20 g,天麻15 g,白僵蚕15 g,怀牛膝15 g,杭菊花15 g,牡丹皮12 g,夏枯草15 g,川芎3 g。7剂,水煎服。每日1剂,水煎400 mL,分早晚2次温服。

思路:青年女性,产后发生头痛,无头痛病史及家族史。妊娠聚血养胎,分娩失血,加之产后哺乳,阴血愈虚,是以导致偏头痛发作。肝藏血,体阴用阳,开窍于目。其脉上注胸中,循头面上巅顶。产后血虚,肝失所养,木旺生风,肝风上扰清窍,因而头痛。血虚不荣,心神失养,入睡困难,睡眠不实,记忆力下降。月经错后、量少色淡,视物模糊由血虚瘀热所致。血虚肝旺,瘀热循经上扰,则情绪急躁,胸前隐痛。舌质暗略红,苔薄黄,脉弦细为血虚肝旺、瘀热内结之象。治宜养血补虚为主,兼以柔肝缓解,养心安神。方以酸枣仁汤合佛手散化裁,用当归、酸枣仁养血宁心;制何首乌、女贞子、枸杞子益阴补肾,养血柔肝;牡丹皮、怀牛膝、夏枯草、菊花、川芎凉肝平肝,散瘀清热;天麻、僵蚕、菊花、怀牛膝平肝息风止痛。

二诊(2010 年 5 月 4 日)

上方尽剂,头痛隐隐,无恶心及视物模糊。入睡快,仍多梦易醒,寐浅不酣。白天精力、体力俱佳,易急躁。口稍干,饮食正常,大便稀薄,日一两次,夜尿频。月经未来潮。舌质红暗,苔薄黄少,脉沉细弦。

思路:头痛、不寐、便溏是脾肾虚损,升化失常,血虚不充。血生于中焦,又赖肾精滋涵,养血柔肝,还需补脾补肾。加山药健脾助运,黄精补中益气,与枸杞子、女贞子同用,脾肾兼补而滋化源;减当归用量,防其滑肠;稍加红花活血通经。

处方:上方改当归 12 g;加红花 3 g,山药 12 g,黄精 15 g。7 剂,水煎服。每日 1 剂,水煎 400 mL,分早晚 2 次温服。

三诊(2010 年 5 月 11 日)

头痛未作,入睡约需半小时,一夜可睡四五个小时,多梦易醒,醒则难寐,夜间两耳痒甚;白天精力体力尚好,情绪急躁,饮食如前,饮水量多,口干缓解。大便质稀,每日一二行;夜尿频,一夜三四次。月经仍未来潮。舌质淡红,边有齿痕,苔薄黄,脉弦有力。

思路:月经未行,入睡难,多寐易醒,醒则难寐,舌质淡红、边有齿痕为心肝血虚未复;情绪不稳、急躁、两耳作痒,苔薄黄、脉弦有力为肝气旺盛;尿频、便稀为木旺乘土,疏泄失常。治宜养血柔肝,降气活血,平抑肝木。重用当归养血补血,牛膝引气血下达胞宫,以行月事;珍珠母平肝宁心安神。

处方:上方去红花、川芎;改当归 30 g,怀牛膝 30 g;加珍珠母 24 g。7 剂,水煎服。每日 1 剂,水煎 400 mL,分早晚 2 次温服。

四诊(2010 年 5 月 18 日)

三诊次日,月经来潮,遂停服中药。经期 5 天,经量适中、色暗,今日已干净。头痛未发作,余中药 5 剂。刻诊:巅顶及枕部作胀并昏沉感;睡眠觉醒减少,脱发明显。饮食正常,每日大便 2 次,质偏稀,小便正常。血压 112/74 mmHg。舌质暗红,苔薄黄少,脉弦细数。

思路:月经来潮,头痛未作,此乃佳兆。唯头昏不适,脱发明显,睡眠时有觉醒,乃血虚不荣;大便偏稀,由土虚木旺;舌质暗红,苔薄黄少,脉弦细数示其血虚瘀热。治宜养血安神,扶土制木。故上方减当归,加茯苓,配山药健脾和中,以资化源;侧柏叶凉血散瘀生发。10 剂,尽剂后,若无不适,用水丸,以资巩固。

处方:继服三诊方(5 剂),后服本次处方。
(1)三诊方改当归 20 g;加茯苓 20 g,侧柏叶 12 g。10 剂,水煎服。2 日 1 剂,水煎 400 mL,每晚温服 200 mL。
(2)四诊方 6 剂,共细末,制水丸。每服 6 g,日 3 次。
嘱注意饮食调养,保持心情舒畅,按时作息,适当运动。病情变化,及时随诊。
随访 2 年,月经周期恢复如初,头痛未发作,睡眠、精神、体力良好,工作生活正常。

【诊者体会】

产后头痛的原因,很可能是由于激素分泌水平的改变所引起。此外,在分娩时采用硬膜外腔分娩镇痛或脊椎穿刺,也会引起剧烈头痛。本案无头痛史及家族史,足月顺产后发生头痛,可排除麻醉引起的头痛,因此考虑是产后激素水平变化所致。至就诊日,已经 8 年有余,对诊断与治疗而言已无实际意义。

一、产后病机

气血亏虚、瘀血留滞是产后常见病机。妊娠、分娩、哺乳皆以阴血为用。分娩中产妇用力、产程过长皆能消耗元气;失血过多,则伤血耗气,产后气血亏虚。若产后受寒、情志不畅,气机不利,恶露不下,留滞体内,则瘀血内结。因此说,气血亏虚、瘀血留滞为产后常见病机。

二、本例分析

（一）病机

产后血虚失养,肝旺风动为其头痛病机。本例分娩失血过多则血虚;其恶露少,一责血虚,再责瘀滞;乳汁不足,亦由血虚。肝藏血为风木之脏,其脉上行头面;人卧血归于肝,因而能寐。产后血虚,肝血不足,肝木失于滋润濡养,肝气不和,木旺生风,肝风上扰。《临证指南医案》曰:"内风,乃身中阳气之动变。"血虚肝旺,肝风上扰,清窍不利,是以头痛时常发作。肝血不足,心神失养,神不安舍,因而不寐。

（二）治法

本例头痛、失眠病机为血虚肝旺、心神失养,治宜养血补虚,柔肝安神,息风缓急。

（三）方药解析

方中当归辛温味甘,入肝经,养血补虚、和血活血、辛散通络,为君药。当归配酸枣仁、女贞子、枸杞子、何首乌能养血益阴,兼能柔肝养心安神;当归和血活血散瘀,与川芎、牡丹皮、夏枯草配伍,能活血散瘀,并能凉散肝经瘀热;其辛散之性,又能疏肝利气,柔肝缓急,与僵蚕、菊花配伍,于平肝之中疏达肝气。女贞子、枸杞子、何首乌、酸枣仁益阴血为臣药;天麻、菊花、牡丹皮、夏枯草、怀牛膝平肝柔肝、清热散瘀、活血通络为佐药。川芎为血中气药,走窜无定,活血行气,善治头痛,与当归配伍养血活血,唯本案血虚肝旺,故用3 g,为使药。全方养血益阴,健脾滋肾,柔肝息风,养心宁神。

产后偏头痛如果是由激素水平变化所致,那么随着身体恢复,月经来潮,体内激素水平稳定,经过休息,头痛会逐渐缓解。本例偏头痛发生于产后,且持续8年之久,临证不能胶着于产后病机,而是问病求因,循因析证,审证论治。

（四）头痛用药经验

1. 当归

补血活血、调经止痛、润肠通便。《景岳全书》曰:当归"味甘辛,气温。气轻味重……其味甘而重,故专能补血;其气轻而辛,故又能行血。补中有动……大约佐之以补则补,故能养营养血,补气生精,安五脏,强形体,益神志。"《神农本草经百种录》:"当归辛香而润,香则走脾,润则补血……为补营之圣药。"当归善于养血和血,补虚安神,配天麻能养血柔肝,平肝息风,宁心安神,对血虚肝旺头痛、眩晕、不寐颇为适宜;配川芎名为佛手散,能养血散瘀,疏肝通络,善治产后血虚腹痛,用于血虚头痛亦颇为对证。

2. 僵蚕

辛咸而凉,入肺、肝经。蚕食桑叶而长,得其凉散走泄、肃杀清降之性,长于行散走窜,能散风热,清头目,利肝气,镇肝风、化痰结,用治邪实头痛颇佳。蚕为血肉有情之物,纵然用于虚人亦少伤正之虞。僵蚕配菊花、牡丹皮能疏风清热,凉肝平肝,用于肝经郁热、瘀热阻络、肝风内动之头痛、眩晕;配蝉蜕、薄荷治疗外感风热头痛;配钩藤、天麻、夏枯草治疗肝风内动之头痛;配桃仁、赤芍、当归、旋覆花治疗瘀热阻络头痛。

3. 酸枣仁

能养血补虚,宁心安神,以治不寐为专长。《药性解》:酸枣仁"主筋骨酸疼,夜卧不宁,虚汗烦渴,安和五脏,大补心脾。"《景岳全书》:酸枣仁"不眠者炒用。宁心志,止虚汗,解渴去烦,安神养血,益肝补中,收敛魂魄。"本品养血补虚,宁心安神,柔肝缓急,可以用于血虚热扰、心肝失和之头痛、不寐。配伍治头痛要药川芎,能宁心安神,柔肝疏肝,活血止痛,为心神不宁之头痛、不寐常用药。与当归、炙甘草配伍能养血安神,柔肝缓急。

4. 天麻

味甘、辛,性平,入肝经气分。善治风病,又名定风草。既能疏散外风,又能平息内风。

头痛古有头痛、头风之分。《类证治裁》曰:"风邪上干,新感为头痛,深久则为头风。"病有外感内伤之异,外感宜疏散,以风药为主;内伤头痛病因多端,病机复杂,证治繁多,天麻内外风兼治,可用于内伤、外感、外伤多种头痛。

(1)外感头痛。天麻味辛主散,疏散外风,故为外感头痛常用药。用于外风头痛,可以为君药,也可作臣使药。《药鉴》:天麻"辛以散毛窍,使风热之毒悉从毛窍中出也。"

(2)内伤头痛。天麻善于祛邪,兼能补虚,故内伤头痛,无论虚实寒热、痰浊瘀血病在何脏,皆可配用天麻。

①天麻化痰,治痰浊头痛。天麻辛散利气,疏达肝气,气机条畅,气化则痰消;其次,天麻散风,风能胜湿,湿去则绝其生痰之源。《本草崇原》谓:"天麻甘平属土,土能胜湿。"天麻与半夏、陈皮、白术、川芎为伍,善治痰浊头痛。

②天麻平肝息风,治肝风头痛。内风动越其责在肝。天麻平肝息风,为内风

病证所必用。临证治疗肝阳亢盛、肝风内动、阴虚阳亢、血虚木旺之头痛、眩晕，天麻不可或缺。

③天麻镇静宁神，治疗神病头痛。天麻能镇静止痛。其机理是：味辛散邪、利气、通络；味甘润养，能补虚助正；疏痰气、通血脉；平肝潜阳，阳气潜藏则魂安神静。天麻与酸枣仁配伍能养血安神，平肝镇静，又善止痛。紧张型头痛患者，每因失眠而加重或者诱发，证属血虚热扰、肝旺生风者，于酸枣仁汤中加天麻、丹参、当归，养血安神，清热平肝。

④天麻通血脉，利络气，治疗顽固性头痛。《神农本草经》谓天麻"通血脉"，究其机制，一是天麻辛散利气，气行则血行；二是风药疏肝，利气故能调血；三是平肝降逆，不使血液妄行；四是天麻柔肝以助肝气调顺，肝气调达，气血旺盛，血脉通利。久病头痛，顽固不愈，血脉淤塞，不通则痛，用天麻利气、通络而能止痛。

⑤天麻补虚强壮，用于虚证头痛。天麻味甘，性温，有补益之力。《神农本草经》曰：天麻"益气力，长阴肥健。"《药性论》：天麻"助阳气，补五劳七伤。"《开宝本草》记载天麻"利腰膝、强精力，久服益气，轻身长年。"天麻确有补益之力，但又非寻常补益药物。用于补益，每须配伍当归、熟地黄、石斛、山药、杜仲、肉苁蓉以及血肉有情之品，如鹿茸、龟甲胶等。

内伤头痛每用天麻。其中肝阳、肝风头痛，以及痰浊、瘀血或久病入络头痛，天麻为君药；虚证头痛，配益气、养血、益阴药，作臣药。

天麻具有平肝息风，柔肝潜阳，祛风化痰，定风平眩，定惊镇痉，柔肝舒筋，通血脉，补虚强壮等功效。因而可以用于内伤外感多种原因导致的头痛，要在随症配伍。

附方

1. 酸枣仁汤（《金匮要略·血痹虚劳病脉证并治》）

组成：酸枣仁 2 升，甘草 1 两，知母 2 两，茯苓 2 两，川芎 2 两。

用法：上 5 味，以水 8 升，煮酸枣仁，得 6 升，内诸药，煮取 3 升，分温 3 服。

功效：补虚养血，养心安神，柔肝缓急。

主治：虚劳虚烦不得眠。

2. 佛手散（一名芎归汤，《医宗金鉴·妇科心法要诀》）

组成：川芎 2 两，当归 3 两。

制法：上为细末。

用法:每服 2 钱,水 1 盏,酒 2 分,煎 7 分,温服。
功效:养血活血,散瘀止痛。
主治:产后瘀血阻滞,腹痛、头痛。

古代文献

《金匮要略·妇人产后病脉证并治》曰:"新产妇人有三病,一者病痉;二者病郁冒;三者大便难。"

《临证指南医案·头风》曰:"头风一症……病情不一。有气虚血虚,痰厥肾厥,阴伤阳浮,火亢邪风之不同。"

《本草分经》曰:天麻"辛,温。入肝经气分。通血脉,疏痰气,治诸风掉眩。"

丛集性头痛痰热生风证

> ◀ 导 语 ▶
>
> 丛集性头痛通常见于青壮年男性。头痛发作密集，痛势剧烈，突发突止，是其特征。头痛倏忽往来，其痛甚剧，多属风火致病，但亦可见于痰热为患。青壮年男性，体质强壮，故阳气多盛。若酒食不节，极易助热生火，生湿化痰，痰热化风，扰乱清窍，横窜经隧，蔽阻脉络，头痛骤然而作。治宜清热化痰，凉肝息风，可以迅速缓解发作。但若不重调摄，以致头痛复发。本案患者，在2013、2016年夏季，因食肉饮酒，导致头痛复发，皆以清化痰热，息风宁络法缓解。

临证思辨

病例 男，37岁，采油工人，住山东省临邑县。首诊时间：2009年8月29日。

医生：您好！请问您哪儿不舒服？

患者：医生好！我头疼特别严重。

医生：多久了，有什么原因吗？

患者：1995年曾发生头皮外伤，第二年出现左侧头疼。此后每年9月份就开始发作，一疼就是十多天，过去这段时间就不疼了。

思路：头痛于特定季节发作，具有明显的年周期节律，缓解期症状完全消失，最多见于丛集性头痛。诊断主要依靠病史及临床表现。

医生：主要在哪个部位？

患者：头左半边、后部和眼，包括眼球、眼眶。

医生：严重吗？

患者：很痛。

医生：头痛时伴随哪些症状？

患者：先是左眼球连着眼眶胀痛，然后是以左半边、后部为主，恶心，甚至呕吐，出汗增多，眼球充血，布满血丝，心情烦躁，怕吵。

医生：每次发作持续多长时间？

患者：每天五六个小时。

医生：发作之前有征兆吗？

患者：没有。

思路：头痛发作具有明显的丛集期和年周期节律，痛势剧烈，位于一侧眼眶和颞枕部疼痛，伴有同侧眼球结合膜充血，恶呕、烦躁、畏声。据此丛集性头痛诊断成立。

医生：您饮食有偏嗜吗？比如饮酒、吸烟、巧克力、奶油、味精等等。

患者：我喜欢吃肉；每天喝白酒 250 mL 左右，已有十多年；吸烟 20 年，每天 1 包。头痛发作期间，每次饮酒后都会诱发头痛，在不发作的半年，饮酒也不会诱发。

医生：您的父母、兄弟姐妹有头痛病史吗？

患者：没有。

医生：您的精神、体力怎样？

患者：疼痛发作频繁时，情绪烦躁。体力正常。

医生：饮食、睡眠怎样？

患者：正常。

医生：我可以检查一下吗？

患者：好的。

（记录：血压 118/90 mmHg。神经系统体格检查，未见明显异常。）

医生：请您伸出舌头让我看看……好的。再诊脉。

医生：需要为您做头颅 CT 检查。

患者：好的，医生，回见。

检阅 CT 报告：未见明显异常。

综合四诊资料,病情和诊疗记录如下:

【病案记录】

主诉:左侧头痛反复发作13年。

现病史:13年前头部曾受皮外伤,次年出现左侧头部疼痛,左眼球搏动性胀痛,渐及眼眶,头痛部位以左颞、枕、眼部为主,呈阵发性,痛势剧烈,伴球结膜充血,乏力汗出,恶心,甚则呕吐,烦躁伴声音恐惧,无视物模糊、耳鸣及听力下降。每天持续五六个小时,连续发作10余天;每年9月前后发作,缓解期无明显症状。素性格急躁,食嗜肥甘厚味。睡眠、大小便正常。

既往史:饮酒10余年,每日饮白酒250 mL。吸烟20年,每天20支。余无特殊嗜好。否认头痛家族史。

体格检查:血压118/90 mmHg。头部触压痛(-),神经系统检查未见异常。

舌质暗紫,苔黄腻、乏津,脉弦滑。

中医诊断:头风病。辨证:痰热生风。

西医诊断:丛集性头痛。

治法:清热化痰,凉肝息风,通络止痛。

处方:白鲜皮15 g,苦参6 g,天麻18 g,钩藤30 g(后下),天南星6 g,羚羊角粉1 g(冲服),蝉蜕18 g,白僵蚕15 g,夏枯草15 g,菊花15 g,珍珠粉3 g(冲服),生白术24 g,生薏苡仁30 g,白芷9 g。14剂。水煎服,每日1剂,分早晚2次温服。

思路:本例头痛发作有明显的丛集期和年周期节律,痛势剧烈,位于一侧眼眶和颞枕部疼痛,恶心,甚至呕吐,多汗,烦躁恶声,伴有同侧眼球结合膜充血或流泪。诊断为丛集性头痛无疑。患者青年男性,体质壮实,性格急躁,行事急速,系阳旺之故。阳盛之体每致火热内盛,因而常易发生风火头痛。阳盛火旺,易于化风,因依附于有形之邪,乃能作止有时。年盛体壮,酷嗜烟酒肥甘有年,以致湿热之邪内生。正如《顾松园医镜》所说:"烟为辛热之最""酒为湿热之魁"。阳盛之躯,湿热内结,蓄积生痰,痰热化风,上犯络窍,发为头风。风为阳邪,善动不居,风火挟痰上攻头目,出现短暂、剧烈爆炸样头痛发作。风气内动其责在肝,肝开窍于目,与督脉会于巅,肝风上扰,是以头痛发作且伴同侧眼球结膜充血、流泪。舌质暗紫,苔黄腻、乏津,脉弦滑为痰热化风之象。其病机责之痰热内蕴,蓄久化风，壅络扰窍，其病在肝。病久入络，缠绵不愈，经年发作。治宜清热化痰，凉肝息风，通络止痛。用苦参、夏枯草、白鲜皮清热化痰，利湿通络，为君药；天麻、钩藤、菊花清热凉肝、息风止痛，为臣药；天南星化痰通络，羚羊角粉、珍珠粉凉肝息风，僵蚕、蝉蜕息风止痉，生薏苡仁、生白术、白芷除湿运脾，扶土抑木，并为佐使。

二诊（2009年9月8日）

服第1剂后，疼痛即未发作。服至第4剂时，因进食韭菜及海菜水饺后头痛复发，以左眼眶、前额、枕部为主，但痛势较前减轻。此后头痛未发作。服药后感觉头昏沉伴恶心，7天后减轻；大便稀，每日1行，无所苦。饮食、睡眠、小便正常。舌质暗红略紫，苔薄黄略腻，脉沉弦略滑。

思路：韭性温热，能助阳生热，故能诱发头痛。药证合拍，痰热渐化，肝风暂平，头痛因而缓解。去白术、薏苡仁。加竹茹清胃化痰，和中通络，兼以化浊；薄荷清利头目。

处方：上方去生薏苡仁、生白术；加竹茹15 g，薄荷9 g。14剂，煎服方法同前。

三诊（2013年6月26日）

头痛复发10天。

上方尽剂，头痛4年未发作。期间间断饮酒，饮食亦未节制。10天前无明显诱因头痛复发，发作频率、时间、程度呈进行性加重，且每日皆发作。疼痛以左枕、前额、眼球为主，痛甚流泪，白睛红赤，闭目不欲睁眼，眶部疼痛不明显，每次持续四五个小时。患者嫌女儿学习进步慢，为此心急如焚，故常怒责女儿，因而情绪急躁。近4个月因牛皮癣服用非正规药物克银丹（成分：全虫、川芎、白鲜皮、水牛角、鸡血藤、桑白皮、蜂房等）。

体格检查：血压136/88 mmHg。头颈触压痛（+），结膜无明显充血，神经系统检查未见明显异常。

辅助检查：头颅CT未见明显异常（2013年6月26日）。

舌质暗红，边齿痕，苔黄腻，脉浮大滑。

思路：丛集性头痛属反复发作性疾病，难以根除。患者素体阳盛，饮食不节，嗜好烟酒、肥甘，则湿热之邪不断孳生，病情反复实属必然。《素问·通评虚实论》曰："头痛耳鸣，九窍不利，肠胃之所生也。"饮食不节，损伤脾胃以致痰湿蕴热内结，上扰清窍，引发头痛。湿淫热结，蕴蒸皮肉关节，壅阻络窍，变生关节疼痛以及风疮疥癣等病症。头痛经久不愈，名曰头风；皮肤疮癣瘙痒亦属风病，凡此皆责之湿热风毒邪气所致，所见不同，其本归一。处方继用白鲜皮、苦参清热利湿解毒，并善治疮癣；地肤子清热利湿，羚羊角粉、焦栀子、白蒺藜清肝泻火、平肝息风止痉；凌霄花凉血祛风，当归、制何首乌活血祛风止痛；僵蚕、蝉蜕、乌梢蛇息风止痉，通络止痛；病程日久，湿热蕴毒，易化燥伤阴，用当归、制龟甲、制何首乌养肝肾之阴以息虚风，所谓"治风先治血，血行风自灭"。

治法：清热利湿，凉肝息风，益阴活血。

处方：白鲜皮30 g，苦参12 g，地肤子20 g，焦栀子15 g，白蒺藜24 g，当归15 g，白僵蚕20 g，天麻20 g，羚羊角粉1 g(冲服)，蝉蜕18 g，制何首乌12 g，乌梢蛇15 g，制龟甲20 g(先煎)，凌霄花15 g。7剂，煎服法同上。

四诊(2013年7月3日)

服药前3天之内，头痛仍每日发作1次，但疼痛程度趋减，持续时间渐短。近4天头痛未作。刻诊：左枕部牵掣感、隐痛，额部、双目疼痛已愈。头昏沉不清，左颈部酸强感。急躁多怒，记忆力下降明显。大便日1行，质黏挂盆。口苦，口气秽。轻微打鼾。血压124/80 mmHg。舌质暗红，苔黄腻略浊，脉沉细弦略数。

思路：药已对证，守方巩固。但恐久用苦寒，有化燥伤阴之害，故减苦参、焦栀子用量。

处方：上方改苦参9 g，焦栀子12 g。7剂，煎服法同上。

五诊(2013年7月10日)

近1周，头痛未作，头昏沉及颈部酸强感缓解。情绪、精力一般，记忆力略差。饮食、睡眠正常。大便质稀，每日2~3行，便前小腹隐痛，便后缓解；小便黄，量少。口干苦减轻。而双肘部皮损略有加重，皮屑增多，无渗出，瘙痒不明显。舌质暗淡,苔黄厚腻,脉浮弦滑数。

思路:风火渐平,头痛渐安;湿毒未清,顽癣难除,转以清热利湿解毒为主,兼顾凉血滋阴。上方去羚羊角粉、地肤子、制何首乌;加生地黄清热凉血滋阴;土茯苓淡渗利湿,重用则能去湿热、利血气、安五脏,兼可解毒疗癣。时值盛夏,暑湿外迫,用滑石清暑利湿。

处方:上方去羚羊角粉、地肤子、制何首乌;加生地黄18 g,土茯苓45 g,滑石15 g。14剂,煎服法同上。

六诊(2013年7月23日)

头痛未作,大便质稀,每日五六行,便后无不适。情绪良好、精力亦佳。饮食、睡眠、小便正常,口微苦,皮损如前。舌质暗红,苔黄腻略厚,脉沉弦细软。

思路:风火虽平息,湿热最难除,故头痛缓解,皮癣未净。因思"湿热胶结,如油入面,难分难解",湿热之邪未散,仍以清热化湿、疏风散邪、凉血活血为主,嘱患者忌烟酒及肥甘油腻之品,并适当增加运动。

处方:土茯苓30 g,滑石12 g,地肤子15 g,苦参6 g,白鲜皮15 g,乌梢蛇15 g,炙甘草6 g,防风12 g,凌霄花15 g,天麻15 g,蝉蜕18 g,枳壳12 g。14剂,煎服法同前。

2013年10月8日因女儿头痛陪同来诊,询问患者头痛未再发作。

七诊(2016年5月29日)

患者自2013年7月就诊后,头痛一直未作。近1周频繁饮用高度白酒,遂发生以左侧颞顶部为中心的头胀、头痛,伴左眼球痛,流泪,流涕,面部汗出,甚则恶心呕吐。头痛多在中午发作,下午明显加重,持续五六个小时,休息后缓解。伴有精力不足,极易疲劳。因头痛影响情绪,以致脾气急躁,记忆力减退。饮食、睡眠、二便正常。口干苦,口气秽。素易双目流泪,哈欠频。

血压144/98 mmHg(近1周,血压升高,自服降压零号1片1日)。

舌质暗红,苔黄浊厚腻,脉沉弦滑。自评疼痛程度9~10分。

颅神经(-),四肢(-),皮肤伸侧结节性改变(银屑病)。

中医诊断:头风。辨证:湿热内蕴,络瘀化燥,生风上扰。

西医诊断:(1)丛集性头痛;(2)高血压病;(3)银屑病。

思路:青年男性,体质壮实,食肥嗜酒,内热湿浊壅滞,加之进入盛夏,阳气内盛,复因大量饮用高度白酒,以致三方阳热交汇一体,日中为阳隆,其热愈发炽盛,挟湿浊上扰,壅阻脉络,以致头痛复发,且每于中午发作。其流泪、流涕、面部汗出,甚则恶心呕吐为风阳扰乱气机,窜扰官窍、腠理,液道开泄之故。精力不足,极易疲劳,脾气急躁,皆因疼痛扰乱神机,损伤元神之府所致。银屑病反复发作,是湿热蕴络,化燥生风。舌质暗红,苔黄浊厚腻,脉沉弦滑皆为湿热瘀滞,风阳内结之象。治宜清除湿热,辛润通络,息风镇痛。

治法:清热利湿,通络润燥,息风止痛。

处方:羚羊角粉 2 g(冲服),葛花 24 g,枳椇子 18 g,土茯苓 30 g,白鲜皮 30 g,天麻 18 g,白僵蚕 18 g,羌活 6 g,独活 6 g,地肤子 24 g,牡丹皮 20 g,生地黄 15 g,蝉蜕 30 g。7 剂,水煎服,每日 1 剂,分早晚 2 次温服。

八诊(2016 年 6 月 5 日)

上方尽剂。药后次日即效,周一至周五头痛未发作。述周六吃鹅肉面(内含青菜)后 1 小时头痛复发。主要表现为左颞、顶胀跳痛,伴眼球痛,左眼流泪。哈欠频,面汗出,流清涕。情绪近常。精力、记忆力欠佳。饮食、睡眠、二便正常。口干且苦,口气秽。今日上午 9 时头痛又起,持续 5 小时方缓解。期间未饮酒。关节皮肤结节、脱屑趋减轻。舌质红,苔黄腻,脉弦滑。血压 142/95 mmHg。

思路:饮食不慎,助热生火,火热窜扰,上犯清窍,阻滞脉络,头痛加重。加黄芩、栀子、金银花清利湿热,泻火通络。

处方:上方去羌独活、地肤子、枳椇子;加黄芩 15 g,炒栀子 12 g,金银花 30 g。7 剂,水煎服,每日 1 剂。

九诊(2016 年 6 月 12 日)

上方服尽,病情明显好转。现左颞侧隐痛,自评疼痛程度1分,眼球后痛、哈欠、流清涕均消失,头痛持续 1 小时自行缓解。情绪、精力、记忆力可。饮食、睡眠、二便正常。口干苦,口气秽,饮水不多。舌质暗红,苔黄腻乏津,脉弦滑近数。关节皮肤结节,脱屑如前。血压 129/88 mmHg。

思路：头痛程度明显减轻，持续时间缩短，仍然发作，是肝风未平；口干口气秽浊，关节皮肤结节，脱屑如前，是湿浊未尽。治宜清利湿热，平肝息风，通络止痛。

处方：羚羊角粉 2 g（冲服），白鲜皮 20 g，金银花 30 g，土茯苓 45 g，蝉蜕 30 g，牡丹皮 18 g，细生地黄 20 g，白僵蚕 15 g，炒栀子 12 g，天麻 18 g，乌梢蛇 18 g，夏枯草 15 g。7 剂。

十诊（2016 年 6 月 19 日）

上方尽剂，仅周四作左颞侧隐痛 1 次，自评程度 1 分，持续约 12 小时，无眼球痛、哈欠、流涕等。情绪、精力、记忆力、饮食、睡眠、二便正常。仍口气秽。皮肤关节脱屑如前。血压 139/87 mmHg。舌暗红暗，苔黄腻，脉浮滑大弦。

上方去夏枯草；改羚羊角粉 1 g（冲服），土茯苓 30 g；加白头翁 18 g。7 剂，水煎服，服法同前。

医嘱：尽剂可以停服，观察疗效。建议来年春夏之际，可以服用清肝泻火息风通络方，希冀能获预防之效。

【诊者体会】

丛集性头痛发作时头痛剧烈，难以忍受，又被称为"自杀性头痛"。但其发病率偏低，因而临床报道较少。本病以头痛剧烈，并且具有明显的休作期为特点，主要发生于青壮年男性，临床表现为一侧眼眶区、额颞部、球后部的剧烈锐痛，常伴有同侧结膜充血、流泪、鼻塞、流涕等自主神经症状。头痛发作密集，痛势剧烈，突发突止，属"头风"范畴。

一、丛集性头痛病因病机

1. 发病基础与病因

阳气旺盛是丛集性头痛的发病基础。本病好发于青壮年男性，人生至此，血气方刚，阳气旺盛，若为邪扰，则极易化热、化火、生风。

调摄失宜，扰动阳气。若情志失调，肝气郁逆，则化热化火；或饮食不慎，肥甘厚味、辛辣醇酒，以致湿热、痰浊内生；或吸烟助热生火；久则湿热、痰热内生，进而导滞瘀血内阻。

2.病多火热内盛

本病系内风为患,责在气机失常,化热化火,火热内盛,阳化风动。头居高巅之上,为诸阳之会,易受风火所扰。风为阳邪,轻扬开泄,易袭阳位。本病发作,来势暴急,痛势剧烈,具有燔灼趋上之火象。无论阳盛化火、邪郁化火,还是五志过极化火,火热上扰,扰络痹窍,以致头痛。风性善行数变,火性急暴,风火相煽,故头痛突发突止。

3.病位在肝

内风为病,其责在肝。风气通于肝,风为阳邪,肝气失和,最易生风。肝病易于化火、生风,常见肝气、肝风、肝火、肝阳病机变化。此外,湿热、痰火、瘀血皆可引动内风。肝风常常兼挟湿热、痰火、瘀血为病。头目症状多与肝经有涉,盖因肝脉上行于面,其支者与督脉会于巅,又目为肝窍,若肝经风火上窜,经脉不利,风火扰目,以致头痛发作连及眼眶,伴见球结膜充血、流泪。

4.病机

风火上扰,挟痰挟瘀壅络扰窍是其病机。肝经风火挟痰挟瘀,上壅络窍,络脉不利,清窍痹室,不通则痛。风性善行数变,火性急暴,是以头痛突发突止。风火上扰则目赤、流泪。

丛集性头痛发作时的病机为风火上扰,壅络扰窍;日久则致湿热痰瘀诸邪入络,成为反复发作的病理基础。在头痛密集发作期,以风、火上扰清窍为主;缓解期,内风平息,火、痰、瘀诸邪内伏。故其病程日久,肝风挟痰火、瘀血入络,脏腑损伤,阴虚不足,则可发展成为慢性丛集性头痛。

二、治则治法

治分缓急。发作期以平肝息风,凉肝泻火为要。丛集性头痛发作多因阳旺风动,火扰清窍,治宜平肝息风,降逆泻火,搜风通络。慢性丛集性头痛首先要辨邪正虚实,邪实责之风火痰瘀,治宜平肝息风,化痰祛瘀,活血通络;正虚主要表现为阴血亏虚,治宜养血益阴,柔肝息风。由于邪实不同,治需兼顾养阴、柔肝、化痰、活血、通络等。

搜风通络不可或缺。治疗丛集性头痛宜适当应用搜风通络药,其中虫类药、风药最为常用,如蝉蜕、僵蚕、地龙、独活、薄荷、菊花、当归、桃仁等。

三、本案分析

1.发病机制

本例年轻气盛,素体阳旺,易于化热化火。肝经火热,则疏泄失常,气化失司,易生湿热痰浊,久则化热化火。加之酒食不节,损伤脾胃,津液停滞,痰湿内生,以致因湿生痰,痰结化热,痰热久蕴,生风上扰,壅络痹窍。

素嗜肥甘厚味,恣饮酒浆为其发病之主要原因。酒以水为体,以热为性,其体湿而性热,燃则为火。嗜饮酒浆,生湿助热。阳旺之躯,复因酒浆之热,故而急躁易怒;湿热久结,酿生痰热,胶着不化,其病反复发作,缠绵难愈。

2. 治法方药

肝经风火挟热痰之邪上扰为患,治当凉肝泻火,息风化痰,通络止痛。用苦参、白鲜皮清热利湿,钩藤、菊花、夏枯草清肝泻火;羚羊角粉、珍珠粉凉肝息风;天麻平肝息风,止痉镇痛;天南星祛风化痰,通络止痛;僵蚕、蝉蜕、白芷化痰通络,搜风止痛;生白术、生薏苡仁运脾化湿,杜其生痰之源。方中白鲜皮能清热利湿,祛风止痛。《神农本草经》言其"主治头风。"《本草经疏》谓白鲜皮"禀天地清燥阴寒之气,其味苦寒。……苦能泻热,寒能除热,故主头风有火证"。白芷辛散祛风,亦能除湿。《本草崇原》载其"气胜于味,不但禀阳明燥金之气下行,且禀阳明中土之气上达,故寒热头风侵目泪出可治也"。生白术健脾运脾,助其运化,与天麻为伍能化痰浊,扶土抑木。《名医别录》亦谓之可治"风眩头痛,目泪出"。诸药同用,共奏凉肝泻火、息风化痰、通络止痛、除湿运脾之功。

分别时隔 4 年、3 年之后来诊,患者银屑病与头痛见于一身,均属湿热风毒为患,故可"异病同治"。用白鲜皮、苦参、地肤子清热利湿,兼疗疮癣;天麻、羚羊角粉、蝉蜕、僵蚕、白蒺藜、乌梢蛇平肝息风,祛风通络;焦栀子、凌霄花清热凉血;当归、制龟甲、制何首乌养血息风,益阴平肝。7 剂收效。前后数诊,处方虽略有变化,总以清热利湿、凉肝泻火、祛邪通络为核心,随邪气之不同,兼以清热化痰,或利湿解毒,养血祛风。

本案头痛反复发作多年,在没有服用中药之前,几乎是每年夏季均要复发。一是患者体质强壮,阳气旺盛,内热易生;二是嗜酒食肉,极易生湿助热,久则化风上扰;其三,患者同时患有银屑病,此病责之湿热内蕴,化燥生风。阳旺之躯,多食酒肉,构成了发病的内外因素,招致阳旺湿阻,热结生风,可以反复发作,发于夏季、每于中午复发,以天阳隆盛之时,最易扰动人体阳气,鼓动湿热,生风扰络,因而发病。故慎饮食,绝口福,惜喜怒,或可减少发作。

附方

头风方(作者经验方)

组成:白鲜皮15 g,苦参6 g,夏枯草15 g,天麻18 g,钩藤30 g(后下),蝉蜕18 g,白僵蚕15 g,白芷9 g。

用法:水煎2次,取300 mL,分2次温服。每日1剂。

功效:清热利湿,凉肝泻火,化痰通络。

主治:湿热痰火,生风上扰。症见头痛,头晕,面红目赤,烦躁失眠,小便黄赤,大便不畅。舌质红,苔黄腻,脉弦滑。

古代文献

《素问·通评虚实论》:"头痛耳鸣,九窍不利,肠胃之所生也。"

《素问玄机原病式》:"暴病暴死,火性疾速故也。"

《丹溪心法·头痛》:"头痛多主于痰,痛甚者火多。"

《丹溪心法·中风》:"东南之人,多是湿土生痰,痰生热,热生风也。"

《临证指南医案》:"内风乃身中阳气之变动。"

《中风斠诠》:"五脏之性肝为暴,肝木横逆则风自生。""五志之极皆生火,火焰升腾则风亦动。"

紧张型头痛心肝郁热证

> ◀ 导语 ▶
>
> 紧张型头痛属于常见的原发性头痛。临床以慢性头部紧束样或压迫性疼痛为特征,通常为双侧或全头痛。心理应激与本病发病相关,常为以下因素诱发,如用脑、读书、思考、学习、郁怒、紧张、失眠、忧郁或焦虑,以及月经来潮、绝经等。形神过用与本病密切相关,情怀不畅,多虑紧张,劳伤心神,躯体劳损等最为常见。故可伴见各种躯体症状。治宜疏达肝气,调顺气机,怡悦心神,调畅气血,舒缓筋脉。

临证思辨

病例 女,35岁。家庭主妇。住济南市。首诊时间:2011年1月11日。

医生:您好!

患者:大夫好!

医生:请问您哪儿不舒服?

患者:我头痛10年了。

思路:应该属于慢性头痛。需要了解头痛发作的频率、性质与诱发缓解因素等。

医生:您的头痛发作频繁吗?

患者:几乎每天都疼。

医生:发作有原因吗?

患者:没有。但是受凉、紧张时更明显,劳累会加重。

医生:头痛是怎样的感觉?

患者:主要是全头隐痛。

思路:从头痛的原因、性质与发作频率看,应该属于慢性每天头痛。此类头痛主要见于紧张型头痛,也常常是情感障碍的躯体症状。需要仔细区别。

医生:头痛时有预兆或其他症状吗?比如恶心、呕吐等。

患者:没有预兆,也没有恶心、呕吐,但常伴左上肢疼连手背。还常有胃痛、右少腹疼痛。

医生:饮食、月经会引起疼痛吗?

患者:好像都没有关系。

医生:这些疼痛怎样才能缓解?

患者:休息减轻、睡眠后缓解。

医生:还有其他症状吗?

患者:经常感到心慌,偶有耳鸣。另外,口苦明显,晨起加重。

医生:做过检查没有?

患者:没有。头不痛的时候,基本没有不舒服,就没做检查。

思路:需要了解精神情感状态。

医生:请问您的职业是?

患者:家庭主妇。结婚13年,丈夫是出租车司机;育有1男1女。女儿10岁,儿子4岁,身体均健康。

医生:您平时有其他社交活动吗?

患者:很少外出,除家人外,与他人交流少。

思路:长期居家,缺少社交活动,容易影响精神情感。

医生:请问您的情绪怎样?

患者:性情比较急躁,多思虑。

医生:睡眠怎样?

患者:入睡困难,多数要30分钟至1小时才能入睡,易醒,多梦。

思路:根据病史与临床表现,初步判断属于紧张型头痛,但是不能完全排除情感因素的存在。

医生:大小便怎样?

患者:大便一两日1次,质干,排便费力;小便正常。

医生:月经规律吗?

患者:月经周期21天左右,月经量多少不一,色暗,有血块,伴有经期乳房胀痛。

医生:是否患过其他疾病?

患者:乳腺增生10年。

医生:还有其他情况吗?

患者:没有了。

医生:我可以检查一下吗?

患者:好的。

(记录:血压110/80 mmHg。发育正常,营养良好。神经系统体格检查未见明显异常。)

医生:请您伸出舌头让我看看……好的。再诊脉。

综合四诊资料,病情和诊疗记录如下:

【病案记录】

主诉:头痛十余年。

近十年来几乎每天发生头痛,受凉、紧张时尤甚,劳累则加重。头痛发作无先兆症状,不伴有恶心、呕吐。此外,尚感左臂痛连手背,胃及右少腹疼痛。诸症在休息后减轻,睡眠后缓解。时感心慌,偶有耳鸣;性情急躁,思虑较多;很少外出,除家人外很少与他人交流。平日入睡困难,常需30分钟至1小时方能入睡,多梦易醒。口苦明显,晨起加重,饮水不多。大便质干,多数一两日排便一次,排便费力;小便正常。月经周期21天左右,经量时多时少,经色暗,夹有血块,伴有经期乳房胀痛。

个人史与既往史:乳腺增生10年,否认药物过敏史。

体格检查:血压110/80 mmHg。神经系统体格检查未见明显异常。

舌质红,舌体胖大,苔薄白腻。脉弦细。

中医诊断:(1)头痛;(2)不寐;(3)便秘。辨证:心肝郁滞,郁热扰神,心神不宁。

西医诊断:(1)紧张型头痛;(2)抑郁倾向?

治法:疏肝解郁,清热安神,通络止痛。

处方:香附15 g,天麻15 g,郁李仁30 g,决明子30 g,玄参18 g,北沙参24 g,怀牛膝15 g,蝉蜕15 g,土茯苓24 g,栀子6 g,全当归15 g,酸枣仁30 g。7剂,水煎服。每日1剂,水煎400 mL,分早晚2次温服。

思路:青年女性,反复发作头痛,受凉、紧张时加重,休息可减轻、睡眠后缓解。婚后长期居家,交流不足,情志不畅,心肝气机不舒,气机郁滞,不通则痛;久郁化热，因而急躁，且思虑过多。人卧则血归于肝，肝受血则能养心，心得血养，方能入寐。入睡难、多梦易醒，为心肝失和，血不养心。大便干、口苦为肝郁化热，浊气不降。诸症责之心肝郁滞，化热扰神。治宜疏调气机，养心柔肝，缓急止痛，润肠通便。用香附疏肝理气；天麻、蝉蜕平肝通络；当归、酸枣仁养血安神；栀子、土茯苓清肝泻热；郁李仁、决明子、玄参、沙参滋阴养血，润肠通便。

二诊(2011年8月5日)

服上方7剂，停药至今，头痛一度缓解。近期因生气病情反复，入睡需2~3小时，眠浅易醒，醒后难以再睡，一夜睡眠4~5小时。晨起疲劳感明显，白天乏力，心烦易激惹，无明显情绪低落，曾服疏肝解郁胶囊、七叶神安片，有一定效果。记忆力差，无睡意，食欲不振，食量减少，伴胃脘满胀；头痛时作，与情绪、天气无关，疼痛程度较前减轻。大便时干，一两日排便一次，有少许完谷不化；小便正常。末次月经7月16日，经量渐增，经色黑多块。体力精力不足，困倦明显，不愿做家务。诸症午前重，午后较轻。舌质红，舌体胖大，苔薄黄腻，脉沉弦滑。

思路：未能坚持治疗，病情反复，精力不足、困倦乏力，朝重暮轻，入睡难、睡眠浅、记忆力减退、食欲差。家庭主妇懒于做家务，需要考虑抑郁倾向，但无情绪低落，应属于恶劣心境。肝为罢极之本，心为阳中之太阳，心肝抑遏，阳气不振，气化失常，营卫不和，是以精神疲惫、懒言懒动；营卫出入消长失常，心神失养，则睡眠困难、记忆力下降；肝郁不疏，气机不利，肝胃不和，因而食欲不振、食少脘满、排便不畅、消化不良。治疗仍需疏肝达郁，振奋阳气，调和营卫，怡神悦志。方用桂枝汤加减，桂枝、白芍、炙甘草振奋卫阳，和营养心；巴戟天温润助阳，强志怡神；川贝母、郁金开郁理气；酸枣仁、柏子仁养血安神，合郁李仁开郁养心，兼能润肠通便。《药鉴·药性(平门)》说："郁李仁安心志，而惊悸能定；舒气结，而阳脏和调。柏子仁养心脾，又安神明目。"酸枣仁、柏子仁配丹参养心安神，活血通络。

处方：桂枝9 g，生白芍15 g，炙甘草9 g，川贝母3 g(研末，冲服)，郁金15 g，酸枣仁30 g，丹参15 g，巴戟天12 g，郁李仁24 g，柏子仁15 g。7剂，水煎服。每日1剂，水煎400 mL，分早晚2次温服。

建议口服度洛西汀30 mg，每日1次。

三诊(2011 年 8 月 12 日)

服上方 7 剂。头痛缓解,睡眠改善,入睡迅速,睡眠较前深沉,每晚可睡 5~6 小时。情绪不稳,心烦急躁,白天稍感精力不足,体力欠佳,有疲惫感;记忆力下降,头皮发麻。不愿操持家务,主动交流少。不知饥饿,食欲不振,体重下降明显。每日大便 1 次,质软,排便顺畅。晨起口苦重。8 月 8 日月经来潮,量色质可。舌质淡红,有瘀斑,苔薄黄腻,脉滑略数。因惧怕药物毒副作用未服用度洛西汀。

思路:头痛缓解,睡眠改善。情绪不稳,易躁易烦,是心神不宁;精力不足、体力疲惫、记忆力下降、懒动、不愿交流皆为阳气不振。治疗仍需宣通阳气,调和营卫,振奋神机。然时值盛夏,天热汗多,最易伤阴,加麦冬、玄参养阴宁心安神。

处方:上方改川贝母 4.5 g(研末,冲服);加麦冬 30 g,玄参 18 g。14 剂,水煎服。每日 1 剂,水煎 400 mL,分早晚 2 次温服。

四诊(2011 年 9 月 2 日)

上方尽剂。头痛未作,入睡正常,睡眠质量较前改善,一夜觉醒 2~3 次,可再入睡。主动操持家务,与他人交流增多。白天精神尚好,略感心烦急躁,仍困倦乏力,食欲一般。大便质干,每日 1 行;小便正常。晨起口苦。末次月经 8 月 27 日。偶感头皮发木。舌质淡暗,苔薄黄腻,脉弦滑略数。

思路:仍心烦急躁,困倦乏力,大便质干,考虑与盛暑耗伤气阴有关,加人参补益元气,合麦冬益气养阴;加决明子润肠通便。情怀渐释,心境渐开,去川贝母。

处方:上方去川贝母、玄参;加人参 6 g,决明子 18 g。14 剂,水煎服。每日 1 剂,水煎 400 mL,分早晚 2 次温服。

五诊(2011 年 9 月 16 日)

病情趋安。耳鸣、乏力消失。情绪舒畅,精神、体力正常,入睡明显改善,一夜睡眠 8 小时。偶有头痛。饮食正常,体重稳定,无口干、口苦。大便质干,每日 1 行,小便正常。舌质暗红,苔淡黄腻,脉沉细滑。

思路:精神、情绪、精力、体力、睡眠、饮食均已趋安。耳鸣消失,偶感头痛,大便干,每日1行,舌质暗红,苔淡黄腻,脉沉细滑,仍是气机不畅,神机不和。《素问·通评虚实论》曰:"头痛耳鸣,九窍不利,肠胃之所生也。"增加决明子用量以润肠通便,畅利气机,俾"气得上下,五脏安定"。

处方:上方改决明子20 g。14剂,水煎服。每日1剂,水煎400 mL,分早晚2次温服。

六诊(2011年10月14日)

服药14剂,头痛消失,唯颈肩沉重不适。情绪稳定,精力可,体重增加1kg。饮食、睡眠俱佳,二便正常。昨日月经来潮。舌质暗淡,边齿痕,苔白腻,脉沉细数。

思路:头痛、耳鸣诸症尽去,此为脏腑和调,神安志和。刻诊仅见颈肩沉重,余无不适。颈肩沉重,舌质暗淡,边有齿痕,苔白腻,脉沉细数为阳气不展,络气不畅,营卫失调。大便通畅,故去柏子仁、决明子。《景岳全书·本草正》曰淫羊藿"益精气,强志意,坚筋骨……通阳理气"。加淫羊藿,与方中桂枝、芍药、炙甘草、巴戟天配伍能温通阳气,畅达气血,畅利经脉。

处方:上方去柏子仁、决明子;加淫羊藿15 g。7剂,水煎服。每日1剂,水煎400 mL,分早晚2次温服。

七诊(2011年11月11日)

上方尽剂,头痛未作,无明显不适,自行停药,至今已经2周。自述精神颇佳,心情舒畅,体力明显改善,心境愉悦,主动操持家务。食欲、食量、睡眠、二便无异常,体重稳定。近两天因睡眠不佳,昨日头痛1天。末次月经2011年11月5日,量、色、质正常。舌质红,苔薄白,脉弦细。

思路:心境愉悦,是阳气恢复,气机调畅,神安志达的表现。已近冬天,天阳渐衰,气温下降,营卫失和,元神被扰,睡眠不佳,头痛遂作。加柏子仁养血安神,菊花利血气、止头痛。

处方:上方去淫羊藿;加柏子仁15 g,菊花15 g。
整理处方:桂枝9 g,生白芍15 g,炙甘草9 g,人参6 g(单煎),麦冬30 g,郁金15 g,酸枣仁30 g,丹参15 g,巴戟天12 g,郁李仁24 g,柏子仁15 g,菊花15 g。7剂,水煎服。每日1剂,水煎400 mL,分早晚2次温服。

尽剂,停药。至今5年,期间曾经多次陪子女、丈夫来诊,自述身心舒适,生活幸福。

【诊者体会】

一、紧张型头痛概述

紧张型头痛是常见的原发性头痛,临床表现以慢性头部紧束样或压迫性疼痛为特征,通常为双侧或全头痛。其发病与心理应激有关,在转成慢性形式后往往不再有明显的心理因素。起病通常在24～40岁,女性多见。近年流行病学资料显示,紧张型头痛全球患病率为38%,终身患病率为46%,占头痛患者总数的70%～80%。

本病具有以下临床特征,(1)头痛部位:多数病人表现为两侧头痛,以两颞侧、枕部、巅顶或全头疼痛。(2)头痛性质:多为钝痛、胀痛、压迫感、麻木感,也可有束带样紧箍感。(3)头痛程度:多为轻至中度,很少因头痛而卧床不起或影响日常生活。虽每日头痛,但头痛在一天之内可有逐渐增强或逐渐减轻的趋势。(4)病程:多数病人经常发作头痛,经年累月,部分病人的头痛症状可上溯到10～20年前。(5)诱因:常因读书、学习、生气、失眠、思考、忧郁或焦虑、担心以及月经来潮、绝经等因素使头痛呈现阵发性加剧趋势,因而影响病人读书、写字、思考、操作电脑。(6)体格检查可以发现后颈部、肩部肌肉有压痛点,偶可触及一个或多个硬结,病人常告知按压后舒适。

二、病因病机

(一)病因

形神过用是本病的常见原因。《素问·经脉别论》说:"春秋冬夏,四时阴阳,生病起于过用。"本病发病的关键在于过劳,非劳形即劳神,或形神俱劳。

1. 五志过用,神机曲运,心肝失调

情志不畅,心肝郁滞,气机失常;思虑过度,劳神伤心,神机失和。

2. 体劳不当,筋脉损伤

长期坐卧姿势不良,身体用力不当,劳损筋脉。

3. 形神过劳,损伤经脉,耗伤气血

"劳则气耗"。精神紧张、焦虑、烦躁等不良情绪以及各种脑力活动都会消耗气血,损伤精神,导致筋脉肌肉失养、形神失和而发生头痛。

(二)病机

1. 紧张型头痛病在神机与筋脉

劳神伤心,心为一身之大主,心神受损,任物失常,痛生于心。肝主身之筋膜,筋脉柔于肝,肝伤则筋急不舒。心肝失调,气机不利,气血失和,筋脉失柔。情绪不畅,精神紧张,肝失疏泄,气机失调,气血不和,经脉不畅,发生头痛。

2. 病因不同,病机有别

(1)劳心伤神,心神过用,病起于心,故以心神失调为病机之所在。

(2)形体过劳,筋脉损伤,病起于肝。肝为风木之脏,主疏泄,调节情志,疏畅气血。情志所伤,疏泄失职,气机郁滞则使气血不畅而发病。

3. 形神共病

(1)劳神伤心,神机过用,心神不宁是其病机特点。

(2)劳伤筋脉,经脉不利,气血不畅是其病机。

(3)形神兼病,互为影响。精神紧张,心神不宁导致头痛;头痛经久不愈,痛苦难耐,又可影响精神,以致形神共病,病程缠绵。

4. 病理属性以实为主

邪实主要见于气滞、血瘀、郁热、痰浊、痰热等。病久可以出现气血虚损,阴精耗伤,久病入络。病程日久,变化多端。

三、辨证论治

当以调心疏肝、疏畅气血、怡神柔筋为治则。临证首先应辨明病位所在,如形病、神病、形神兼病。次辨病性虚实,邪实有气郁、血滞、络痹、神凝,正虚则见气虚、血虚、神颓等。实证宜祛邪通络,柔肝缓急;虚证宜补虚扶正,安神和志。调心怡神、疏肝调气、调和营卫、理气化痰、活血通络、安神畅志为常用治法。

四、本案分析

(一)病机

长期居家,缺少精神交流,情怀难释,心肝不疏,神机不振,气血失和,营卫不畅,以致头痛、失眠、胃痛、臂痛等。诸痛责心,诸郁责肝。心肝不调,气机失常,营卫失和,经脉不利,神机不振,神形失调。

（二）治法

初诊治以疏调气机，养心柔肝，缓急止痛，润肠通便。服药有效，但未能坚持治疗，半年后诸症复发，伴有恶劣心境，病责心肝，肝气不疏，心阳不宣，营卫不和，神机不振，形神失调。法当疏肝调气，宣达心阳，通调营卫，怡神悦志。用桂枝、白芍、炙甘草调和营卫，宣阳怡神；川贝母、郁金、郁李仁理气开郁，宣畅心气，怡悦心神；《药鉴》谓川贝母"气寒，味苦辛，辛能散郁，苦能降火，故凡心中不和而生诸疾者，皆当用之""郁李仁安心志，而惊悸能定。舒气结，而阳脏和调"。配巴戟天温阳强志；酸枣仁、柏子仁、丹参养心安神，柔肝缓急；桂枝配巴戟天通行阳气，调和气血，温煦筋脉，配芍药、炙甘草益阴养血，柔肝舒筋，缓急止痛；郁李仁、与柏子仁兼能润肠通便。四诊，用人参补益元气，气旺神足。

治疗始终遵循《难经》"损其心者，调其营卫"之旨，用桂枝汤加味，兼顾疏肝柔筋、宣阳强志、养心怡神，坚持调理，终获满意疗效。

附方

1. 桂枝汤（《伤寒论》）

组成：桂枝 3 两（去皮），芍药 3 两，甘草 2 两（炙），生姜 3 两（切），大枣 12 枚（擘）。

用法：上 5 味，㕮咀 3 味，以水 7 升，微火煮取 3 升，去滓，适寒温，服 1 升。服已须臾，啜热稀粥 1 升余，以助药力，温服令一时许，遍身漐漐微似有汗者益佳；不可令如水流漓，病必不除。

功效：发汗解肌，调和营卫。

主治：太阳中风，发热恶风，头痛，汗出，脉浮缓。

2. 芍药甘草汤（《伤寒论》）

组成：白芍药、炙甘草各 4 两。

用法：上 2 味，以水 3 升，煮取 1 升 5 合，去滓，分温再服。

功效：益阴柔肝，缓急止痛。

主治：太阳病，过汗伤阴，腓肠肌痉挛抽搐。

古代文献

《素问·生气通天论》："阳气者，精则养神，柔则养筋。"

《素问·金匮真言论》:"东风生于春,病在肝,俞在颈项。""春气者,病在头。"

《素问·至真要大论》:"诸痛痒疮,皆属于心。"

《灵枢·五癃津液别》:"五脏六腑,心为之主……肝为之将。"

紧张型头痛瘀热蕴络证

◀ **导语** ▶

经久不愈,反复发作是紧张型头痛的临床特征之一。已知情怀郁悒,多虑多思,紧张不安,劳伤心神,气血不和,经脉不利为基本病机。气机不舒,气血违和,血瘀络痹,郁滞化热,病久入络,络脉病损,形神同病,其病越发缠绵难解。头痛巅疾,风邪上扰为常见病因。风性善动,风邪久羁,兼挟它邪入络。因而治疗颇为不易。瘀热久结,最易伤阴,故清热开郁,化瘀通络,养阴安神可以兼顾。

临证思辨

病例 女,40岁,公务员,住济南市。首诊时间:2010年10月20日。

医生:您好!请问您哪儿不舒服?

患者:大夫好!我头痛近2年了。

思路:青年人头痛,病程2年,属于慢性头痛,首先考虑原发性头痛。

医生:您头痛的主要感觉有哪些?

患者:两太阳穴处胀痛。

医生:发作有诱因吗?

患者:一直从事脑力劳动、压力大,长时间使用电脑。

医生:发作有规律吗?

患者:几乎每天发作。

思路:应该属于慢性每日头痛。

医生:伴有其他症状吗?比如头晕、恶心、呕吐等。

患者:经常恶心。

医生:精神、体力怎样?

患者：精力差，易急躁，体力一般。

医生：影响日常生活吗？

患者：影响工作、生活。

医生：您的睡眠怎样？

患者：入睡可。多梦易醒，醒后难再睡，晨起头脑昏沉不爽。

医生：您的记忆力怎样？

患者：没问题。

医生：饮食怎样？

患者：正常。

医生：大小便正常吗？

患者：正常。

医生：月经规律吗？

患者：规律。

思路：头痛几乎每天发作，伴有恶心，影响工作、生活，情绪不稳定。紧张型头痛诊断基本成立。

医生：有过治疗吗？

患者：没有积极治疗。

医生：以往身体健康状况怎样？

患者：基本健康。

医生：您的父母、兄弟姐妹有头痛病史吗？

患者：没有。

医生：还有其他情况吗？

患者：没有了。

医生：我可以检查一下吗？

患者：好的。

（记录：血压98/70 mmHg。神经系统检查未见明显异常。头颈部触痛、压痛明显。）

医生：请您伸出舌头让我看看……好的。再诊脉。

综合四诊资料,病情和诊疗记录如下:

【病案记录】

主诉:两侧太阳穴胀痛2年。

从事脑力劳动18年,工作压力大,每天使用计算机8小时以上。近两年出现两太阳穴胀痛。几乎每天头痛,持续时间长,经常感到恶心,未发生头晕。严重时影响睡眠及工作,心情不佳。入睡近常,但睡眠浅、多梦易醒,醒后难再睡,晨起头脑昏沉不爽,头痛与之有关。精力差,容易急躁,体力一般,记忆力正常。口苦,饮食、大小便正常。

个人史与既往史:嗜辣,无烟酒史。有湿疹病史。否认高血压病史。月经规律。平日缺乏运动。

体格检查:血压98/70 mmHg。神经系统检查未见明显异常。头颈部触痛、压痛明显。

舌体瘦,色红,尖红甚,苔薄黄少,脉弦细滑。

中医诊断:(1)头风;(2)不寐。辨证:瘀热蕴络,伤阴扰神。

西医诊断:(1)紧张型头痛;(2)失眠症。

治法:活血清热,养阴安神,通络止痛。

处方:丹参18 g,酸枣仁30 g,夏枯草15 g,天麻18 g,制何首乌15 g,怀牛膝15 g,珍珠母30 g,白僵蚕15 g,蝉蜕15 g,菊花18 g,炙甘草9 g,川芎6 g。7剂,水煎服。每日1剂,水煎400 mL,分早晚2次温服。

思路:头痛经久不愈,反复发作,名曰头风。青年女性,长期从事脑力劳动,压力过大,运动不足,为头痛发病的主要原因。用脑过度,久坐少动,气血易于郁滞,久则化热;凝神久视,劳损目力,必伤阴血,阴血不足,失于滋养,气血郁滞,瘀热蕴络,皆可引发头痛;久病入络,络脉不畅,则头痛经久不愈;瘀热伤阴,心神失养,因而睡眠困难。舌瘦为阴血不充,舌质红、苔黄乃瘀热内结,脉弦细滑为热结阴虚之象。治需活血通络,清热安神。用丹参活血化瘀,清热安神;酸枣仁养心安神,缓急止痛,并为君药。夏枯草清热安神,菊花、天麻平肝通络,制何首乌养血补虚,柔肝缓急,共为臣药。珍珠母重镇安神,僵蚕、蝉蜕通络止痛,川芎活血、善治头痛,与怀牛膝配伍调和气血,用为佐药。炙甘草和中缓急,调和药性,为使药。

二诊(2010 年 10 月 27 日)

恶心消失,太阳穴处胀痛无变化。今日气温下降,项部拘紧疼痛明显。入睡较快,睡眠浅且多梦易醒,难再入睡。精神、体力差,记忆力减退。情绪不稳,急躁焦虑,心烦不安。饮食、二便正常。口干,口苦,多饮。舌质红略暗,苔薄黄,脉弦细数。

思路:气温下降,寒气外束,气血不畅,项紧疼痛;使用空调,温燥伤津,故烦躁不安,口干多饮。舌质红暗、苔黄、脉弦细数为瘀热内蕴。上方去川芎;加炒栀子清热除烦,玄参养阴安神。

处方:上方去川芎;加炒栀子 9 g,玄参 15 g。7 剂,水煎服。每日 1 剂,水煎 400 mL,分早晚 2 次温服。

三诊(2010 年 11 月 3 日)

太阳穴胀痛基本消失,午后微感不适,不影响工作;情绪急躁,易疲乏。入睡迅速,睡中多梦。口中和。舌质红偏暗,苔薄黄,脉沉细弦。

思路:头痛缓解,睡眠改善,口干多饮消失,为病情好转。急躁、舌红、苔黄为热扰,脉沉细为阴虚。减栀子用量;加枸杞子、麦冬滋补肺肾之阴;加柏子仁,配酸枣仁、丹参养心安神,形神并调。

处方:上方去何首乌;改炒栀子 6 g;加枸杞子 20 g,麦冬 30 g,柏子仁 15 g。7 剂,水煎服。每日 1 剂,水煎 400 mL,分早晚 2 次温服。

三诊(2010 年 11 月 10 日)

头胀痛缓解,入睡迅速。唯梦多易醒,醒后难再睡,晨起头昏沉不爽,易疲乏。饮食、二便正常。易急躁,口干。舌质红偏暗,苔薄黄,脉沉细弦。

思路:头痛缓解,为络脉渐畅;睡眠不实,多梦易醒,头昏疲乏,口干急躁,舌质红且暗,苔黄,脉细为阴虚瘀热、心神不宁。治宜养阴安神缓急为先,化瘀通络清热次之。上方合《金匮要略》酸枣仁汤化裁。

处方:酸枣仁 30 g,炙甘草 15 g,川芎 6 g,丹参 18 g,麦冬 30 g,天麻 18 g,柏

子仁 18 g,当归 15 g,珍珠母 20 g,白茅根 30 g,龙眼肉 15 g,北沙参 18 g。7 剂,水煎服。每日 1 剂,水煎 400 mL,分早晚 2 次温服。

四诊(2010 年 11 月 17 日)

头痛未作。入睡较易,麻浅多梦,易醒难睡,一夜睡眠时间 8 小时左右。晨起困倦乏力,头昏不爽,易急躁。口干减轻,近 2 个月体重增加 1 kg。二便正常。左手背湿疹复发,瘙痒明显。舌质暗红,苔薄黄,脉沉细弦。

思路:睡眠差、舌质暗红,苔薄黄,脉沉细弦是阴虚未复,瘀热内结。手背湿疹为湿热瘀络,治宜养阴清热,活血凉血,燥湿止痒。上方去川芎等;加紫草、白鲜皮清热凉血,燥湿止痒。

处方:上方去川芎、龙眼肉、白茅根;改炙甘草 9 g;加紫草 9 g,白鲜皮 12 g。7 剂,水煎服。每日 1 剂,水煎 400 mL,分早晚 2 次温服。

五诊(2010 年 11 月 23 日)

前日晨起受寒,太阳穴胀痛加重,按摩后趋缓。头昏沉略减,入睡迅速,多梦易醒,难再入睡。易急躁。精力、体力一般。饮食、二便正常。湿疹皮损好转、瘙痒减轻。舌质红偏暗,苔薄黄。脉沉细弦。

思路:风寒侵袭,头痛复作,舌质暗红、脉沉细弦,为血虚受寒,瘀热蕴络。治宜养血散寒,疏风通络,稍佐清热,用旋覆花辛润通络;当归辛温散寒,养血通络;荆芥穗、蔓荆子、川芎、菊花散寒通络止痛,酸枣仁、天麻、制何首乌养血柔肝,补虚缓急,当归、何首乌、土茯苓、紫草养血凉血、祛风通络,除湿止痒。

处方:旋覆花 18 g(包煎),酸枣仁 30 g,当归 15 g,天麻 18 g,炙甘草 9 g,荆芥穗 10 g,菊花 15 g,蔓荆子 18 g,川芎 6 g,制何首乌 15 g,土茯苓 30 g,紫草 9 g。7 剂,水煎服。每日 1 剂,水煎 400 mL,分早晚 2 次温服。

六诊(2010 年 12 月 1 日)

两颞胀痛偶作,左侧明显,受风加重,热浴可暂缓。睡眠质量提高,醒后能再睡。精神可,体力略差。左手背皮损近愈,瘙痒消失。饮食、二便、月经正常。舌质暗红,苔薄白腻,脉弦细,略长。

思路:头痛渐缓,睡眠改善,余无所苦,脉细且长,阴血亏虚有渐复之机。治从中焦补养血气,宗仲圣建中与当归四逆汤合法,加桂枝、芍药、炙甘草甘温补中,生气血和营卫。

处方:上方去何首乌、紫草;改炙甘草15 g;加生白芍15 g,枸杞子18 g,桂枝6 g。7剂,水煎服。每日1剂,水煎400 mL,分早晚2次温服。

七诊(2010年12月8日)

头胀痛阵作,每日三四次,持续十余分钟。精神、体力较前转佳,饮食、睡眠、二便正常,记忆力基本恢复。舌质暗红,苔薄白腻,脉弦细。

思路:头痛阵作,舌质暗红,脉弦细为瘀阻络痹,增桂枝、菊花、川芎用量以辛润通络,活血止痛;加龙眼肉补虚缓急。

处方:上方改桂枝12 g,菊花20 g,川芎9 g;加龙眼肉15 g。7剂,水煎服。每日1剂,水煎400 mL,分早晚2次温服。

八诊(2010年12月15日)

两颞胀痛偶作,程度减轻;精神、体力可;食欲良好,多食辛辣;入睡较快,多梦,晨起精神好转。二便正常。舌质红散布芒点,苔薄少,脉细沉弦。

思路:头痛偶作,舌红脉细,乃阴血不足之故。治宜养血益阴,补虚缓急,用酸枣仁汤加减。

处方:酸枣仁30 g,茯苓30 g,炙甘草15 g,天麻18 g,百合24 g,莲子肉15 g,龙眼肉15 g,山药12 g,麦冬24 g,枸杞子18 g,菊花18 g,香附15 g。7剂,水煎服。每日1剂,水煎400 mL,分早晚2次温服。

九诊(2010年12月22日)

偶因受风着凉引发左颞部微痛。入睡迅速,多梦易醒,醒后可以再入睡;情绪平稳,精神、体力、饮食、二便正常。舌质红略暗,苔薄少,脉弦细。

思路:诸症渐安,为药中病机。宜守方继服。改枸杞子,加石斛养阴。

处方:上方改枸杞子 24 g,加石斛 18 g。7 剂,水煎服。每日 1 剂,水煎 400 mL,分早晚 2 次温服。

十诊(2010 年 12 月 22 日)

头痛未作,精力转佳,入睡迅速,多梦易醒,晨起精力尚可,饮食、二便正常调。月经规律,经前情绪波动明显。舌质淡红,苔薄白略少,脉沉细弦。

思路:病情平稳,多梦易醒,舌质淡红,脉细为阴血不足,仍需养阴补虚,宁心安神。加女贞子、当归、琥珀益阴养血、宁心安神。改汤剂为水丸,以资巩固。

处方:(1)上方 7 剂,水煎服。1 剂水煎 2 次,取 400 mL,分 2 日服,每天早饭后温服 1 次。

(2)上方加琥珀粉 10 g,女贞子 15 g,当归 15 g。6 剂,共细末,制水丸。每服 6 g,服日 2 次,温水送下。

其母因冠心病经常来诊,询问得知,头痛至今未再发作。

【诊者体会】

一、本案分析

(一)病机

1. 神劳过度,伤血损心

患者青年女性,长期从事脑力劳动,劳心费神,久则神机过用,劳神过度,久必伤心。工作任务重,压力大,每天长时间操作电脑,以致"久视伤血"。肝藏血,开窍于目,血伤损肝。心主血脉,肝主疏泄,心肝损伤,气血失和,气滞为郁,血滞成瘀,郁久化热,瘀热阻滞,脉络淤塞,不通则痛。

2. 形体少动,气血不畅

脑力劳作,久坐少动,筋骨肌肉不用。华佗所著《中藏经》曰:"人体欲得劳动,但不当使极尔。动摇则谷气消,血脉流通,病不得生,譬犹户枢不朽也。"肌肉不用,卫气不行,气血易于郁滞,郁滞不通,因而疼痛。郁滞日久,则营卫瘀涩,血瘀内阻,久则化热上扰心神,心神不宁,故头痛、不寐并见。

劳神伤心,久视伤血,心肝失调,气血郁滞,脉络不畅故头痛;久病入络,脉络涩滞,头痛经久不愈;郁滞化热,郁热伤阴,阴虚失养,心神不安,瘀热扰神,是以不寐。

(二)治法方药

1. 治法

治以活血通络,清热安神为法。郁滞不畅,瘀热阻络,阴血不足,心神失养,治宜活血清热,养阴安神,通络止痛。

2. 方药

首诊方中丹参苦寒,活血清热,化瘀通络,清心安神,对瘀热内结,心神被扰之证颇为适宜。酸枣仁味甘性平,甘能养血柔肝,又能养心安神,对缓解心神不宁所致心因性疼痛有良效。夏枯草清肝除烦,清热安神;配菊花、天麻则能清肝泻热,平肝息风,通络止痛。制何首乌滋补肝肾,养血益阴,柔肝缓急,对阴血亏虚之头痛,最为适宜。阴血不足,瘀热内扰,心神不宁,用珍珠母以平肝镇心,与夏枯草、丹参配伍则能镇肝清心,宁心安神。用僵蚕、蝉蜕平肝息风,走窜通络,为肝风上扰,络脉痹阻头痛之首选。川芎为内伤外感头痛之常用药,能活血行气,且善达巅顶,可用于多种头痛,方中与怀牛膝配伍,升降并用,善于调和气血。炙甘草调和诸药。合用能活血化瘀,清热安神,通络止痛。

二、旋覆花治头痛的配伍应用

(一)化痰通络善治头痛

旋覆花,味苦、辛、咸,性微温。咸能软坚,苦辛能下气降逆,消痰行水,温能通血脉。本品既能下气化痰、降逆止呕,又能走窜通络,为治疗头痛常用药。《名医别录》谓其"通血脉,益色泽"。《日华子本草》:旋覆花"治头风,通血脉。"《本草衍义》:旋覆花"行痰水,去头目风。其味甘苦辛,亦走散之药也。"古今医家常用旋覆花于头风、头痛诸疾。

(二)功效

1. 调畅气机

旋覆花行气,尤善降气,和中而畅利气机,气畅则浊降,故可以用于中焦失和,气机不利,清窍壅滞之头痛、眩晕等病症。《本草新编》指出旋覆花"治头风……消胸结痰涎"。概因"旋覆善转气,非走气也,故气逆者,得之而顺"。

2. 疏肝通络

旋覆花味辛、咸,辛味能通络,咸则能软坚;入肝经,善疏利气血,通达络脉。《金匮要略》旋覆花汤治肝着。清代医家叶天士先生善用旋覆花通络,治疗"久病入络""久痛入络"的多种慢性疼痛。临证可用于肝经瘀滞、肝络失和所产生的头痛诸症。

3. 化痰散结

旋覆花味苦能下气,味辛善行,咸能消痰,为下气消痰之常用药。《名医别录》:谓其"消胸上痰结唾如胶漆,心胁痰水。"痰阻脉络,气机不畅,因而发生疼痛,本品化痰通络,故可止痛。

头痛有外感内伤之分,病机虚实之别。实证责之风夹寒热湿邪、气郁、痰浊、痰热、瘀血阻滞,脉络痹阻。旋覆花能调畅气机,疏气通络,化痰散结,故凡邪实之头痛,可以随症配用。

(三)配伍

1. 配天麻

旋覆花与天麻为伍,平肝通络,息风止痛,可以用于肝风、痰浊、瘀血、气逆上扰之头痛、眩晕,伴有恶心呕吐者最为适宜。

2. 配僵蚕

僵蚕能疏散风热,上行头目,平肝止痉,为风热上扰、肝风内动、痰热阻络诸证常用之品。与旋覆花配伍,外能散风,内能平肝,又能化痰散结、通络止痛,故风热、肝风、风痰阻络之头痛皆可配伍应用。

3. 配菊花

菊花凉散透达,善疏风清热,凉泄肝经郁热、郁火,善治风热、肝热、肝风、肝阳以及肝肾阴虚所致的头痛、眩晕诸症。二者配伍能疏肝通络,平肝止痛。

4. 配当归

当归辛甘而温,能养血活血,化瘀通络,润肠通便。旋覆花与当归配伍,对血虚、血滞,大便不通之头痛,堪称绝佳。叶天士倡导"久痛入络",治宜"辛润通络",旋覆花、当归为常用之品,二物柔肝活血,辛润通络,养血补虚,散瘀止痛,为久病头痛、血虚头痛、便秘之佳品。

5. 配香附

香附善于疏肝解郁,利气活血,为肝经气郁、胁痛、头痛之要药。旋覆花与香附配伍能疏肝气之郁结,散气机之郁滞,通经络而止疼痛,用于肝气郁结及气血郁滞之头痛。痛甚者,加川芎、天麻。如,《温病条辨》香附旋覆花汤以香附与旋覆花为君药,治疗温病邪气伏于胁络引起的疼痛。

6. 配薄荷

薄荷辛凉,疏风热,清头目,止头痛,又能活血散血。旋覆花配薄荷,其辛散之性能疏风散结,疏理气机,而辛润又能通络活血,善于止痛;二药入肝经,气血兼调,宜于肝经气滞、血瘀、络脉闭塞不畅之头痛。

7. 配白蒺藜

白蒺藜体坚硬而多刺,善疏利肝气,平抑肝风,又能通肝络,善治头痛。与旋覆花为伍,既能走气,又能走血,调达肝气,平息肝风,利血通脉,而止头痛,可用于肝经气郁、络痹、扰络之头痛目眩。

附方

1. 头风2号方(作者经验方)

组成:丹参15 g,川芎12 g,天麻15 g,酸枣仁18 g,当归15 g,菊花15 g,僵蚕12 g,天南星6 g,炙甘草9 g。

用法:水煎服,日1剂。

功效:疏利气血,柔肝调神,活络止痛。

主治:紧张性头痛。头痛反复发作,时作时止,经久不愈,遇劳或紧张、睡眠不足则加重,休息、运动、心情舒畅时则缓解。舌质淡暗,苔薄白,脉细弦。

2. 旋覆花散(《博济方》卷三)

组成:菊花3分,旋覆花3分,桑白皮3分,石膏1两1分,甘草半两,地骨皮1两,刺蒺藜1两(去刺)。

用法:上为末。每服1钱,水1盏,煎至7分,食后温服。

功效:清头目,利胸膈,化痰涎,解上焦风壅。

主治:头风,目眩头痛,痰涎壅滞,心膈烦满。

古代文献

《素问·宣明五气篇》:"五劳所伤:久视伤血,久卧伤气,久坐伤肉,久立伤骨,久行伤筋,是谓五劳所伤。"

《素问·经脉别论》:"故春秋冬夏,四时阴阳,生病起于过用,此为常也。"

《金匮要略》:"肝着,其人常欲蹈其胸上,先未苦时,但欲饮热,旋覆花汤主之。"

糖尿病颈动脉粥样硬化

◀ 导 语 ▶

　　糖尿病与心脑血管病密切相关,血管损害是其危害之源。颈动脉粥样硬化是糖尿病的重要并发症,也是缺血性中风的首要危险因素。肺胃火热内盛是糖尿病(消渴)的重要病理因素,火热内盛,循足阳明胃脉上炎,炙灼人迎脉(颈动脉),导致血脉损伤,日久形成人迎脉积,即颈动脉粥样硬化斑块形成。清热泻火,化瘀散结,养阴舒脉,可以治疗糖尿病颈动脉粥样硬化及其斑块形成,进而预防中风。由此,将火热致中病机理论,通过火热灼脉,人迎脉积紧密联系起来,为清热泻火法防治中风提供理论与实践支持。

临证思辨

病例　女,62岁,家住济南市。**首诊时间**:2005年10月19日。

医生:您好!怎么不舒服?
患者:头疼8天了。
思路:新近发生的头痛,首先要排除外感头痛。
医生:受凉了吗?
患者:没有。
医生:视觉有变化吗,是否伴有恶心、呕吐?
患者:都没有。
思路:排除外感头痛、偏头痛。
医生:头疼与情绪变化、劳累有关系吗?
患者:没有。
思路:排除抑郁以及紧张型头痛可能。
医生:做过哪些检查?

患者：每年都健康体检，半年前发现糖尿病，近期发现血脂偏高，还被告知患有脑供血不足。

思路：患者年逾六十，有糖尿病、血脂异常、脑供血不足等病史，提示患者存在动脉硬化的可能，应该进行颈部以及脑血管检查。

医生：吃饭怎么样？口重吗？吸烟、喝酒吗？

患者：吃饭正常，以前有些口重，无烟酒嗜好。

医生：您服用降糖药物了吗？

患者：没有，主要通过运动与饮食来控制。

医生：睡觉好吗？

患者：睡觉很好。

医生：大小便正常吗？

患者：都正常。

医生：还有其他不舒服吗？

患者：夜间明显觉得口干，其他没有什么了。

医生：请伸出舌头让我看看，好的。请让我为您诊脉……测血压。

医生：平时服用降压药物吗？

患者：没有。

记录病情和诊疗过程如下：

【病案记录】

主诉：头痛7～8天。

述两颞至巅顶部疼痛、紧胀，呈间断发作，发作时无恶心、呕吐及视觉异常，睡眠后症状减轻。否认受凉史。饮食、睡眠、二便正常，唯夜间口干。舌质红略暗，苔薄黄乏津，脉沉细数。血压140/80 mmHg。

既往史及个人史：糖尿病史半年，无烟酒嗜好，50岁绝经。

检查结果：(1)血糖6.52 mmol/L，三酰甘油(TG)2.05 mmol/L；(2)颈部血管超声：右颈总动脉血管内径5.8 mm，内膜厚1.0 mm，血流通畅，未见明显狭窄，颈总动脉分叉处见4.6 mm×1.6 mm强回声，血流量为307 mL/min；右椎动脉血管内径3.1 mm，血流量为27 mL/min；左颈总动脉内径5.5 mm，内膜厚1.0 mm，血流通畅，颈总动脉分叉处见3.7 mm×1.5 mm强回声，血流量263 mL/min；左椎动脉内径为3.1 mm，血流量57 mL/min。印象：(1)双颈总动脉内膜增厚并粥样斑块形成；(2)右椎动脉血流量低。

【病案记录】

中医诊断:(1)头痛;(2)消渴病;(3)人迎脉积。辨证:火热伤阴,痰浊瘀结,脉络郁滞。

西医诊断:(1)高血压病;(2)2型糖尿病;(3)颈动脉粥样硬化(CAS);(4)慢性脑供血不足。

治法:泻火养阴,化痰祛瘀,活血通络。

处方:葛根、钩藤各30 g,黄芩12 g,黄连9 g,天麻、丹参、首乌、枸杞子、菊花各15 g,珍珠母24 g。6剂,水煎服,每日1剂。

嘱诸药冷水浸泡1小时,除钩藤外诸药同煎2次,钩藤于第2次煮开10分钟后放入,再煎5分钟,两煎各煎取药液约250 mL,分2次温服。避免劳累,清淡饮食。

长春西丁5 mg,每日3次。

思路:头痛、舌质暗、脉细数,为火盛伤阴,阴亏阳旺,瘀热上扰之象。CAS斑块为火热灼津成痰,灼血成瘀,痰瘀结于阳明人迎所致;治疗需要养阴泻火,化痰散瘀,用葛根芩连汤加养阴平肝药。

二诊(2005年10月25日)

头痛减轻,睡眠改善,口干夜甚,大便正常。面红,舌赤。苔薄黄少,乏津,脉沉细弦。

思路:口干、面赤、脉细、舌上乏津,仍是阴亏火盛之象,加滋阴降火之品。

处方:上方加麦冬30 g,玄参20 g。6剂,水煎服,每日1剂。

三诊(2005年11月7日)

头痛大减,睡眠改善,食欲增加,体力佳,情绪稳定。大便通畅,口渴减轻。舌质红,苔薄黄少,脉沉弦细。查体:左眼结膜出血。血压125/85 mmHg。

思路:白睛出血,为阴亏热壅、火灼血脉,迫血妄行所致。治宜滋阴清热凉血。上方去丹参,加白茅根、生地黄清热凉血。

处方：上方去钩藤、丹参；加白茅根 45 g，夏枯草、生地黄各 15 g。6 剂，水煎服，每日 1 剂。

四诊（2005 年 11 月 24 日）

白睛出血已吸收。头痛未作，睡眠、二便正常，口不渴。舌质略暗，苔薄黄少，乏津。脉左弦滑，右沉细。血压 126/84 mmHg。

思路：症状渐趋改善，但阴亏血瘀、火热蕴结未尽，仍需养阴清热，化瘀潜阳。病情稳定，改汤为丸。

处方：(1) 葛根 20 g，黄连 6 g，丹参、天麻、石斛、生地黄、菊花各 15 g，麦冬、金银花、钩藤各 30 g，珍珠母、黄芪各 24 g。6 剂，水煎服，每日 1 剂。

(2) 上方 6 剂，共细末，钩藤煎汤代水，制水丸。每服 6 g，每日 3 次。

五诊（2006 年 1 月 14 日）

头痛偶发，持续数分钟后自行缓解；耳鸣，按之可减，口气秽。饮食、睡眠、二便正常。舌质淡红，苔薄微黄，脉沉细弦。

思路：消渴阴虚为本，瘀热内结难以尽除，上方加当归、牡丹皮以增加活血散瘀之力。继以丸剂缓图。

处方：上方改钩藤 15 g，加当归、牡丹皮各 15 g。6 剂，共细末，制水丸。服法同前。

六诊（2006 年 4 月 22 日）

病情稳定，偶感两太阳穴胀痛，伴面部发热感，1 分钟左右自行缓解，耳鸣，口气秽。舌质淡红，苔根薄黄，脉弦细。血压 144/92 mmHg。

思路："头痛耳鸣，九窍不利，肠胃之所生也"。头痛、面热、耳鸣、口气秽为阳明瘀热，是阴亏血瘀、痰热内滞未尽，以清化阳明瘀热、滋阴平肝为主。

处方：葛根、黄芩、黄连、牛膝、丹参、生地黄、白僵蚕、当归、生黄芪各 90 g，天麻、钩藤各 150 g，金银花 120 g。共细末，制水丸。服法同前。低盐饮食。

七诊(2006年10月10日)

服用水丸至今,病情稳定。头痛仅于着急时发作,以左侧太阳穴处发胀为主,伴轻度头晕,口干。舌质淡尖红,苔薄黄,脉弦细。血压124/80 mmHg。

思路:历经1年治疗,头痛、头胀、头晕诸症趋于稳定,口干、舌质尖红、苔薄黄、脉弦细,为阴虚血瘀、热结阳旺之象。治疗仍应清火热、化瘀浊、平肝木、益气阴。

处方:葛根、麦冬、金银花各30 g,黄芩、党参、枸杞子、天麻各15 g,黄芪、丹参各24 g,黄连10 g,全当归18 g,茵陈20 g。(1)6剂,水煎服,每日1剂。(2)上方6剂,共细末,制水丸。服法同前。

八诊(2006年12月23日)

病情稳定,巅顶部轻微胀痛,无头晕,口干多饮,口气秽。饮食、睡眠、二便正常,情绪稳定。1周来干咳无痰,咽部黏腻不爽。舌质红,苔薄黄,脉沉细弦。

思路:时至寒冬,水冰地坼,但室内干燥温暖,其阴亏燥甚,复为痰瘀阻络,风邪上扰。治当养阴清热,滋阴润燥,化痰通络,兼清疏风热。上方加沙参、菊花养阴疏风。

处方:上方加菊花、沙参各18 g。6剂,制水丸。服法同前。

九诊(2007年4月12日)

病情稳定,睡眠、大便正常,偶感头痛,余无所苦。舌质红,苔薄黄根腻,脉弦略细数。血压130/86 mmHg。

思路:痰浊有渐化之机,阴亏络阻之势未平。证属火热伤阴,痰瘀阻络,治宜泻火养阴,化痰祛瘀通络。

处方:上方去茵陈,改天麻20 g。6剂,制水丸。服法同前。

十诊(2007年9月25日)

上方尽服,病情稳定。口干,记忆力减退,睡眠、大便正常,情绪稳定,畅快。舌质淡,苔薄白,脉沉细。辅助检查:血糖 6.08 mmol/L,三酰甘油(TG)2.05 mmol/L。

思路:病情渐趋稳定,痰瘀渐消。然年逾六十,患有消渴,其证属气阴亏虚、瘀热内阻。治以益气养阴为主,兼以化瘀清热。

处方:生黄芪、丹参、天麻、酸枣仁、泽泻各 150 g,葛根、石斛、生山楂、当归、麦冬各 120 g,知母 100 g,黄柏 90 g。制水丸。服法同前。

阿托伐他汀钙 20 mg/d。

十一诊(2008 年 2 月 26 日)

服药平妥,偶感头晕、昏沉感、口干、口气秽,饮食、睡眠、二便正常。舌质淡红,苔薄黄,脉弦细滑数。辅助检查:血糖 6.14 mmol/L,三酰甘油 2.60 mmol/L。血压 136/86 mmHg。

思路:年高体虚,久病不愈,痰瘀难以尽除。证属火热伤阴耗气,痰浊瘀结不散,治宜泻火养阴益气,化痰祛瘀散结。加沙参、何首乌、茵陈养阴化浊。

处方:上方加沙参、茵陈、制何首乌、菊花各 120 g。制水丸。服法同前。

十二诊(2008 年 8 月 6 日)

服药丸病情稳定。偶感头晕、昏沉感,口气秽,右手食指、中指、无名指指尖蚁行感 2 个月余,每于活动过多时出现,揉捏后可自行缓解。舌质红,有裂纹,苔根薄黄少,脉弦细。血压 140/85 mmHg。辅助检查:血糖 6.20 mmol/L,三酰甘油 3.09 mmol/L;颈部血管超声示斑块数量、面积以及 AS 积分均减小,内中层厚度无变化。

思路:久病顽痰瘀结,火热伤阴耗气,正虚则邪气更易留着。治宜益气养阴、化痰祛瘀、散结化瘀。

处方:生黄芪、丹参、泽泻各 200 g,当归、葛根、天麻、金银花、生山楂各 150 g,麦冬 300 g,黄连 120 g,虎杖 100 g。制水丸。服法同前。

阿托伐他汀钙 10 mg/d,氯吡格雷 25 mg/d。

十三诊(2009 年 3 月 10 日)

耳鸣、心慌偶作,情绪稳定,口气秽,晨起口干。舌质红,苔薄黄腻,脉沉弦细。血压 130/85 mmHg。辅助检查:(1)生化:血糖 6.30 mmol/L,三酰甘油 2.44 mmol/L,脂蛋白(α)40.7 mg/dL;(2)颈部血管超声显示斑块消失,血流量亦增加,内中膜厚度无变化。

思路:口气秽、耳鸣、心慌为阴亏热结,痰浊不降;高年阴精不足,在所难免。证属阴亏气虚,郁热内扰,痰瘀阻络。治宜滋阴清热,化痰通络。

处方:上方加枸杞子 120 g,茵陈、玉竹各 150 g。制水丸。服法同前。
阿托伐他汀钙 10 mg/d,阿司匹林 100 mg/d。

十四诊(2010 年 12 月 22 日)

服用水丸至今,病情稳定,偶感头昏沉、耳鸣、心慌,无头痛,健忘,情绪稳定,精神体力可。饮食、睡眠、二便正常。口干多饮。舌质暗红,苔薄黄,少津,脉沉细。血压 146/88 mmHg。辅助检查:(1)葡萄糖 6.29 mmol/L,三酰甘油 2.02 mmol/L,脂蛋白(α)36.7 mg/dL。(2)EKG:①房性期前收缩;②室性期前收缩;③轻度 ST 段下移(2010.12.16)。(3)颈部血管超声显示颈总动脉分叉处 2.7 mm×1.5 mm 斑块,IMT 1.0 mm。

思路:年龄增长,消渴病久,气阴亏虚,痰热瘀阻在所难免。证属气阴亏虚,阴火内生,痰热瘀阻,心脉失养,心神不宁。治法益气阴,清火热,化痰瘀,护脉络。

处方:生黄芪 200 g,当归、葛根、黄连、三七粉、泽泻、茵陈、琥珀粉、姜黄各 100 g,麦冬 300 g,丹参、郁金、生山楂、太子参各 120 g,五味子 90 g,天麻 150 g。制水丸。服法同前。
阿托伐他汀钙 10 mg/d,阿司匹林 100 mg/d。

十五诊(2012 年 4 月 18 日)

坚持服用水丸至今。偶感耳鸣,白天精力可,情绪稳定,记忆力改善,饮食、睡眠、二便正常。晨起口气秽。舌暗红,有齿痕,苔薄黄,脉沉滑略细。血压 140/86 mmHg(晨起未服药)。辅助检查:(1)葡萄糖 6.39 mmol/L,血脂正常。(2)颈部血管超声显示:斑块数量、面积较初诊、前诊均减小,血流量增加,IMT 无明显变化。

思路：历经7年治疗，患者病情稳定，血脂指标正常，颈动脉粥样硬化斑块没有明显增长，唯增龄之势难逆转；年高正虚，亦属自然。治宜益气滋阴，化痰祛瘀，养心安神。

处方：上方加枸杞子200 g，石斛150 g。制水丸。服法同前。
氯沙坦钾氢氯噻嗪50 mg/d，阿托伐他汀钙5 mg/d。
目前仍在治疗中。

【诊者体会】

一、颈动脉粥样硬化

颈动脉粥样硬化（CAS）作为脑血管病的独立危险因素，越来越受到重视。CAS的发生涉及众多危险因素，诸如：年龄、饮食、吸烟、饮酒、慢性病（高血压、高血脂、糖尿病等）、鼾眠、肥胖、女性绝经以及长期精神压力过大等等。

二、本案分析

本例受多种因素的影响。就诊时62岁，绝经12年，有糖尿病、高血压、血脂异常等危险因素，因而属于CAS的高危个体。所以关注动脉硬化，预防心脑血管事件是临床治疗的着眼点。

（一）病机分析

CAS中医称之为"人迎脉积"，火热熏灼是其病机关键。火热灼津生痰，灼血成瘀，灼伤人迎脉，以致痰瘀凝结，日久形成人迎脉积（颈动脉粥样硬化斑块），成为中风发病的重要病理基础。人迎脉积仅仅是上述各种致病因素导致的局部病变，以火热灼脉，痰浊瘀血结聚为基本病机；火盛伤阴、正气亏虚则是人迎脉积患者的整体病机。因而，人迎脉积的病机特点是邪气结于局部，正虚见于周身。

（二）治法方药

对于CAS应该防治并重。首先，养成健康的生活方式；其次，积极治疗基础疾病（高血压、糖尿病、高脂血症等）是预防CAS的基本策略。再次，临床采用西药治疗或者中医辨证论治。火热灼脉，痰瘀凝结人迎脉形成人迎脉积，故清热泻火，化痰活血，消积通脉为治疗的基本方法。本例患者及其家人以积极的态度投入防治，最终症状缓解、基础疾病控制良好，斑块无明显增长，历时7年未发生心脑血管事件及认识功能障碍。

本例年逾六十，头痛、消渴、舌质红、苔薄黄，脉弦细，证属阴虚内热，阳旺上扰,痰结血瘀,故治疗以泻火清热、养阴活血、化瘀通络、平肝柔肝为主;日久火热耗气,出现气阴俱虚,则辅以益气。

处方始终以葛根芩连汤去甘草,加天麻、丹参为基础。黄连苦寒泻火燥湿,《神农本草经》谓黄连"主治热气……久服令人不忘"。《本草经疏》曰:"心家无火则清,清则明,故不忘"。《本草纲目》:"黄连……用之降火燥湿。"用为君药。葛根辛甘而性凉,长于疏散透达,为阳明经引经药,除胃热,治消渴。《神农本草经》:葛根"主治消渴"。《汤液本草》:葛根"足阳明经行经的药。"《药类法象》:"治脾胃virus而渴,除胃热,善解酒毒。"葛根辛散宣达,可以疏散郁结之火热,寓《黄帝内经》"火郁发之"之意;同时,葛根之辛润,又能通络活血,长于入阳明经,引药力直达人迎脉积之病所。黄芩苦寒,善于清热燥湿,凉血散瘀,《本草正义》曰"血闭着,亦血热之瘀结"。黄芩配黄连清泻心肝胃肠火热兼化湿浊,与葛根并为臣药。三药配伍散无形之火热,除有形之瘀积。天麻味甘、辛,性平,息风化痰,平抑肝阳,复能"益气力,通血脉。"(《神农本草经》)丹参活血通络、凉血安神,为佐使药。诸药配伍清泻阳明火热,同时除湿化痰、凉血活血、散结通络,俾火去痰清,瘀消络通,脏腑气化复常,脉道柔和通畅,气血输布正常,人迎脉积不复生长,或有逐渐消退之机。

7年来,本例始终以火热燔灼,灼津、灼血、灼脉的病机变化为中心,清热泻火,不忘化痰、活血、养阴、护脉。这也是治疗CAS长期用药所必须注意的。高年久病,火热内灼,日久伤阴、耗气,气阴损伤,在所难免,此时则当以益气或养阴为急,故十诊后用黄芪、石斛、麦冬。

三、他汀类降脂药物的应用

他汀类药物对动脉粥样硬化斑块的治疗作用在临床获得大量经验,因此,本例在治疗中配合使用阿托伐他汀钙,使治疗立足于不败之地,符合以人为本的理念。

四、治疗期间CAS斑块变化

列表如下:

颈动脉超声	IMT		斑块数量	斑块面积		斑块性质	狭窄程度		AS积分	Crouse积分
	左	右		左	右		左	右		
2007.9.24	1.0	1.0	2	3.7* 4.6*	1.5 1.6	强回声	0	0	5	8.3

（续表）

颈动脉超声	IMT		斑块数量	斑块面积		斑块性质	狭窄程度		AS 积分	Crouse 积分
	左	右		左	右		左	右		
2007.12.12	1.0	1.0	0	0	0	0	0	0	2	0
2008.2.26	1.0	1.0	2	3.9* 4.3*	2.0 1.6	强回声	0	0	5	8.2
2008.8.5	1.0	1.0	1	0 3.3*	1.6	强回声	0	0	3	3.3
2009.3.4	0.8	0.8	1	0 6.0*	1.1	强回声	0	0	2.6	6.0
2009.12.18	1.0	1.0	0	0	0	0	0	0	2	0
2010.12.16	1.0	1.0	1	0 2.7*	1.5	强回声	0	0	3	2.7
2012.4.17	1.0	1.0	1	0 3.5*	1.7	强回声	0	0	3	3.5

（1）AS 积分 = 内膜连续性 + 平均 IMT×2 + 斑块出现侧数。

（2）Crouse 积分法：将 IMT＞1.2 mm 定为斑块形成，不考虑各斑块长度，而将各孤立性斑块最大厚度（mm）相加，得到两侧颈动脉斑块积分之和，即为斑块总积分。

对斑块变化的分析：右侧连续 5 次未探及，可以认定为完全消失，左侧 7 次中有 2 次未探及，5 次探及，斑块体积趋于缩小。

本例有 CAS 的多重危险因素，初诊至今已 7 年。血压、血糖、血脂稳定在安全范围；IMT 没有改变，斑块数量减少、体积缩小，积分减少，未发生心脑血管事件，认知功能正常，无明显的自觉症状，生活质量良好。

附方

1. 葛根芩连汤（《伤寒论》）

组成：葛根半斤，炙甘草 2 两，黄芩、黄连各 3 两。

用法：水煎服。

功用：清热泻火，除湿通阳。

主治：伤寒热病后，协热下利。

2. 长春西丁（富马酸溴长春胺缓释胶囊）

化学成分为富马酸溴富马酸溴长春胺，可以选择性作用于椎动脉及颈内动脉，阻断血管平滑肌细胞钙离子内流，松弛血管平滑肌，增加脑血流量。特别对改善缺血部位血流作用明显，增加脑内葡萄糖和氧的利用率，增加三磷腺苷（ATP）含量，改善脑的能量代谢。

古代文献

《素问·上古天真论》："女子……五七，阳明脉衰，面始焦，发始堕……丈夫……六八，阳气衰竭于上，面焦，发鬓斑白。"

《素问·通评虚实论》："头痛耳鸣，九窍不利，肠胃之所生也。"

《景岳全书》："积者，积垒之谓，由渐而成者也。"

《医林绳墨》："凡人身上、中、下有块者，多是痰"。

带状疱疹后三叉神经痛

◀ 导 语 ▶

带状疱疹属于中医"火丹""蜘蛛疮""蛇串疮""缠腰火丹"之类。其发病原因多为湿热、火热、秽浊毒气外感,而年老体虚、过劳损伤、久病伤正是常见诱因。湿热、火热、热毒内侵,灼伤肌肤,发生疱疹;损伤脉络,留滞不去,引发肌肤疼痛,经久不愈,久病久痛皆可入络,其疼痛经久不愈。发于头面者,多兼夹风邪,或为热毒所伤;发于胸腹者,多责湿热为患。病发于肌肤,病位多责之肺与肝胆,并且与心相关。盖因"诸痛痒疮,皆属于心",病久则入络,或伤阴灼血,瘀热留滞,病机因而复杂。

临证思辨

病例 男,43岁。职员,住山东济南市。**首诊时间**:2015年9月20日。

医生:您好,请问您哪儿不舒服?

病人:大夫好!20天前我患带状疱疹,曾经发生头痛。

思路:左额角皮肤簇集水泡已见干瘪、结痂,符合带状疱疹的特征。

医生:最近身体状况怎样?发病有原因吗?

病人:身体健康。没有明显诱因。

医生:在哪里诊治的?

病人:在某大学医院确诊。用更昔洛韦、维生素 B_1 治疗,疱疹开始结痂,头痛一度缓解。

医生:现在怎样?

病人:近4天头痛复发,痛连左额顶部,伴胀、木、痒、痛感,站立时更明显,难以忍受。

思路:应该是带状疱疹引起的三叉神经痛。

医生：头痛有变化吗？

病人：持续头痛，夜间明显。

医生：做过检查吗？

病人：没有。

医生：情绪怎么样？

病人：因为头痛，略有急躁。

医生：记忆力怎样？

病人：正常。

医生：饮食、睡眠怎样？

病人：口干苦，喝水不多。睡眠正常。

医生：大小便正常吗？

病人：正常。

医生：工作有压力吗？

病人：压力不大，生活规律。

医生：还有其他症状吗？

病人：没有。

思路：根据病史与临床表现，属于带状疱疹后三叉神经痛。

医生：我可以检查一下吗？

病人：好的。

（记录：138/91 mmHg。前额左侧皮肤簇集水泡干瘪、部分结痂。左侧三叉神经第一支支配区痛觉过度，其余未见明显神经系统异常。）

医生：请让我看看舌头……好的。再诊脉。

综合四诊资料，病情和诊疗记录如下：

【病案记录】

左额角带状疱疹20天，伴头痛加重4天。

病人无明显诱因左额部皮肤发生疱疹，成簇出现，皮肤无溃破，伴有疼痛，起初疼痛不重。就诊于某大学医院皮肤科，诊断为"面部带状疱疹"，用更昔洛韦、维生素B_1等治疗，疱疹开始结痂、疼痛渐轻。遂停止治疗。近4天头痛复作且加重，疼痛自左额角连及巅顶，局部有胀、木、痒、痛感，站立时明显；头痛呈持续性，有时难以忍受。生活规律，精力、情绪、记忆力、食欲、睡眠、大小便正常。口干口苦，饮水不多。

既往史:身体健康,饮食无偏嗜,无烟酒嗜好。工作压力不大。

辅助检查:未行相关影像检查。血压138/91 mmHg。前额左侧簇集水泡已见干瘪、结痂。左侧三叉神经第一支支配区痛觉过度,余未见明显异常。

舌质暗红,边略齿痕,苔薄黄,脉沉细。

中医诊断:(1)蛇串疮;(2)外感头痛。辨证:湿热蕴毒,上灼外燔,生疮损络。

西医诊断:(1)带状疱疹后三叉神经痛;(2)高血压观察。

治法:清热解毒,除湿通络,缓急止痛。

处方:黄连6 g,升麻15 g,牡丹皮15 g,菊花20 g,黄芩12 g,生地黄15 g,地丁15 g,蒲公英18 g,桑白皮24 g,全蝎10 g,天麻18 g,瓜蒌20 g。7剂,水煎服。每日1剂,水煎400 mL,分早晚2次温服。

思路:青年男性,既往健康,前额疱疹、疼痛。按照带状疱疹治疗后疱疹干瘪、结痂,疼痛缓解,数日后患处疼痛复发,带状疱疹后神经痛诊断成立。本病多为火热蕴毒兼挟湿邪致病。阳明经脉"循发际至额颅",湿热蕴毒循阳明经脉上扰,燔灼皮肤,发生疱疹。疱疹已见干瘪、结痂,头痛一度缓解,为湿热浊毒渐去而未尽,淤塞阳明脉络。舌质暗红、边略齿痕、苔薄黄为瘀热内结;脉沉细为络脉瘀滞。证属湿热毒邪蕴阻阳明脉络,络痹不通。治宜清理阳明湿热余毒,兼通络止痛,方以清胃散合五味消毒饮加减。用黄连、升麻、黄芩、地丁、蒲公英清热燥湿解毒,生地黄、牡丹皮清热凉血,天麻、菊花、全蝎通络止痛,瓜蒌柔肝缓急,桑白皮泻肺热降浊气。

二诊(2015年9月29日)

上方尽剂。疱疹已全部结痂,头痛明显改善,仍感瘙痒、木胀,夜间痒甚,抚摸时皮肤微感迟钝。舌质紫暗、边见齿痕,苔薄白浊腻,脉沉细弦。

思路:疱疹结痂、头痛趋缓,是湿热蕴毒渐去,络脉痹阻日渐通畅。舌质紫暗、边见齿痕为络脉淤塞,苔薄白浊腻系湿邪未尽。脉沉细弦由邪结络瘀,气血不畅;脉细则有热邪伤阴之虞。增加生地黄用量,清热凉血养阴;疱疹结痂,去蒲公英、地丁;改菊花,加露蜂房通络止痛。

处方:上方去蒲公英、地丁;加蜂房20 g;改生地黄24 g,菊花15 g;14剂,水煎服。每日1剂,水煎400 mL,服法同前。

三诊(2015年10月25日)

上方尽剂,诸症明显缓解,自行停药。1周后又感左眶周灼痛,伴额部持续胀痛、按之则缓。眼眶内曾发生跳痛,须臾即止。头痛,心烦,口干不苦。舌质暗红近绛,边见齿痕,苔黄腻,脉沉弦细数。因惧怕病情反复,遂口服泛昔洛韦2片,每日3次。

思路:疱疹结痂,头痛时轻时重,反复多次,责之湿热内蕴。湿邪黏腻,难以速去,头痛症状几经反复。舌质暗红近绛、齿痕、苔黄腻、脉沉弦细数是湿邪蕴络,营卫不畅,脉络淤塞之象。治需搜风除湿,清热通络,和营缓痛。方用《金匮要略》升麻鳖甲汤合酸枣仁汤加减。升麻、天麻清热通络;鳖甲、蜂房、蝉蜕、僵蚕搜风通络;生地黄、牡丹皮、知母、当归、甘草清热凉血,养血和营,缓急止痛;酸枣仁、知母除烦安神。

处方:升麻20 g,鳖甲24 g,生地黄18 g,牡丹皮15 g,知母15 g,蝉蜕24 g,僵蚕15 g,天麻20 g,蜂房30 g,甘草15 g,当归15 g,酸枣仁30 g。7剂,水煎服。每日1剂,水煎400 mL,服法同前。

四诊(2015年11月1日)

上方尽剂,诸症减轻。仍感左眶内疼痛,伴左额头皮木胀,但发作频率、程度均减轻。右眶下及太阳穴、前额、右枕部偶疼痛。头痛,心烦,口干,饮水可。舌质暗红,苔薄黄,脉沉弦细。

思路:诸症虽减,头痛心烦未去,舌质暗红,苔薄黄,脉沉弦细,责在湿热蕴络,难以速除。拟加风药以辛润通络,重用菊花,配白芷祛风通络。以其心烦,故去辛温之当归。

处方:上方去当归;加菊花30 g,白芷9 g。7剂,水煎服。每日1剂,水煎400 mL,服法同前。

五诊(2015年11月8日)

上方尽剂,诸症减轻。左额、眼眶阵发性胀感,头皮麻木。近2周右额面部呈现阵发性胀痛,伴胃脘胀痛,口干。略感急躁、担心,以致睡眠多梦、记忆力减退。舌质紫黯,边齿痕,苔薄黄,脉滑弦略数。

思路:左额角疱疹及头痛渐减。今额面右侧阵发疼痛,伴有胃脘胀痛,急躁担心,睡眠多梦,是湿热壅阻胃脘、蕴络扰心;口干为津伤。去升麻、知母;加黄芩清湿热,石斛养胃阴;增加白芷用量,辛润通络,兼治胃痛。

处方:上方去升麻、知母;加黄芩15 g,石斛18 g;改白芷15 g,7剂,水煎服。每日1剂,水煎400 mL,服法同前。

六诊(2015年11月15日)

上方尽剂,病情趋安,每于午后3时感觉左眶额部胀痛连及头顶,次日上午服药后好转,不影响睡眠。精力一般,易烦躁。记忆力下降。每日大便2次,质稀。口干苦,饮水多。舌质暗红,边齿痕,苔黄微腻乏津,脉弦滑。

思路:左眶及头顶前额胀痛定时发作,易烦躁。知其疼痛非仅阳明脉络瘀滞,亦当责之心神不宁。《内经》所谓"诸痛痒疮,皆属于心"。舌质暗红、边齿痕、苔黄微腻乏津、脉弦滑为湿热内蕴。治宜除湿清热,通络缓痛,痛去则神安,神安则心静,心静则痛息。用酸枣仁、炙甘草、白芍宁心安神;旋覆花、天麻、蝉蜕、僵蚕、羌活、白芷通络搜风止痛;白芍、生地黄益阴养血缓急;土茯苓、黄芩清热利湿。

处方:酸枣仁30 g,炙甘草15 g,土茯苓30 g,天麻18 g,旋覆花15 g(包),白僵蚕15 g,蝉蜕20 g,黄芩9 g,羌活6 g,白芷6 g,白芍15 g,生地黄18 g。7剂,水煎服。每日1剂,水煎400 mL,服法同前。

七诊(2015年11月22日)

上方余1剂,额颞部疼痛基本缓解。睡眠良好,记忆力改善。偶有情绪急躁。大便稀,每日3行。口干苦。舌质暗红,边齿痕,苔薄黄腻、乏津,脉沉细弦长。

思路:头痛缓解,睡眠改善,是病情日益向安。口干为津伤,加玄参养阴;减羌活、白芷用量。

处方:上方改羌活3 g,白芷5 g;加玄参12 g;7剂,水煎服。每日1剂,水煎400 mL,服法同前。

八诊(2015年11月29日)

上方余2剂,患处疼痛趋愈,偶感皮肤作痒。右额、颞、枕部不固定隐痛,伴右眼胀痛,每次持续2~3小时,于某医院诊断为"血管性头痛",服中成药及醋氯芬酸片有改善。述头痛与情绪相关,休息并不能缓解。近日情绪急躁,口干苦,记忆力下降。大便稀,每日3次。舌质暗红,边齿痕,苔薄黄腻,脉沉细弦。

思路:近期发生右额、颞、枕部不固定隐痛,伴右眼胀痛,休息不能缓解。此为湿热蕴络,头痛不解,情怀不畅,以致心肝火旺,风阳上扰,头目疼痛。舌质暗红、边齿痕、苔薄黄腻、脉沉细弦为肝经瘀热。治宜凉肝息风,清心泻火,活血通络。用羚羊角粉、牡丹皮、夏枯草凉肝息风;夏枯草、竹叶清心肝之火;珍珠母、谷精草、木贼草、菊花、白僵蚕、蝉蜕、丹参凉肝息风,清利头目,活血通络;郁李仁滋润柔肝,善治头痛;旋覆花合僵蚕、蝉蜕通络止痛。

处方:牡丹皮12 g,夏枯草15 g,竹叶12 g,羚羊角粉1 g(冲服),珍珠母24 g,丹参18 g,谷精草10 g,白僵蚕15 g,蝉蜕15 g,郁李仁24 g,木贼草15 g,旋覆花15 g(包煎),菊花15 g。7剂,水煎服。每日1剂,水煎400 mL,服法同前。

九诊(2015年12月6日)

右侧头面痛较前缓解;左额疼痛减轻、皮肤时痒,易急躁。大便稀,日3行。口干苦,饮水不多。舌质暗红,苔薄黄略腻,脉弦细缓。

思路:头痛减轻、大便质稀、舌质暗红、苔薄黄略腻、脉弦细缓是心肝之火渐去,风阳已近平息,唯蕴络之瘀热湿浊未尽。宜守方继进,尝试减药。

处方:上方去木贼草、旋覆花、羚羊角粉、郁李仁。7剂,水煎服。每日1剂,水煎400 mL,服法同前。

十诊(2015年12月20日)

已经停药1周,额痛、右眼球疼痛缓解,头皮仍发紧。近3天,头痛,口干,咽痛,干咳,多汗。昨晚体温37.7℃。易急躁,大便稀、日2~3次。舌质紫黯,苔白腻,脉弦细数。

思路:头痛缓解。头痛,咽痛,干咳,体温升高,为外感所致。原本湿热内蕴,累及气化,妨碍气机,易招外邪。上方加金银花,配菊花疏风解表清热,羚羊角粉凉肝止痛。

处方:上方去牡丹皮;改菊花 24 g;加羚羊角粉 1 g(冲服),金银花 30 g。7剂,水煎服。每日 1 剂,水煎 400 mL,分早晚 2 次温服。

嘱尽剂后停药观察。若有不适,及时随诊。

停药至今。2016 年 9 月初随访,头痛无复发。

【诊者体会】

带状疱疹是由水痘—带状疱疹病毒引起的急性炎症性皮肤病。中医称为"蛇串疮""蛇丹""蜘蛛疮""蛇盘疮""缠腰火丹"等。

带状疱疹在皮疹消退以后,患处皮肤仍有疼痛不适,且持续 1 个月以上者称为带状疱疹后遗神经痛。

带状疱疹在人群的发病率为 1.4‰~4.8‰,其中有 10%~20% 的病人可以遗留神经痛。60 岁以上患带状疱疹后其后遗神经痛的发生率明显增高,可达 50%~75%,神经痛的发病概率与年龄呈显著正相关,而且这种疼痛会持续相当长时间。

一、病因病机

(一)病因

1. 外因

以风火湿热邪毒常见。风、热、湿、毒之邪常受之于外;火邪多自内生。风火湿热毒邪蕴伏体内,以伏邪的形式引起发病。

2. 诱因

正气受损,御邪无力。劳伤气血,久病伤正,年老体虚,抵抗力降低,则体内伏邪伺机而动,发于肌肤,壅阻脉络。

(二)病机

发病与病机因感邪不同而有别。如风热上扰、火毒燔灼头面肌肤;湿热之邪多阻滞躯干四肢。邪毒浸渍肌肤,阻遏卫气,郁滞营气,因而发病。

正虚邪扰,淤塞脉络,不通则痛。新感入络,络脉受损,营郁血滞,卫气痹阻,发生疱疹。病久瘀滞痰结,邪气蕴伏络,阻滞脉络,因而发生后遗神经痛。

邪阻络痹,不通则痛,疼痛贯穿病程始终,常缠绵难愈。

二、辨证论治

(一)细心识证

带状疱疹发病初起可见患处皮肤红斑、丘疹,逐渐出现丘疱疹,疱壁发亮,水泡群。部分病人仅见少许疱疹;个别病人有典型的疼痛,但是局部不见疱疹。因此,临证应把握其表现特征,细心查看皮肤,做到不漏诊。

(二)治则治法

祛邪解毒,清热通络,缓急止痛,预护其虚。

(三)分证论治

疱疹发于头面,多为风火热毒上攻,病在阳明,甚则入心,常用大瓜蒌散合泻心汤。躯干疱疹,责之湿热火毒蕴结,其病在肝胆,火盛宜清肝泻火,用白头翁汤合芍药甘草汤;肝胆湿热,治宜清热利湿,用龙胆泻肝汤;便秘用茵陈蒿汤合栀子柏皮汤。热入心营,发热头痛,烦躁不宁,夜间加重,治宜解毒凉营,清心安神,用清营汤加减。

三、本案分析

本案典型的皮疹与疼痛符合带状疱疹后遗神经痛。

(一)病机

风火挟湿热毒邪上扰头面。头面居人体之巅,颜面额角为足阳明胃经脉循行之地;阳明为水谷之海,阳气旺盛,又为藏污纳垢之所。青年男性发生疱疹,由阳明湿热蕴毒循经上扰,燔灼皮肤所致。其头痛因湿热余毒瘀塞阳明脉络。病在阳明经脉,由湿热余毒蕴结,络痹不通。

(二)治法

清解湿热余毒,畅通阳明脉络,缓急止痛。发病未久,仍以祛邪为急,辅以通络。

(三)方药分析

1.首诊处方

用黄连、升麻、瓜蒌为君药。黄连善清胃热,泻心火;升麻清热解毒,善治头面黏膜炎性病变;瓜蒌清热化痰,柔肝缓急,古代医家常用治"缠腰火丹"。黄芩、地丁、蒲公英清热解毒,助君药清胃热、解余毒,为臣药。生地黄、牡丹皮清热凉血养阴;天麻、菊花、全蝎搜风通络止痛;肺主皮毛,桑白皮泻肺利气,畅利营卫,《本草备要》记载:桑白皮"利二便,散瘀血,下气行水",并为佐使药。诸药合用,清热除湿,解毒化浊,益阴凉血,柔肝缓急,通络止痛。

2. 祛邪通络是关键

出现带状疱疹后神经痛6个月内,采取有效治疗,可以降低疼痛的程度,缩短病程。邪气蕴络,不通则痛为其基本病机,本案始终坚持祛邪与通络并重的治法,在3个月内获得缓解。

3. 宁心安神

病久入络是带状疱疹神经痛持续不能缓解的常见病机。疼痛不解,可引发精神心理等问题。邪气内扰,疼痛不解,心神不安,其痛难除。本案皮疹发于左额角,但是后期头痛出现在右额及眼球,当属病久扰心,心神不宁,痛由心生。此时,治需宁心安神,心静痛减。

4. 止痛中药

(1) 瓜蒌。大瓜蒌散是治疗带状疱疹及后遗神经痛验方,瓜蒌为君药。《重庆堂随笔》:"栝楼实,润燥开结,荡热涤痰,夫人知之;而不知其舒肝郁,润肝燥,平肝逆,缓肝急之功有独擅也。"本品清热解毒,化痰通络,柔肝缓急,痰热、湿热、热毒蕴结之病证,皆其所宜。热毒内盛配白头翁、连翘、金银花、黄连、升麻;便秘配决明子、大黄、牛蒡子;热邪伤阴,配伍玄参、生地黄、天花粉;瘀热阻络,配当归、红花、旋覆花、蝉蜕、僵蚕等。

(2) 全蝎。味辛、性平,有毒,入肝经。能祛风止痉、通络止痛、攻毒散结。善搜风通络止痛,用治带状疱疹神经痛疗效可靠。研末吞服或嚼服,用量少,且可增效。

(3) 天麻。辛润甘平,能散外感风邪,善于平肝止痉,可以用于治疗带状疱疹后的神经痛。肝经风热,配伍羚羊角、白头翁、地龙;风邪阻络,配蝉蜕、僵蚕、荆芥、旋覆花、当归。

附方

1. 清胃散(《脾胃论》卷下)

组成:生地黄、当归身各3分,牡丹皮半钱,黄连6分(夏月倍之),升麻1钱。

用法:上药为末,都作一服,水盏半,煎至7分,去渣,放冷服之。

功效:清胃凉血,养阴降火。

主治:胃火牙痛,牵引头痛,面颊发热,或牙龈红肿溃烂,或唇舌腮颊肿痛,舌质红,苔黄,脉滑数。

2. 五味消毒饮(《医宗金鉴·卷七十二》)

组成:金银花3钱,野菊花、蒲公英、紫花地丁、紫背天葵子各1钱2分。

用法:水2盅,煎8分,加无灰酒半盅,再滚二三沸时,热服。渣如法再煎服,被盖出汗为度。

功效:清热解毒,消散疔疮。

主治:疔疮初起。发热恶寒,疮形如粟,以及痈疡疖肿,红肿热痛,舌红苔黄,脉数。

3. 大瓜蒌汤(《杂病源流犀烛·卷十》)

组成:大瓜蒌1个(捣烂),红花3 g,甘草9 g。

用法:上药为末。水煎服。

功效:清热解毒,开郁散结,缓急止痛。

主治:受暑胁痛,皮黄发泡者。

古代文献

《灵枢·经脉》:胃足阳明之脉"出大迎,循颊车,上耳前,过客主人,循发际至额颅。"

《外科正宗·火丹》:"火丹者,心火妄动,三焦风热乘之,故发于肌肤之表,有干湿不同,红白之异。"

《疡科心得集》:"蜘蛛疮,或衣沾蛛遗尿,或虫蚁游走,染毒而生。"

顽固性眩晕

◀ 导语 ▶

　　眩晕久治不愈、反复发作者颇多。眩晕与肝、风、痰、饮、瘀血、正虚等因素相关。老年眩晕反复发作,经久不瘥,病机较为复杂。通常正虚为本,主要包括气虚、阴虚、血亏、精气不充等;同时,可以兼夹痰、瘀、火热、阴火等内生邪气。高年肾虚,精气不充,脑髓不足,加之正虚邪扰,是眩晕发作的基础。《黄帝内经》所谓"髓海不足,脑转耳鸣,胫酸眩冒……""上气不足……目为之眩"。补虚充髓,怡神定眩,不可或缺。

临证思辨

病例　女,70岁,退休公务员。首诊时间:2008年3月12日。

医生:您好!请问您哪里不舒服?

患者:您好!我头晕近十个月了。

思路:头晕的感受因人而异。应仔细询问。

医生:您的头晕是什么感觉?

患者:发作时天旋地转,不能站立。

思路:这是眩晕。眩晕有中枢性与周围性两类,要区分。

医生:您头晕是否伴有耳鸣、听力改变或其他症状?

患者:平时就有耳鸣,听力下降。伴有恶心、呕吐。

思路:耳鸣,听力下降似乎是耳源性眩晕,伴有恶心、呕吐则梅尼埃病的可能大,还可见于前庭性偏头痛。

医生:眩晕发作持续多长时间?

患者:5小时左右。

医生:发作有诱因吗?

患者：常在转头或起卧时发生，近1个月来头晕均在夜间发作，症状基本相同。

医生：每天都发作吗？

患者：几乎是每天发作。

医生：还有其他症状吗？

患者：出汗、欲大便。

医生：这是自主神经症状。您的耳鸣、听力减退与眩晕有关吗？

患者：耳鸣、听力减退持续存在，但是眩晕发作时会加重。

思路：眩晕伴有耳鸣、听力减退、汗出、欲解大便属周围性眩晕。应考虑梅尼埃病、良性发作性位置性眩晕（BPPV）。但梅尼埃病不会因转颈诱发，BPPV不会持续数小时以上。故血管因素的可能性更大。

医生：你的记忆力怎么样？

患者：记忆力减退有几年了，近来加重。

思路：记忆力减退有增龄的原因，也可以是血管因素。结合本例眩晕发作、进行性耳鸣、听力与记忆力减退，需要考虑血管因素引起的眩晕。

医生：请问您还有其他不舒服的感觉吗？

患者：口干微苦，食少，嗳气。大小便正常。

医生：睡眠怎样？

患者：睡眠还可以，夜间头晕发作会影响睡眠。

医生：请伸出舌头让我看看，好的。请让我为您诊脉……

医生：我来为您做检查好吗？

患者：好的。

（记录：血压115/70 mmHg。颅神经、四肢未见异常，共济运动协调，Romberg征阳性。）

综合四诊资料与诊疗过程记录如下：

【病案记录】

主诉：眩晕伴恶心、呕吐反复发作9个月。

现病史：自2007年6月开始经常发生头晕。发作时视物旋转，恶心呕吐，吐出胃内容物，每次持续5小时左右；常在转颈或起卧时发病，伴汗出，欲解大便，耳鸣。近1个月来头晕每于夜间发作，症状相同。口干微苦，食少嗳气；睡眠尚好，头晕发作时影响睡眠，二便调。耳鸣，左耳听力下降，记忆力减退。

> 既往心动过缓1年余,慢性咽炎胃炎病史5年,平素急躁,无饮食及烟酒偏嗜。
> 体格检查:血压115/70 mmHg。颅神经(-),四肢(-),共济运动协调,Romberg征(+)。舌质暗红,苔薄白、舌中黄腻,脉沉细。
> 中医诊断:眩晕。辨证:气阴亏虚,清窍失养,痰瘀内结,肝风上扰。
> 西医诊断:(1)前庭性偏头痛?(2)慢性脑供血不足(CCCI)。
> 治法:益气升清,养阴生髓,化痰活血,柔肝定眩。
> 处方:黄芪30 g,麦冬30 g,当归15 g,葛根15 g,丹参15 g,天麻15 g,枸杞子15 g,菊花15 g,旋覆花15 g(包)、半夏9 g,淫羊藿6 g。6剂,水煎服,每日1剂,分早、晚2次服温用。

思路:老年女性,反复发作眩晕,迭治疗效并不满意。刻诊眩晕,伴有持续耳鸣、听力下降、记忆力减退;舌质暗红,舌尖苔薄白、中根黄腻,脉沉细。年老体虚,脏腑亏损,气阴不足,清阳不升,清窍失容;气阴亏虚,气化失常,痰浊瘀血阻滞,清窍不利,肝风内动。治宜益气养阴,升清利窍,化痰活血,柔肝定眩,用益气活血方加减:黄芪、麦冬、当归、枸杞子益气养阴;丹参、旋覆花、天麻、半夏化痰活血;当归、菊花、天麻柔肝息风;葛根、淫羊藿通阳升清。

二诊(2008年3月19日)

本周仅1次眩晕发作,时间在凌晨,伴恶心呕吐、汗出、耳鸣,持续1小时。乏力,食少,口干苦,气秽,咳白色黏痰。舌质红,苔中根黄腻,脉沉弦细无力。血压110/70 mmHg。

思路:眩晕,苔中根黄腻,咳白色黏痰为痰热内结,痰热阻滞,气血不畅,肝风内动。须清热化痰,通达气血。

处方:去旋覆花;加知母15 g,川贝母9 g。6剂,煎服方法同前。

三诊(2008年3月26日)

头晕发作减少、耳鸣、听力下降、乏力均好转,食欲改善、口干减轻。昨日受凉出现流清涕,轻微咳嗽,吐白黏痰。余无所苦。舌质红,苔中根黄腻,脉沉细弦。

思路:诸症向安,理应效不更方。唯鼻流清涕,轻微咳嗽,吐白黏痰,是外邪侵袭肺卫,加桑叶、荆芥穗配黄芪益气解表。

处方:上方去半夏;加桑叶15 g,荆芥穗9 g。6剂,煎服方法同前。

四诊(2008年4月2日)

阵发性头昏沉不爽,劳累、精神紧张发作,无视物旋转;仍耳鸣,听力下降;口干口苦缓解,咳嗽、痰白易咳,受凉后加重,食欲改善。舌质暗红,苔薄白,中根黄腻,脉沉细。

思路:劳伤元气,气虚御邪无力,外邪易感难去,诸症不除。去桑叶、荆芥穗、知母;加党参、石斛益气养阴,陈皮、半夏化痰解表。

调整处方:黄芪30 g,党参15 g,天麻15 g,菊花15 g,石斛15 g,淫羊藿15 g,郁金15 g,全当归15 g,葛根15 g,丹参15 g,陈皮12 g,枸杞子18 g,半夏9 g,川贝母9 g。6剂,煎服方法同前。

五诊(2008年4月9日)

头部频繁活动时微感头晕;咳痰减少,情绪稳定,精力体力良好。口苦、咳嗽缓解,夜间口干明显;入睡难,睡则易醒。舌质暗红,苔中根黄乏津,脉沉细无力。

思路:头晕向安,难寐易醒,脉沉细责之气阴亏虚,心神失养。加酸枣仁安神。

处方:上方去半夏,加酸枣仁30 g。6剂,水煎服,分早、晚2次服温用。

六诊(2008年4月16日)

头晕未作,体力好转,心情舒畅,已能看电视、上网;唯活动头部后仍感不适。入睡需40分钟,睡眠较深沉;食少纳呆;大便略干,一二日1行;口干、口苦改善。舌质暗红,苔中根黄腻。脉沉细。

思路:食少便干,为气阴虚,肝胃不和,气机郁滞,和降失常,宜兼疏肝和胃,润肠通便。

处方：上方去淫羊藿、陈皮；加决明子 30 g，青蒿 15 g，紫苏梗 12 g，薄荷 9 g（后下）。6 剂，煎服方法同前。

七诊（2008 年 4 月 23 日）

头晕未作，活动过多则微感劳累且头目不爽；食欲改善，食量渐增；大便日 1 行不干；夜间口干。舌质暗，苔中根黄腻，脉沉细无力。

思路：纳增寐安，二便通畅，心境宽松。口干、脉弦细、不耐烦劳为气阴亏虚，宜补虚柔肝。

处方：上方去薄荷、决明子、紫苏梗；加麦冬 30 g，茵陈 15 g。6 剂，煎服方法同前。

八诊（2008 年 4 月 30 日）

头晕未作，转头及劳累时则头昏沉；入睡略慢，睡眠深沉；喜静恶躁，噪声加重耳鸣及视物不爽；精力、体力明显好转。舌质暗红，苔薄黄，脉沉细。

思路：喜静恶躁、舌质暗红、苔薄黄为元气不足，阴火内生之象。年老正虚，治需缓图。加黄柏配黄芪、党参补元气，泻阴火。

处方：上方去郁金，加黄柏 9 g。6 剂，煎服方法同前。

九诊（2008 年 5 月 7 日）

头晕未作，仅在劳累、转颈过快时感头部昏沉；左耳持续耳鸣、听力减退，右耳偶感低调耳鸣。睡眠深沉梦多，每晚睡眠 7~8 小时。舌质暗红，苔黄厚乏津，脉沉细。

思路：眩晕缓解，舌脉未变，知其病机尚无根本变化，故需守方调治，改汤为丸，缓缓建功。

处方：(1) 上方 6 剂，煎服方法同上。(2) 上方 6 剂，制水丸。6 g，口服，每日 3 次。

十诊(2008年6月11日)

停服汤剂2周,偶感头晕,伴恶心欲吐、欲排便、汗出;左耳持续耳鸣、听力下降;情绪稳定,饮食、睡眠、二便正常。口微干夜甚。血压85/65 mmHg。舌质暗红,苔黄乏津,脉弦细。

思路:天气渐热,热则气阴易损,同时停药则症状反复,说明老年虚证无速复之道,再进益气升清、养阴柔肝、活血化痰之剂。仿清暑益气汤方义。

处方:黄芪30 g,太子参30 g,麦冬30 g,酸枣仁30 g,浮小麦30 g,当归18 g,川贝母9 g,天麻15 g,丹参15 g,葛根15 g,五味子12 g,炙甘草12 g。6剂,煎服方法同前。尽剂后继续服水丸。

十一诊(2008年8月13日)

服水丸2个月,头晕、头昏未发作,情绪良好;偶感眼干涩,白天精力体力差,余无所苦。血压105/70 mmHg。舌质淡暗,苔中根黄腻。脉沉细无力。

思路:时值盛夏,天暑内迫,多汗阳浮,耗伤气阴,此时最需顾护气阴。重用麦冬,加五味子、枸杞子益气养阴。

处方:(1)6月11日方,去浮小麦;改麦冬60 g;加五味子9 g,枸杞子15 g。6剂,水煎服,2日1剂。

(2)黄芪150 g,当归150 g,天麻150 g,枸杞子150 g,党参120 g,酸枣仁120 g,黄连120 g,菊花120 g,玉竹120 g,丹参90 g,百合90 g,葛根90 g,川贝母90 g,茯苓90 g。制水丸,服法同前。

十二诊(2008年9月3日)

微感头晕、乏力,偶汗出,夜间咽干。精力体力良好,纳眠可,二便调。舌淡红略暗,苔黄厚腻,脉沉细弦。

思路:长夏湿盛夹暑,最易耗伤气阴。拟益气阴,化痰浊法。

处方:黄芪20 g,泽泻20 g,党参18 g,瓜蒌18 g,天麻18 g,百合30 g,浮小麦30 g,麦冬45 g,紫石英15 g,半夏9 g,川贝母9 g,石菖蒲12 g。(1)6剂,水煎服;(2)6剂,制水丸,服法同前。

十三诊(2008年9月10日)

体位变换时偶感头晕,伴恶心、呕吐、站立不稳,汗多,口干。昨日发作两次,卧床休息后好转。舌质暗红,苔中根黄厚,有裂纹,脉沉细。

思路:暑盛汗多,易伤气阴,暑热夹痰,内扰气机,土虚木旺,肝风内动。治宜补气、清热、化痰、平肝、定眩。

处方:上方改黄芪30 g;加红力参6 g(先煎),黄连9 g,夏枯草15 g,菊花15 g。6剂,制水丸,服法同前。

十四诊(2008年12月17日)

偶因长时间低头诱发头晕。精力、体力、情绪、纳眠俱佳,二便正常,口干不甚。舌暗红,边有齿痕,苔黄腻,脉弦滑。

思路:历经半年调治,气阴渐复,脏腑安和,土疏木达,气血调畅,清窍得荣,诸症向安。时值闭藏之际,宜补养气阴,升降气机,化痰活血。

处方:黄芪24 g,菊花24 g,人参6 g(先煎),葛根20 g,丹参18 g,当归15 g,茵陈15 g,天麻15 g,泽泻30 g,百合30 g,酸枣仁30 g,黄柏12 g,川贝母9 g。7剂,水煎服。每日1剂。

十五诊(2008年12月24日)

低头或长时间使用电脑会发生头晕,无头昏沉,记忆力差,左耳听力略差,安静时耳鸣,大便不成形,日1行。舌质暗红,边见齿痕,苔黄腻,尖、中部略厚,脉沉细。

思路:劳则气耗,证属气阴亏虚,气化无力,痰热湿浊内蕴。治宜益气养阴,兼顾和中化浊。

处方:加茯苓15 g,荷叶9 g。7剂,制水丸,服法同前。

十六诊(2009 年 3 月 17 日)

间断服水丸,头晕未作。偶咽痒、咳嗽,睡眠多梦,偶尔夜间口干。舌质暗红,苔黄厚腻,脉沉细。

思路:冬季取暖,室内干燥。患者年高体弱,气阴素亏,痰浊难化,治当疏利清化,益气养阴。当归六黄汤泻火清热、益气养阴,用葛根黄芩黄连汤清热燥湿。

处方:黄芪 24 g,当归 15 g,天麻 15 g,茵陈 15 g,麦冬 30 g,百合 30 g,酸枣仁 30 g,葛根 20 g,黄芩 9 g,川贝母 9 g,丹参 12 g,生地黄 12 g,熟地黄 12 g,黄柏 12 g。8 剂,水煎服。每日 1 剂。

十七诊(2009 年 5 月 27 日)

坚持治疗,并适当运动、控制饮食,患者精神、体力佳,记忆力近常,饮食、二便正常。微感头目不清爽,咽痛,微口干,偶咳嗽,睡眠多梦。舌质暗,苔黄腻,脉弦细。血压 104/75 mmHg。

思路:头晕虽缓解,但头目不清爽、睡眠多梦、微口干、舌质暗、苔黄腻、脉弦细是气阴亏虚未复,痰热瘀浊尚未除尽,加养阴化痰之品守方为治。

处方:上方加玄参 12 g,竹茹 12 g。7 剂,共细末,炼蜜为丸,丸重 9 g。每服 1 丸,每日 3 次。

十八诊(2009 年 6 月 3 日)

头目清爽,精神、体力佳。近半年双眼干涩,余无所苦。舌质暗红,苔黄腻,脉沉细。

思路:病入坦途,形神俱安,病本未根除,守方巩固。

处方:上方 7 剂,制水丸,继服。

十九诊(2009 年 12 月 2 日)

头目清爽,精力体力均佳,饮食、睡眠、二便正常。舌质暗红,边有齿痕,苔薄黄腻,中根厚腻,脉沉细。

思路:感觉良好,但舌脉变化不明显,是气虚不化,湿热瘀浊内结,加党参、三七补虚活血;增茵陈用量,加黄连清热燥湿。

处方:上方改茵陈20 g;加黄连12 g,党参15 g,三七粉10 g。7剂,制水丸,服法同前。

二十诊(2011年7月13日)

偶于活动量大时略感头昏沉。白天精神体力可,记忆力改善,情绪较前平稳。口干、咽干。舌质暗红,边有齿痕,苔中根黄腻略厚,脉沉细。血压122/74 mmHg。

思路:口干咽干,脉沉细、舌质暗红、边有齿痕,苔黄腻是气阴亏虚,瘀热痰浊内结之象。守益气阴、化痰瘀、升清阳、调气血法。

处方:黄芪30 g,麦冬30 g,酸枣仁30 g,天麻18 g,枸杞子18 g,葛根18 g,巴戟天12 g,当归12 g,生山楂15 g,丹参15 g,泽泻15 g,石斛15 g,淫羊藿15 g,陈皮15 g,半夏9 g,黄连9 g,黄柏9 g。7剂,制水丸,服法同前。

2011年8月来院健康检查,告知自我感觉良好,近期担任老年人合唱团指挥,信心满满,挥洒自如。体检:(1)TG 1.96 mmol/L,LDL-C 2.90 mmol/L;(2)两侧颈动脉内膜增厚伴粥样斑块形成。建议加服阿托伐他汀钙10 mg,每晚1次。

二十一诊(2012年11月7日)

劳累、急躁易诱发头目昏不爽,数秒钟缓解。体重、情绪稳定,记忆力良好,纳眠可,二便正常。夜间偶口干,不多饮。自述精力充沛,体力良好,与5年前相比有天壤之别。正在京剧班学习老旦角色,对生活充满热情与希望,满足之情溢于言表。血压110/70 mmHg。舌质暗红,边有齿痕,苔薄黄略腻,脉沉细弦。

体格检查:生化指标无异常;B超:右侧斑块已不明显,左侧斑块明显缩小。

思路:年逾七旬,感觉良好,唯有舌脉与初诊时无明显变化。提示年高之体正虚邪结,虽无不适,医家切忌掉以轻心。宜益气养阴,化痰活血,兼顾肾元。

处方:(1)2011年7月13日方改黄连20 g;加山药15 g,山茱萸20 g。7剂,制水丸,服法同前。

(2)黄芪24 g,麦冬30 g。7剂,水煎服,2日1剂。

二十二诊(2013年8月14日)

体位变化时偶尔头晕,无恶呕及旋转,30秒即缓解。情绪、精力可,记忆力可。纳眠及二便正常。舌质暗红,边有齿痕,苔薄黄,脉沉细弦数。血压110/70 mmHg。

思路:老年正虚,本在脾肾,唯有调摄得宜,或可颐养天年。舌暗红、脉沉细为正虚血瘀,加三七活血通络。

处方:11月7日方去黄柏,加三七粉10 g。7剂,制水丸,服法同前。

【诊者体会】

头旋眼黑是为眩晕。眩晕以动为特征,凡动皆属于肝。故《素问·至真要大论》曰:"诸风掉眩,皆属于肝。"

一、病因病机

(一)病因

眩晕病因主要涉及内伤、外感、外伤等方面。内伤包括饮食失节、情志失调、年老体衰、劳倦过度等;外感责之风、寒、热、湿诸邪;外伤主要是打扑撞击或体位不当,劳损过度。

(二)病机

眩晕以动为特征,动皆属风,其病则首见于肝。

病理性质有虚实之分,邪实包括风、火(热)痰、瘀、阳亢;虚证责之气血阴阳不足,髓海失养,清窍失聪;或为虚实夹杂,如气虚血瘀、阴虚阳亢、阴虚火旺等。

二、本案分析

(一)病机分析

本例系虚实夹杂之证。患者老年女性,眩晕反复发作,舌质暗红,苔黄腻,脉沉细,证属气阴亏虚,清阳不升,髓海失养;夹痰瘀蒙覆,清窍不利;土虚木旺,内风动越。

（二）治法方药

1. 治则

治宜益气养阴，升清利窍，化痰活血，柔肝定眩。

2. 方药

益气活血方为作者经验方，方中黄芪、麦冬为君药，黄芪甘温益气补虚，复善升阳；麦冬甘寒养阴，有益气之力；黄芪配麦冬甘温益气而不燥，甘寒养阴而不腻，合用能益气养阴，补虚宁心。《医学衷中参西录》说：黄芪"性温，味微甘。能补气，兼能升气，善治胸中大气下陷……与养阴清热药同用，更能息内风也。"当归补血，枸杞子补肾添精生髓，天麻柔肝息风定眩，为臣药；黄芪配当归益气养血，配天麻扶土抑木，枸杞子配麦冬益阴补虚。丹参活血化瘀，旋覆花、半夏降逆化痰，菊花平肝息风，为佐药。葛根、淫羊藿通阳升清为佐使药。诸药合用具有益气养阴，补肾生髓，化痰活血，柔肝息风，通阳升清之功。

此后二十余诊，患者症状平缓向安，然舌脉始终变化不大，故用药虽有出入，然治法始终不离益气养阴，化痰活血，升清柔肝，用药围绕初诊方加减化裁，黄芪、人参（党参）、当归、丹参、天麻、枸杞子、葛根、菊花、淫羊藿多在必用之列。

老年眩晕守方用药是要诀。本例处方平淡无奇，然医患配合，坚持治疗，病情虽偶有反复，假以时日，终获满意疗效。岳美中先生提出"治急性病有胆有识，治慢性病有方有守。"信不我欺。

附方

益气活血方（作者经验方）

组成：黄芪30 g，当归12 g，麦冬30 g，石斛15 g，炙甘草9 g，天麻15 g，葛根12 g，淫羊藿6 g。

用法：水煎服。

功效：益气养阴，升阳活血，柔肝息风。

适应证：后循环缺血、慢性脑供血不足之眩晕、头痛、健忘，证属气阴亏虚者。

古代文献

《灵枢·口问》："上气不足，脑为之不满，耳为之苦鸣，头为之苦倾，目为之眩。"

《灵枢·卫气》:"上虚则眩。"

《济生方·眩晕门》:"所谓眩晕者,眼花屋转,起则眩倒是也,由此观之,六淫外感,七情内伤,皆能所致。"

《丹溪心法》:"无痰不作眩……头眩,痰挟气虚并火,治痰为主,挟补气药及降火药"。

《景岳全书·眩晕》:"虚者居其八九,而兼火兼痰者,不过十中一二耳。"

颅内动静脉畸形术后头晕并癫痫发作

◀ 导 语 ▶

　　颅脑手术后,癫痫发作是常见临床问题,属于"痫证"范畴。痫证发病原因有先后天之分,先天禀赋异常,脑髓损伤;后天将养失调,情志内伤,外感邪气,饮食所伤,跌仆打击,损及脑髓,以致脏腑功能失调,积痰内伏,气机逆乱,神机受累,元神失控。发作时治标,常用清肝泻火,豁痰熄风,开窍定痫;平时则应祛邪补虚,以控制或减少发作。贵在调摄适度,将养合理,坚持用药,控制发作,保护脑髓神机。本例患者2018年7月来诊,病情无发作,告知今夏大学毕业,将于下月入职。

临证思辨

病例 男,18岁,高三学生。住河北省。首诊时间:2014年2月11日。

医生:您好!

患者:大夫好!

医生:请问您哪儿不舒服?

患者:我头痛、头晕。

思路:青年人头痛原因有许多,要详细了解。

医生:头痛有多长时间了?

患者:比较明显有5年多了。近半年头痛减轻,头晕明显。

思路:慢性头痛,进行性加重。要寻找原因。

医生:最初头痛是什么感觉?

患者母亲:头痛最初发生在1998年前后,起初是偶尔发作。五六年前头痛发作频繁起来。因为反复头痛、头晕,经检查发现"颅内动静脉畸形",2010年在北京某医院行"右颞开颅动静脉畸形切除术"。

思路:开颅术后可能出现并发症,如头痛、头晕、癫痫发作等。

医生:术后恢复得好吗?

患者:术后头痛趋于减轻,但是偶尔会在夜间发生抽搐。

思路:夜间抽搐,可能是癫痫发作。要了解发作过程。

医生:发作时有哪些表现?

患者母亲:发作前,先大叫两声,继而四肢抽搐强直,伴口吐白沫,持续10分钟左右缓解。对发作过程不能回忆,发作后周身疲劳。

医生:发作频繁吗?治疗过没有?

家长:上学期间每月发作一两次不等,假期发作相对少些。2012~2013年,口服丙戊酸钠缓释片(500 mg)早晚各1次。

医生:停药后病情怎样?

家长:病情相对平稳,一两个月发作1次。

医生:今天来诊的目的是?

患者:近半年头晕明显加重,偶伴耳鸣,影响学习和生活。

医生:现在病情怎样?

患者:头晕没有明显变化,偶尔会头胀痛。

医生:头晕是怎样的感觉?

患者:昏沉、晃动、站立不稳。

思路:昏沉、晃动,站立不稳属于眩晕。

医生:发作有规律吗?

患者:好像与学习劳累、精神紧张、睡眠不好有关。

医生:每天都发作吗?

患者:差不多吧。

医生:每次持续时间有多久?

患者:半天以上。

医生:是否伴有呕吐、耳鸣和听力异常?

患者:都没有。

医生:您还有其他不适吗?

患者:今年读高中三年级,6月要参加高考,学习紧张。白天易疲劳,精力不济,头晕时记忆力差。

思路:眩晕与学习压力大、疲劳有关。可以排除梅尼埃病。发生焦虑性眩晕的可能性大。

医生:学习效率怎样?

患者:一直坚持上学,学习成绩较术前略差。

医生:情绪怎样?睡眠好吗?

患者:情绪平稳,睡中多噩梦,偶打鼾。

医生:饮食怎样?

患者:饮食正常。大小便也正常。

医生:还有其他情况吗?

患者:没有。

医生:目前采用什么治疗措施吗?

家长:没有。

医生:我可以检查一下吗?

患者:好的。

[记录:血压 90/64 mmHg。双眼水平震颤(±),神经系统检查未见明显异常。]

医生:请您伸出舌头我看看……好的。再诊脉。

医生:我可以看看检查报告吗?

[北京天坛医院检查报告:(1)术前头颅 MRI 示:右颞动静脉畸形(AVM),大枕大池、筛窦、上颌窦轻度炎症。(2)MRA:右颞可见异常血管团影,右侧大脑中动脉水平段血管增粗(2010 - 02 - 09)。(3)术后头颅 CT:右颞 AVM 术后,大枕大池;右侧脑室枕角内积血(2010 - 02 - 12)。(4)病理诊断:血管畸形(2010 - 02 - 20)。]

综合四诊资料,病情和诊疗记录如下:

【病案记录】

主诉:发作性头痛、头晕、抽搐5年多。

素患头痛、头晕,近半年头晕明显加重,偶伴耳鸣,听力正常,否认恶呕,头晕时可伴站立不稳无跌倒。2010年因头痛在北京某医院行"右颞开颅动静脉畸形切除术",术后头痛减轻。偶有夜间抽搐,发作前先叫喊两声,伴口吐白沫,持续10分钟左右自行缓解,发作后疲劳,不能回忆发作过程。2012~2013年,口服丙戊酸钠缓释片(500 mg)早晚各1次。刻诊:头晕,几乎每天发作,每次持续半小时以上,偶有全头胀痛。白天易疲劳,精力不济,情绪平稳,头晕作时记忆力差。睡中多噩梦,晨起解乏,偶打鼾,无呼吸暂停及憋醒。饮食、二便正常。

个人史与既往史：血压偏低 90/60 mmHg，时常头晕，半天可自行缓解。2010 年右颞开颅动静脉畸形切除术，术后夜间抽搐发作，5~6 次/年。否认血糖、血脂异常，扁桃体切除术史（不详）。饮食清淡无偏嗜。体重稳定。高中三年级，学习成绩较术前略差。

体格检查：血压 90/64 mmHg。双眼水平震颤（±），颅神经（−），四肢（−），Hoffman（−）。

舌质暗淡，苔薄黄略腻，脉弦滑。

中医诊断：(1) 眩晕；(2) 痫证；(3) 头痛。辨证：痰热瘀络，生风扰神，伤阴损脑。

西医诊断：(1) 脑 AVM 术后；(2) 症状性癫痫。

治法：化痰活血，清热平肝，息风通络。

处方：旋覆花 15 g，天麻 18 g，川芎 9 g，菊花 18 g，蝉蜕 18 g，白僵蚕 15 g，怀牛膝 15 g，丹参 15 g，郁金 15 g，香附 15 g，土茯苓 30 g，玄参 15 g。14 剂，水煎服。每日 1 剂，水煎 400 mL，分早晚 2 次温服。

思路：青年人头痛反复发作，诊断为颅内动静脉畸形，经手术顺利切除。术后抽风发作，属于痫证。虽经抗癫痫药物治疗，每年仍发作五六次以上。此外，经常发作头痛、头晕，影响学习与生活。原本头痛反复发作，固定不移，久不愈，属于瘀血阻滞。手术损伤畸形之血脉，检查发现"右侧脑室枕角内积血"，瘀血阻滞，久瘀化热生痰，痰热瘀阻，扰神生风，是以发生失神、抽风；痰瘀阻络，扰乱清窍，因而头晕、头痛。痰热瘀阻，病久伤阴损脑，元神被扰，学习能力受损。舌质暗淡，苔薄黄略腻，脉弦滑为痰热瘀阻。治宜化痰活血，清热平肝，息风通络。用旋覆花、天麻、川芎平肝息风，化痰通络；菊花、郁金、蝉蜕、白僵蚕凉肝平肝息风；怀牛膝、丹参、香附调和气血；土茯苓、玄参清热养阴。

二诊（2014 年 3 月 4 日）

上方尽剂，停药 4 天。头晕、头痛较前减轻，精力改善。3 月 1 日午夜发生神昏、四肢抽搐，持续约 5 分钟苏醒，醒后周身乏力。情绪平稳，记忆力尚可。饮食、睡眠、二便正常。舌质暗红偏紫，边有齿痕，左侧有瘀斑，苔薄黄腻，脉弦细滑。

思路:头痛、头晕减轻,精力改善,病趋安宁。痫证发作责在痰热瘀血作祟,去香附,加琥珀以化瘀安神,镇惊息风;加款冬花化痰镇惊。

处方:上方去香附;加琥珀粉2 g(冲服),款冬花15 g。21剂,水煎服,每日1剂。煎服方法同前。

三诊(2014年4月8日)

上方尽剂,停药4天。高考临近,学习时间延长,睡眠缩短。5日夜间11:30抽搐发作伴意识不清,持续5分钟,醒后乏力。头痛,头晕如前,精力较差,情绪平稳,记忆力无变化。偶打鼾。血压92/58 mmHg。舌红略紫,边有齿痕,苔薄白,脉沉细弦。

思路:用脑过度,心神不宁,风阳内动,是以痫证发作。加石菖蒲、远志、地龙、重楼宁心安神,豁痰息风。

处方:上方去土茯苓、款冬花、川芎;加连翘15 g,石菖蒲12 g、远志6 g、重楼6 g、地龙10 g。30剂,水煎服,每日1剂。煎服方法同前。

四诊(2014年5月6日)

服上方26剂,病情稳定。作息规律,抽搐未发作;头晕明显减轻,午后傍晚偶感加重。精力改善,记忆力良好。下月高考,学习压力偏大。饮食、睡眠、二便正常。舌质红、边有齿痕,苔薄白,脉弦缓。

思路:抽风未发作,头晕减轻,头痛不明显,精力旺盛,记忆力良好,饮食、睡眠、二便正常,舌质红、边有齿痕,苔薄白,脉弦缓,是瘀血痰热渐退,风阳平息,心神安宁之象。病情趋安,守方继服。唯6月上旬高考,心中不免紧张,减石菖蒲;加重郁金、连翘用量,清心宁神。

处方:上方改石菖蒲9 g,连翘20 g,郁金18 g。35剂,煎服方法同前。
嘱按时服药,调整心态,放松精神,适当运动,增加睡眠时间。

五诊(2014年6月10日)

上方尽剂,经历3天高考,病情稳定。心境放松,头痛、抽搐未发作,偶感头晕,半月前仅有数天疲劳感,余无不适。近期精力、记忆力均佳,情绪稳定。高考结束,压力尽释,睡眠正常。大便偏干、略费力,日1行。舌质红嫩,边齿痕,苔薄黄,脉浮滑。

思路:天气渐热,暑热外迫,多汗耗伤津液,故大便干。脉浮滑为痰热内蕴,风阳欲动之象。加麦冬养阴生津;瓜蒌、牛蒡子化痰润肠。

处方:上方去旋覆花;加瓜蒌30 g,牛蒡子18 g,麦冬30 g。10剂,共细末,水丸,桐子大,6 g,每日3次,温水送服。

六诊(2014年7月8日)

坚持服用水丸。7月4日晚几乎彻夜不寐,5日白天持续头晕,5日夜间抽搐发作2次,症状与以往相同。平日精力、情绪、记忆力良好。轻微口干,饮水多。血压82/60 mmHg。舌红略紫,左侧有齿痕,苔薄黄微腻,脉沉弦。

思路:阳入于阴则寐。一夜痫证发作2次,责之彻夜不寐,阳气浮越,风阳内动。嘱应起居有时,不妄作劳。

处方:上方制水丸。每服6 g,每日3次,温水送服。医嘱:避免强光刺激,尽量减少剧烈、持久的运动,按时作息,忌过劳。

七诊(2014年8月26日)

抽搐未作。唯周身无力,疲乏明显。情绪、记忆力可,饮食、睡眠、二便正常。无口干、口苦。血压96/70 mmHg。舌质暗红,边有齿痕,苔薄白腻,脉弦滑细。考取天津的大学,暑期后将离家求学,要求继续服水丸。

思路:病情已趋安宁,但尚待巩固。舌质暗红、边有齿痕、苔薄白腻、脉弦滑为痰瘀已减而未尽,脉细为暑伤气阴。宜化痰活血,养阴宁心,息风镇静。

处方:上方改瓜蒌20 g,牛蒡子12 g,琥珀粉10 g,远志12 g,麦冬45 g。15剂,共细末,水丸桐子大。每服6 g,日3次,温水送服。

八诊(2014年12月23日)

在天津读书4个月,作息规律,病情稳定,抽搐未作。唯觉周身乏力,情绪、记忆力可。舌质暗红,苔白,脉弦滑。

思路:痫证未发作,此为风阳平息,病入坦途。周身乏力、舌质暗红、苔白、脉弦滑为瘀血痰浊内结,心气不足。宜化痰活血,养心安神。

处方:上方去地龙,改石菖蒲24 g。15剂,共细末,水丸桐子大。每服6 g,日3次,温水送下。

九诊(2015年6月23日)

继服上方半年。抽搐未作,周身乏力缓解,精力趋增,仍神疲,记忆力差。情绪稳定。舌质暗红,边有齿痕,苔薄白,脉浮弦滑。

思路:服水丸1年,痫证未发作,精力改善。神疲、记忆力差,舌质暗红,边有齿痕,苔薄白,脉浮弦滑为瘀浊内阻,心气不足。增石菖蒲、远志、麦冬用量,并加茯苓以养心安神、补虚益智。

处方:上方改石菖蒲30 g,远志20 g,麦冬90 g;加茯苓30 g。15剂,共细末,水丸桐子大。6 g,日服3次。

十诊(2016年2月2日)

服水丸至今,病情稳定。学习压力较大,已经学会主动调整适应,抽搐及头痛、头晕均未发作。刻诊:睡眠多梦,夜间觉醒1次,醒后解乏。情绪稳定,精力尚好,反应略慢,记忆力无异常,学习成绩良好。舌暗红近绛,尖有红点,边有齿痕,苔薄白,脉弦滑细。

思路:痫证、头痛、头晕俱安,睡眠多梦、反应略慢,舌暗红近绛,舌尖有红点,边有齿痕,苔薄白,脉弦滑细,为瘀热痰浊渐尽,内风平息,减化痰息风,增养血柔肝。

处方:上方去重楼、僵蚕;加当归15 g,熟地黄18 g;改瓜蒌15 g,牛蒡子9 g;15剂。共细末,水丸桐子大。每服6 g,每日3次。

十一诊(2016年6月28日)

痫证停止发作近2年,头痛、头晕未发作。近半年精力、体力、睡眠俱佳,情绪稳定,学习明显进步,二便正常。舌暗红近绛,尖有红点,边有齿痕,苔薄白,脉弦滑细。

思路:诸症未作,自我感觉颇佳,脏腑气血平和,病情趋安。舌暗红近绛、尖有红点、边有齿痕、苔薄白、脉弦滑细为瘀热痰浊未尽,守方继服,以资巩固。

处方:2月2日方,去牛蒡子。12剂。共细末,水丸桐子大。每服6 g,每日3次。

【诊者体会】

畸形血管结于颅内,属于有形之邪。阻滞经脉,气血不畅,引发头痛。手术切除是常用治疗方法。癫痫是颅脑手术后常见并发症。

一、本案分析

(一)病机

青年学生,头痛多年,反复发作,经久不愈,部位固定不移,诊断为:"颅内动静脉畸形"。手术切除畸形血管,术后发生抽风、失神、口吐白沫,为症状性癫痫,属中医痫证。虽经抗癫痫药物治疗,每年发作仍超过五六次。至初诊时已经连续发作5年以上。术后头痛并未完全缓解,新增头晕,影响学习生活。

本案以头痛为首发症状,瘀血阻络是头痛发作,经久不愈的基本病机。手术切除畸形血管,去除了导致头痛的病灶,然而手术也造成损伤,致其病灶周围瘀滞加重。久瘀化热,瘀热内结,妨碍气化,津停生痰,痰热瘀阻,头痛因而不愈;痰瘀内结,扰神生风,则猝然生风、失神、头晕。病久痰瘀阻络,气血不畅,脑髓失养,元神被扰;瘀热伤阴,脑髓不充,神机失用,影响记忆力。舌质暗淡、苔薄黄略腻、脉弦滑为痰热瘀阻所致。

(二)治法

本案痫证、头痛、头晕发作责之痰瘀阻滞,化热伤阴,扰神生风。治宜化痰活血,清热平肝,息风通络。

(三)方药解析

用天麻、川芎平肝息风,镇静定痫,活血止痛;旋覆花化痰通络,善治头痛眩晕,用为君药。白僵蚕、蝉蜕、平肝息风,镇痉止痛;菊花、郁金凉肝息风,柔肝缓急,四药相合能平肝镇痉,凉肝息风,通络止痛,为臣药。怀牛膝平肝降逆,补益肝肾;香附疏肝理气;丹参活血化瘀,合用补肝疏肝,活血通络;土茯苓清热利湿,解毒散结;玄参清热养阴,柔肝缓急,为佐使药。诸药共奏平肝缓急、息风镇痉、化痰定眩、活血通络之功。此后数诊,皆依此为基础,稍事变化,总不离化痰活血,平肝息风,通络止痛,终于控制发作。

二、僵蚕治头痛的配伍应用

(一)僵蚕善于平肝息风,化痰通络

僵蚕,味辛咸,性凉,入肺、肝经。蚕食桑叶而生长,故禀桑之性,其性凉散走泄、肃杀清降。僵蚕长于发散风热,善于清利头目,又能清凉而清肝疏肝,亦可平镇肝风,从而具有祛风止痛、化痰通络、平肝息风、解痉安神之功用,临证常用于治疗头痛、眩晕、痫证、中风、咽喉肿痛等病证。

(二)僵蚕应用

1. 头痛

(1)风热头痛:僵蚕疏散风热,清利头目。一味僵蚕即为风热头痛良方,如《仁斋直指方》僵蚕散以僵蚕为末,好茶清加入少许姜汁调服,治疗偏正头痛。取姜汁走散开结,茶清降气清火,与僵蚕配伍,则清散风热,通络定痛;《圣济总录》石膏菊花散(石膏、菊花、天南星、白僵蚕、甘草)治脑风头痛难忍,时愈时发。

(2)风痰头痛:风痰头痛临床多见,治当祛风与化痰兼顾。如《杨氏家藏方》甘菊丸(天南星、薄荷、荆芥穗、细辛、川芎、防风、炙甘草、白僵蚕、菊花)治风痰重感,头目昏痛,肢节拘倦,闭塞耳鸣,头皮肿痛。方用僵蚕、天南星、防风化痰通络,搜风止痛。

(3)痰热头痛:痰热上蒙,头痛昏重,治当清热化痰,降逆利窍。如《海上方》旋覆散(旋覆花、僵蚕、石膏)疏风散结,化痰通络,治疗痰热内结,头痛不已。

2. 痫证

痫证责之风痰内伏,治宜化痰搜风,平肝镇痉。僵蚕有化痰息风,搜风通络,平肝止痉之功。《太平圣惠方》用白僵蚕丸(白僵蚕、干蝎、附子、天南星、乌梢蛇、朱砂),治小儿中风痉及天钓、惊邪、风痫。

3. 眩晕

肝风挟痰是眩晕的常见病机。僵蚕去风痰,平肝风,搜风通络,故善治眩晕。如《圣济总录》万全散(白僵蚕、附子、半夏、细辛、藿香叶、川芎),治"风痰水饮积聚,心胸痞膈,饮食不化,头目不利,神思昏浊。"

附方

白僵蚕丸(《圣济总录》卷十五)

组成:白僵蚕(炒)4两,菊花4两,石膏(研)4两。

用法:上为末,用葱白细研,绞取汁1大盏(约100 mL)同拌和,入少许面糊为丸,如梧桐子大。每服20丸,荆芥茶或温酒送下。

功效:疏风通络,息风止痛。

主治:首风。每遇风时,即发头痛。

古代文献

《丹溪心法·痫》:"痫症……以其病状偶类之耳,非无痰涎壅塞,迷闷孔窍。发则头旋颠倒,手足搐搦,口眼相引,胸背强直,叫吼吐沫,食顷乃苏。"

《丹溪心法·头痛》:"头痛多主于痰,痛甚者火多。"

郁热不寐

> ◀ 导 语 ▶
>
> 　　不寐病因良多,病机复杂,总属阳盛阴衰,阴阳失交。郁热不寐,责之情怀不畅,烦劳有加,饮食不慎,气机郁滞,郁久化热,气郁热扰,心神不宁,夜不能寐。本证多见于青壮年患者,以脑力劳动者、白领人群居多。郁热内结,病位有在心、在肝、在胃之别。劳心过度,其病在心;情志不调,病多由肝起;饮食不节,体劳不足,病从中焦而起,其病在胃。郁热不寐,临证首先当区分病位所在。

临证思辨

病例　女,40岁,电台节目主持人。首诊时间:2008年3月19日。

医生:您好,请问您哪里不舒服?

患者:医生您好!我睡眠不好。

医生:多长时间了?

患者:有3年多了。

医生:为什么会发生失眠呢?

患者:主要与职业有关,同时涉及家庭琐事。因为长期从事电台节目主持人的职业,常常需要工作到深夜,睡眠不规律。后来因为家事所累,心情不佳,逐渐出现睡眠不好。

思路:职业与睡眠障碍有密切的关系。因为工作原因,不能按时就寝,导致睡眠规律紊乱,主要是入睡困难。"阳气者,烦劳则张"。深夜工作,扰动阳气,阳不入阴,因而不寐。

医生:是入睡困难吗?

患者:主要是入睡难,大约1小时才能入睡;伴有多梦易醒。

医生:每晚能够睡多长时间?是否用药物催眠?
患者:每晚可睡眠4~5小时。间断服用褪黑素,效果不明显。
医生:您的精神状态怎样?情绪稳定吗?
患者:精神、体力还可以,情绪比较稳定,与他人交流正常。
医生:还有其他不舒服吗?
患者:思虑多而且怕冷。体重无明显改变,偶口渴。饮食正常,时有胃脘痛。
医生:大小便怎样?
患者:大便不成形,小便没有问题。
医生:月经规律吗?
患者:月经一直很有规律。
医生:请伸出舌头让我看看,好的。请让我为您诊脉……
综合四诊资料,病情和诊疗记录如下:

【病案记录】

主诉:入睡困难3年余。

现病史:因生活琐事烦恼,出现入睡困难,大约1小时方能入睡,伴有多梦,睡眠浅而易醒,一夜能够睡眠4~5小时。为了改善睡眠而间断服用褪黑素,效果不明显。精神体力无异常,情绪稳定,但思虑多,与他人交流正常。体重无明显改变,怕冷,偶口渴。饮食正常,但时有胃脘痛,大便不成形,小便正常。

舌质红,苔薄黄腻,脉沉左弦,右细滑。

中医诊断:不寐。辨证:郁热内结,气机失和,扰神伤阴。

治法:开郁清热,和中安神。

处方:郁金24 g,连翘24 g,青竹茹15 g,夏枯草15 g,牡蛎24 g,沙参18 g,竹叶9 g,茯苓30 g,酸枣仁30 g,知母15 g。6剂,水煎服,每日1剂,分午、晚2次服用。

思路:中年女性近六七,恰值阳明脉衰之际。阳气入里是睡眠的前提,阳明主降,为营卫化源,胃气能降,阳气才能入里。因职业原因,长期睡眠不规律,兼之家庭琐事所扰,思虑较多,以致脏腑气机失和,久郁化热,阳气怫郁,不能入里,反而扰乱心神,因此不能安然入寐。其舌质红,苔薄黄腻为郁热之象,左脉沉弦为郁滞之征。偶尔胃痛、大便不成形,正是阳明失和;口渴为郁热伤阴,怕冷则是郁热内结,阳气不能外达之故,绝非寒症可比。治疗应当开郁清热,和中降气,宁心安神。用郁金、连翘清泄心胃郁热,竹茹、竹叶清心泻热,和胃降逆,夏枯草、牡蛎、知母清热安神,酸枣仁、茯苓养血安神,沙参养阴清热,合用能清热开郁,降逆和中,养心安神。

二诊(2008年3月26日)

症状无明显改善,仍入睡困难,常需1小时左右方能入睡,一夜睡眠5小时左右,多梦、眠浅易醒,白天困倦,情绪稳定,体力佳。饮食规律,时有口干,多饮。二便正常。工作时情绪稳定。舌质红偏淡,边有齿痕,苔薄黄,脉弦细。

思路:3年之病,亦非短期所能奏效。观其舌质由红变淡,黄苔变薄,右脉滑象已去,知其郁热已有消散化解之机。口干,多饮,脉细为阴虚逐渐显露。宜减清热之品,故去竹茹、竹叶、夏枯草;加养阴益气宁心安神之味。用百合、麦冬合知母、沙参养阴安神,丹参清心安神,炙甘草、莲子肉甘温益气补虚,和中养心。

处方:郁金24 g,连翘24 g,牡蛎24 g,沙参18 g,茯苓30 g,酸枣仁30 g,知母15 g,麦冬30 g,丹参18 g,莲子肉20 g,百合30 g,炙甘草15 g。6剂,每日1剂,水煎服,服法同上。

三诊(2008年4月2日)

入睡较前迅速,入睡时间在半小时之内,每晚睡眠增加至7小时,多梦较前减少,睡眠深沉。白天情绪良好,精力、体力均佳,食欲正常;口干减轻,多饮。大便不成形,每日一行,小便调。舌质淡红,边见齿痕,苔薄白微腻,脉沉细无力。

思路:诸症改善,应是药已中病,理应效不更方。睡眠渐安,舌质淡红,边齿痕,苔薄白微腻,脉沉细无力。知为郁热渐化。然其大便不成形,应该责之传化失常。宜减清热之连翘用量,加山药益气健脾,加牡蛎重镇安神,兼能"化痰软坚,清热除湿。"(《本草纲目》语)

处方:郁金24 g,连翘12 g,牡蛎30 g,沙参18 g,茯苓30 g,酸枣仁30 g,知母15 g,麦冬30 g,丹参18 g,莲子肉20 g,百合30 g,山药12 g,炙甘草15 g。6剂,水煎服,服法同上。

四诊（2008年4月9日）

服药平妥，入睡迅速，睡眠较深沉而梦少，第一觉能够睡眠5小时；夜间醒后可在30分钟内再次入睡，并能继续睡眠1~2小时，唯睡眠较浅。白天体力、情绪俱佳，工作精力旺盛，饮食同前；大便仍不成形，日1次，小便调，下午夜间时有口干，胃脘隐隐作痛，月经量少。舌质淡红，苔薄白，边有齿痕，脉沉细。

思路：睡眠得以迅速改善，出乎意料。察其舌淡红，苔薄白，边有齿痕，脉沉细，为郁热基本消散；大便不成形、口干、月经量少，则是阴虚不荣所致。阴虚不复，恐郁热有复炽之虞。继以清散郁热，补养阴液，调和中焦，养心安神之法为治。加天麻镇静安神，《景岳全书·本草正》谓：天麻"安神志，通血脉。"

处方：郁金18 g，炙甘草12 g，白茅根30 g，明天麻15 g，生牡蛎30 g，焦山栀6 g，淡豆豉15 g，山药12 g，莲子肉24 g，麦冬30 g，延胡索18 g。6剂，水煎服，服法同上。

随访2年，睡眠正常，身心健康。

【诊者体会】

郁热不寐，近时犹多。

一、郁热概念与形成

（一）概念

"郁热"意为"闷热"，又指"天气闷热。"

此处所谓"郁热"是指脏腑功能失调，气机郁滞不畅，郁而化热所产生的病理因素。郁热是以气机郁滞在先，继之热邪自里而起的内生邪气，以郁为本，性质属热，为复合致病因素，属"内生五邪"范畴。

（二）郁热的生成

郁热之起，主要有以下几个方面的原因。

1. 源自长期精神紧张，心理压力增大所致。一般而言，郁热多与情志不调、郁怒伤肝、肝气郁结、气郁化热有关。然而，以作者临床所见，近时情形与以往已经有很大不同。工作紧张、精神压力增大更为常见，病自患者身心内部而起，因而与以往的外界情志刺激不尽相同。因此，此处的郁热，不是指肝郁，而是心经郁热。由于心气不舒,心火不畅,气郁化热,扰乱心神。

2.饮食失调,过食肥甘厚味,营卫生化增多,加之体力活动不足,肥甘厚味郁而生热。

3.穿着等保温措施日益改善,尤其是都市人住着空调屋,运动减少,内热自起。

4.生存压力过大。现代人需面对社会、事业、生活、家庭、人际关系等方方面面的影响,久之必然引起身心疲惫,劳伤气血,郁热内生,扰乱神机。

5.通宵达旦、夜以继日的工作,以及应酬等夜生活多,阳气鸱张而不能内藏。正如《素问·生气通天论》所说的"阳气者,烦劳则张。"

6.由于自然气候变暖等外在因素的影响,使人们特别是在以都市白领、青年学生为主的人群中,极易发生郁热内结,扰乱心神的病机。

(二)郁热致病

郁热内结,变化多端。产生郁热的病因不一,因此,郁热随病因的差异或兼夹不同的邪气。

1.因为精神紧张,心神劳顿所致的郁热,往往会兼有心气不舒,心火偏亢,伴见失眠心烦、口舌生疮、小便频数等症状。

2.郁热可以伤阴、耗气,导致郁热伤阴证、郁热兼气虚证。

3.由于饮食失节,过食肥厚,食积生热者,则可以兼夹食积、湿热、痰湿、痰热等病机,伴见便秘、面部痤疮、口气秽恶、体重增长、腹围增大、睡眠打鼾等。

4.情志抑郁,所欲不遂,情怀不畅,压力过大者,则会伴见肝气不舒,气机郁滞,出现胸胁不适、项背拘紧或者疼痛、嗳气胀满等症状;郁热久结,气机不畅,气滞血瘀,形成瘀热结滞,出现头身疼痛、胸胁疼痛、舌质紫暗等症状。

5.病程日久,还会引发头痛、眩晕、焦虑、健忘等病症。

(三)郁热不寐病机与临床特征

1.郁热扰乱心神是导致不寐的基本病机。心藏神明,为脏腑之主。郁热扰心,心神不宁,一则睡眠失常;再则可能扰乱脏腑气机,气化失常,出现精神、情绪、体力、食欲、二便等方面的异常。

2.临床表现。一般而言也难以见到情绪不畅、胸胁胀满或者胸胁胀痛、嗳气不舒等肝气郁结、经脉不畅的症状。反而,常见心烦失眠、精神紧张、焦虑、口干、痤疮、便秘、项背强痛等症状。因此,作者认为,郁热不寐主要发生在以公务员、白领、青年学生为主的人群中,与家庭主妇常常发生的肝经郁热证有着明显的不同。

（四）病位

就郁热产生的脏腑而言，又有"肝经郁热""肝胃郁热""心肝郁热""气郁化热""心经郁热""肝胆郁热""少阳郁热""胃脘郁热"等不同的病机亚型。

（五）证治

1. 郁热治宜疏达清散。火热生于气郁，治郁必须辛散，《素问·六元正纪大论》提出"火郁发之"，可以作为郁热治则。

2. 治疗郁热不寐，宜开郁清热，宁心安神。开郁散热方、丹栀逍遥散等是常用方剂。

3. 常用方药。开郁散热方（笔者经验方）由郁金、白茅根、旋覆花、枇杷叶、夏枯草、贝母等组成。系由开心散合瘀热汤化裁而来。瘀热汤出自《吴中珍本医籍四种》，由旋覆花汤加白茅根、枇杷叶组成。方中用郁金、贝母开郁散结，利气宁心；旋覆花理气通络，化痰疏瘀；白茅根长于清透散热，凉血清心；枇杷叶清肺降逆，通畅气机；夏枯草清热凉肝，宁心安神。诸药合用，能够疏理气机，通络散结，清热开郁。临证加香附、竹叶、知母、沙参等，以增其开郁散结，清热安神之力。用于郁热扰神证尤为恰当。

若肝胃郁热加蒲公英、栀子、牡丹皮清肝开郁；心肝郁热用川贝母，并加竹茹、栀子清心凉肝，开郁安神；心经郁热加黄连、桔梗、竹叶清心开郁，宁心安神；肝胆郁热加枳实、竹茹、青蒿疏利肝胆，清热开郁；少阳郁热加竹茹、栀子、黄芩、柴胡疏利少阳郁热；心胃郁热则加泽泻、黄连、竹叶清心开郁，泻热降浊；郁热伤阴加麦冬、沙参、百合；郁热耗气加西洋参、麦冬；郁热夹浊加茵陈、泽泻；郁热夹瘀加赤芍、丹参、瞿麦；郁热夹痰加瓜蒌、牛蒡子、桔梗。

若肝经郁热则宜丹栀逍遥散疏肝解郁，健脾和营，兼清郁热。

二、本案分析

患者中年女性，已进阳明脉衰之际。长期睡眠不规律，兼之家庭琐事扰乱，加之因职业原因，必然影响睡眠。阳明脉衰，一则营卫化源不足；再则胃气虚损，和降之力衰减。家事烦扰，思虑不静，以致脏腑失和，气郁化热，扰乱心神，以致不寐。其舌质红，苔薄黄腻为郁热之象，左脉沉弦为郁滞之征。

治宜开郁清热，和中降气，宁心安神。

首诊方中用郁金、连翘为君药。《本草发挥》记载"洁古云：郁金，味辛、苦，纯阴。凉心经"。《本经逢原》谓："郁金辛香不烈，先升后降，入心及包络。"《本草经疏》曰：郁金"其性轻扬，能开郁滞，故为调逆气，行瘀血之要药。"《本草蒙筌》则说："因性轻扬上行，又治郁遏殊效。"《本草备要》谓：郁金"辛苦气寒。纯阳之品，其性轻扬上行，入心及包络，兼入肺经。凉心热，散肝郁，下气破血，行滞气，亦不损正气；破瘀血，亦能生新血。"连翘，味苦、性微寒，归肺、心、小肠经。《本草衍义》提出：郁金"治心经客热最胜，尤宜小儿。"《本草纲目》说："连翘状似人心，两片合成，其中有仁甚香，乃少阴心，厥阴包络气分主药也。诸痛痒疮疡皆心火，故为十二经疮家圣药，而兼治手足少阳，手阳明三经气分之热也。"《药性解》说："连翘，味苦，性微寒，无毒，入心、肝、胆、胃、三焦、大肠六经。泻六经之血热……"《本草崇原》曰："连翘味苦性寒，形象心肾，禀少阴之气化……其气芳香，能通经脉而利肌肉，故治痈肿恶疮、瘿瘤结热也。受蛊毒者在腹，造毒者在心。苦寒泄心，治造毒之原。芳香醒脾，治受毒之腹，故又治蛊毒。"《本草求真》提出：连翘"解心经热邪""连翘专入心。味苦微寒，质轻而浮。书虽载泻六经郁火，然其轻清气浮，实为泻心要剂。连翘形象似心，但开有瓣。心为火主，心清则诸脏与之皆清矣。"总之，郁金、连翘性寒凉而气辛散，入心经气分兼入血分，在气分可以开郁清热，入血分则能理血安神。竹叶甘寒清心散热，导热自小便下行；知母苦寒清心泻热、除烦安神；夏枯草清心兼能散肝经郁热，为臣药。五行之理，木能生火。故心经郁热，亦需注意泻肝，是断火之来路；肝藏魂，与睡眠有着密切的关系，夏枯草清肝泻火，有助于改善睡眠，此为用夏枯草之目的所在。牡蛎重镇安神；茯苓、酸枣仁养心安神；沙参养阴清热；青竹茹甘寒化痰清热，和中安神。郁热内扰，常常伤及阴液，必须顾虑其阴虚，是以用沙参预护其阴，为臣使药。方中酸枣仁、茯苓、知母寓有《金匮要略》治疗"虚劳虚烦，不得眠"的酸枣仁汤之意。

郁热易伤元气，元气为安定心神之本。故二诊处方加炙甘草益气补虚，和中安神。《本经逢原》说："炙之则气温，补三焦元气……缓正气，养阴血。"《本草崇原》说："炙甘草坚筋骨、长肌肉、倍气力者，坚肝主之筋，肾主骨，长脾主之肉，倍肺主之气，心主之力。五脏充足，则六腑自和矣。"炙甘草为郁热扰神、心气耗伤之重要药物，用量稍重，其效弥增。心主血脉，郁热内扰，血脉不宁，心神不安，需清热开郁，又需兼顾血脉畅通，故加丹参活血安神。《日华子本草》曰：丹参"养神安志，通利关脉。"《景岳全书》认为：丹参"味微苦、微甘、微涩，性微凉……此心脾肝肾血分之药，所以亦能养阴定志，益气解烦。"《本草备要》曰：丹参"补心，生血，去瘀。"《本草崇原》：丹参"夫止烦而治心邪。"丹参、炙甘草为郁热扰神不寐之常用要药。

此后数诊,用药虽有变化,但是基本不离开郁清热、安神宁心、和中护虚,随着郁热逐步消散,清热药用量也随之减轻,以免寒凉伤及阳气。

附方

1. 酸枣仁汤(张仲景《金匮要略·血痹虚劳病脉证并治第六》)

组成:酸枣仁 2 升,甘草 1 两,知母 2 两,茯苓 2 两,川芎 2 两(《深师》方有生姜 2 两)。上 5 味,以水 8 升,煮酸枣仁,得 6 升,内诸药,煮取 3 升,分温 3 服。

功能主治:补虚养心,清热安神。主治虚劳虚烦不得眠。

2. 热郁汤(《证治准绳·类方》卷二)

组成:连翘 4 钱,薄荷叶 1 钱 5 分,黄芩 1 钱 5 分,山栀仁 2 钱,麦冬(去心)3 钱,甘草 5 分,郁金 1 钱,瓜蒌皮瓤 2 钱,竹叶 7 片。

主治:郁热,非阴虚、非阳陷,亦不发热,而常自蒸蒸不解者。肺因壅热生风,在外风适与之相袭,症见声重鼻塞,咳嗽咽干音哑。

古代文献

《素问·生气通天论》:"阳气者,烦劳则张。"

《素问·生气通天论》:"阳气者,精则养神,柔则养筋。"

《素问·生气通天论》:"故阳气者,一日而主外,平旦人气生,日中而阳气隆,日西而阳气已虚,气门乃闭。是故暮而收拒,无扰筋骨,无见雾露,反此三时,形乃困薄。"

《丹溪心法》卷三:"气血冲和,百病不生;一有拂郁,诸病生焉。故人身诸病,多生于郁。"

《丹溪心法》卷三:"热郁,瞀闷,小便赤,脉沉数。"

《明医杂著·续医论》:"久头痛病,略感风寒便发,寒月须重绵厚帕包裹者,此属郁热,本热而标寒。"

《景岳全书·杂证谟》:"郁热在经络者,宜疏之、发之。"

痰热不寐

> **◀导 语▶**
>
> 痰热不寐是临床常见不寐证候。郁热内结,热灼津液,形成痰热证;饮食不慎,肥甘厚味,久则痰热内结;多食少动,卫气不行,壅滞不化,内热自生,热灼痰凝。痰热内蕴,扰乱神机,以致不寐;痰热壅阻,气道不畅,因而打鼾、鼾眠,甚至发生睡眠呼吸暂停,或可加重失眠。形丰体胖,广肩腋项,纵腹垂腴,舌质红,苔黄厚腻是其临床特征。

临证思辨

病例 男,36岁。公务员。住山东省济南市市中区建设路。首诊时间:2009年3月6日。

医生:您好,请问您哪儿不舒服?

思路:望见患者身高体胖,面部痤疮。考虑是痰热体质,体胖者经常发生打鼾,也需要关注。

患者:我睡眠不太好。

医生:有多长时间了?是入睡困难,还是睡眠浅?有什么原因吗?

患者:差不多半年了,好像找不到明显的原因。主要是不易入睡,此时往往睡眠浅多梦;一旦入睡则不易醒;睡眠打鼾,有呼吸暂停,但无憋醒,饮酒后更为严重。

医生:白天精力、体力怎样?记忆力好吗?

思路:失眠常会影响记忆力,打鼾则影响睡眠深度,往往表现为白天困倦甚至思睡。因此,对不寐患者需要了解其记忆力以及白天的精神状态。

患者:记忆力下降。白天精力、体力受失眠影响较大。

医生:面部痤疮有多长时间了?与饮食有关系吗?食欲如何?

思路:看到患者口周、鼻尖、鼻翼旁散在痤疮,痤疮与阳明胃经湿热痰浊蕴结密切相关,应该注意其与饮食、二便的关系。

患者:食欲很好,食量正常。食肉后口周、鼻尖、鼻翼及后颈部出现痤疮,不容易消。有时还口苦,口气重。

医生:大小便正常吗?

思路:食肉之后生痤疮,正是肥甘助热生痰。同时,可能会影响二便。

患者:每日大便2次,不成形,偶尔有右下腹隐痛;小便正常。

思路:证实了医生的判断:食肉易生痤疮,口苦、口气秽浊皆是阳明痰热湿浊蕴结所致。

医生:大便后便盆容易冲刷吗?

患者:大便后很难冲刷。

思路:大便不易冲刷,名为挂盆。这是由于胆囊炎症导致脂肪消化障碍引起的,属于中医肝胆湿热蕴结的特征性症状。进一步证实患者属于痰热湿浊内蕴的病机。

医生:我要为您做一些简单的检查,请您配合。

[查体示:血压130/85 mmHg。身高176 cm,体重91 kg,腹围92 cm,颈围44 cm。体质指数(BMI)29,同时腹围大于92 cm,属于肥胖;同时,男性颈围大于40 cm,极易出现睡眠打鼾甚至呼吸暂停(建议做多导睡眠图监测)。]

综合四诊资料,病情和诊疗记录如下:

【病案记录】

主诉:睡眠差半年。

现病史:患者半年前无明显原因出现睡眠差,夜间睡眠稍晚或者微有响声即不易入睡,此时往往睡眠浅而多梦;而一旦入睡则不易觉醒;睡眠打鼾,有呼吸暂停(其夫人证实),但无憋醒,酒后睡眠打鼾较为严重;伴有白天精力不足、体力差,情绪不稳定,记忆力下降。食欲、食量正常,无胃脘部不适,食肉后口周、鼻尖、鼻翼及后颈部易生痤疮,不易消退,偶有右下腹隐痛,大便日2行,不成形,便后不易冲刷;小便正常;口苦,口气秽。

既往史、家族史:无烟酒嗜好,平素吃肉食较少,并且体力活动也少。既往中度脂肪肝1年,有高血压家族史。

舌质红嫩,苔薄腻,舌根部苔略黄,脉沉滑。

体格检查:血压 130/85 mmHg。身高 176 cm,体重 91 kg,腹围 92 cm,颈围 44 cm。

中医诊断:(1)不寐;(2)肥胖;(3)鼾眠。辨证:痰热内蕴,扰乱心神,阻滞气机。

西医诊断:(1)失眠症;(2)单纯性肥胖;(3)睡眠呼吸暂停综合征?

治法:清热化痰,清心安神,降浊和中。

方药:绵茵陈 20 g,栀子 6 g,酒大黄 6 g,炒枳实 15 g,厚朴 15 g,蒲公英 24 g,北沙参 24 g,连翘 30 g,炒莱菔子 15 g,泽泻 30 g,竹茹 18 g。7 剂,每日 1 剂,水煎服。

煎服方法:先用自来水 1 000 mL 浸泡 2 小时,水煎 2 次,第 1 次煮沸 20 分钟,取 300 mL;第 2 煎,加开水 500 mL,煎 15 分钟,取药液 200 mL。将两次煎煮的药液混匀,于午、晚餐后 1 小时,各服 250 mL。

另嘱:控制饮食,增加运动,逐步减轻体重,减小腹围,对本病治疗以及日后身体健康十分重要。

思路:人体劳动,则气机调畅,气血疏达。若劳动不足,则气机失常,郁滞则能化热生痰,日久则形成痰热内扰的病机变化。体胖、舌质红、苔黄腻、脉滑为痰热之象;痰热扰乱心神,是以入睡困难;痰热湿浊郁滞胃肠,传导不畅,则大便挂盆;痰热壅阻气道,呼吸不利,因而打鼾;痰热瘀结,营卫不通,郁而产生痤疮。症状虽多,表现复杂,种种病机,根在脾胃失和、肝胆不畅,痰热湿浊内蕴。治疗需要畅利气机,鼓舞气化,中焦为气机升降之枢纽,肝主一身气机之疏泄,胆司少阳春生之气。故治从中焦入手,调理脾胃肝胆气机,兼顾化解痰热湿浊。《伤寒论》茵陈蒿汤为脾胃湿热蕴结,肝胆疏泄不利而设,既能畅利气机,又能清化湿热,可为首选。

二诊(2009 年 3 月 20 日)

服用上方治疗期间因感冒停药,感冒痊愈后,继服余药。自述体力明显改善,但睡眠仍差,面部仍见痤疮。服中药后肠鸣音亢进,伴微汗。饮食正常,大便仍不成形,每日排便 2 次,粪质黏着,挂盆轻,小便正常。口不渴,口气秽减轻。舌质暗,舌边齿痕,苔黄腻,脉沉细滑。

思路:诸症减轻,此为湿热痰浊渐有松动之机,但大便仍黏着挂盆为肝胆湿热未尽;脉细,恐湿热痰浊伤阴。治疗需要清化痰浊湿热,畅利中焦气机,兼以养阴扶正。加金钱草清利肝胆湿热,仿龙胆泻肝汤用生地黄之意,于清利湿热中兼以养阴清热,且能畅利大便。

处方:上方去连翘、竹茹;加金钱草24 g,生地黄15 g。7剂,煎服方法同前。

三诊(2009年3月27日)

睡眠已有好转,入睡较快,但是睡眠质量差、多梦、打鼾,仍有呼吸暂停,否认憋醒。白天精神较好,无困倦,体力改善。食欲正常,大便质黏,不成形,日2~3行,小便正常。口苦不干。面部痤疮,鼻周较多,色红。舌质略红,苔黄腻,脉滑略数。

思路:湿热痰浊为病,难以速去。大便黏,鼻旁痤疮提示湿热蕴结阳明胃肠。治疗需兼顾肠胃与肝胆,清利湿热与清化痰浊、散结凉血并施。处方仍以茵陈蒿汤为主化裁。

处方:绵茵陈18 g,栀子9 g,炒枳实12 g,生薏苡仁30 g,连翘30 g,麦冬18 g,白鲜皮15 g,酒大黄3 g,夏枯草18 g,炒莱菔子15 g,泽泻30 g,金钱草30 g。7剂,每日1剂,水煎服。

四诊(2009年4月3日)

自述药后舒适,感觉良好,入睡迅速,睡眠深沉,诸症向安,要求继服。上方7剂,煎服方法同前。

五诊(2009年4月10日)

睡眠改善,入睡迅速,睡眠深度以及多梦较前均有改善。仍打鼾,无憋醒。白天精力、体力尚好,无困乏感。饮食、小便正常。服药后腹痛泄泻,大便每日3~4次,质稀不成形,挂盆已不明显。鼻尖、鼻旁痤疮未尽。舌质淡红,苔薄黄腻,脉滑。

思路:湿热痰浊相合,如油入面,缠绵难尽。腹痛考虑是患者不适应大黄之故。观其舌质已不红,脉已不数,此系热象渐减,病机以湿浊困阻为甚。故需加用利湿和中化浊之品。

处方：上方去酒大黄、连翘；加茯苓 24 g，石菖蒲 12 g。7 剂，煎服方法同前。

六诊（2009 年 4 月 17 日）

睡眠基本正常，仍打鼾。白天精力、体力尚可，中午困倦明显；饮食正常。清晨腹部微痛泄泻，排便不成形，已不挂盆，每日 3～4 行，小便正常。口不渴，时口苦。鼻翼旁仍见痤疮。舌质暗红，边有齿痕，苔薄微黄，脉沉细缓滑。

思路：打鼾责之体胖，控制体重首先需要运动，但是本例平素即不喜运动，故控制体重十分困难。只能好言相劝，动员其主动锻炼。治疗仍需清利湿热，化痰散结，清心安神。痤疮不愈，需要着重清热化痰、散结解毒，清心安神。

处方：绵茵陈 15 g，枳实 12 g，苍、白术各 12 g，生牡蛎 24 g，茯苓 30 g，夏枯草 18 g，炒白芍 15 g，炙甘草 9 g，川贝母 9 g，厚朴 12 g，白蔹 12 g。7 剂，煎服方法同前。

七诊（2009 年 4 月 24 日）

本周仅发生 1 次入睡难，对睡眠质量已感满意；白天精力、体力良好，中午有困倦感。晨起腹痛略改善，大便已成形，每日 3～4 次，挂盆明显减轻。饮食正常，小便调。口苦改善，鼻翼旁痤疮已愈，未见新发者，自觉面部油垢光亮。舌质暗红，苔薄微黄，脉弦滑。

思路：诸症逐渐向安，痤疮消退，其病出现转机，然湿热痰浊未尽，宜守方为主。

处方：上方去白蔹；加佩兰 15 g，藿香 15 g。7 剂，煎服方法同前。

八诊（2009 年 5 月 1 日）

睡眠基本正常，10 余分钟即可入睡，睡眠深沉，每晚可睡 6 小时以上；白天精力、体力良好。晨起仍有轻微腹痛，每日排便 3～4 次，大便已无挂盆现象；饮食、小便正常，口苦减轻，近日鼻尖又见少许痤疮。舌质暗红，苔薄黄腻，脉沉缓略滑。

思路：面部痤疮的发病，以体质湿热夹瘀毒为基本病机，其病主要责之阳明。阳明为盛阳，腐熟水谷，饮食肥厚辛辣，滋湿生痰，壅滞气机，妨碍气化，湿热痰浊蕴毒，循阳明经脉上灼于面，因而发生痤疮。故清热化痰，解毒散结，不可稍纵。方以茵陈蒿汤去大黄，加夏枯草、连翘、漏芦清利阳明湿热浊毒，与莪术、牡蛎、郁金配伍化痰散结，用白芍、炙甘草、天麻、茯苓和中益胃，安心宁神。

处方：绵茵陈20 g，栀子6 g，莪术15 g，夏枯草12 g，连翘15 g，生牡蛎20 g，白芍15 g，天麻15 g，茯苓24 g，漏芦15 g，郁金12 g，炙甘草9 g。7剂，煎服方法同前。

九诊（2009年5月29日）

上方共计服用28剂。刻诊：睡眠已基本正常，情绪稳定，白天精神、体力俱佳。食欲良好，进食肥腻则口苦甚，气秽；无嗳气、泛酸，口不渴。腹痛未作，大便通畅，已基本成型，挂盆现象消失。小便正常。5月初健康体检：中度脂肪肝，胆固醇4.9 mmol/L。舌质暗红，苔中根黄厚腻，脉沉细弦。

思路：本例治疗，自始至终，守住清利湿热、化痰散结、畅利气机之方向，药物虽有变化，但是守方茵陈蒿汤化裁则始终如一。脂肪肝责之营养过剩，运动不足，虽可药物调治，但终需控制饮食与适量运动作保障。

处方：上方加泽泻15 g，水红花子12 g，浙贝母15 g。7剂，煎服方法同前。

【诊者体会】

不寐是当代社会的常见病。2016年关注度最高的10种疾病，依次是高血压、糖尿病、便秘、感冒、失眠、动脉硬化、中风、高血脂、乳腺癌、肝炎。

一、病因病机

（一）病因

其发病与精神紧张、生活节奏失调、饮食习惯不良、劳逸失度、年老体虚等因素有关。

（二）病机

痰热体质是导致痰热不寐的发病基础。

由于情志所伤、饮食失节、劳逸失度、年老体虚是不寐发病的诱因，因而，也是可以干预痰热体质形成的因素。

痰热不寐,病程有长短,病位有深浅,病性以邪实为主,实中夹虚,病机复杂。其病机,主要有以下四方面。

1.痰热责之脾胃失和,饮食失节,痰热内生,壅阻中焦,以致胃不和则卧不安。

2.痰热责之肝胆气机失常,肝胆主疏泄、藏魂,肝胆气机不利,湿热痰浊内结,痰热阻碍气机,扰乱心神,影响睡眠。

3.痰热壅滞气机,妨碍气化,阻滞气道,呼吸不利,导致睡眠打鼾甚至呼吸暂停。

4.痰热蕴结日久,必然影响气血,产生痰热瘀血阻滞脏腑、扰乱心神等病机变化,引起不寐,甚至耗伤阴液,阴虚不藏,以致不寐顽固难愈。

痰热不寐的病机,有痰热壅滞脾胃,胃不和卧不安者;有思虑过伤郁结痰火,扰乱胆腑清净而不眠者;有痰火扰乱,心神不宁而不寐者。"脉数滑有力"为宿滞痰火不寐之典型脉象。"呕恶气闷,胸膈不利""心下硬闷"等为其伴见症状。

二、证治

痰热不寐,治以清热化痰,畅利中焦气化,舒利肝胆气机,兼以清心安神为基本方法。

历代医家论治痰热不寐,多从化痰理气、清热安神立法。许多名方传于后世,如半夏秫米汤、温胆汤、导痰汤、滚痰丸等。多数医家常用二陈汤加味或用温胆汤、半夏泻心汤等。

关于二陈汤,《血证论》这样说:"二陈汤为安胃祛痰之剂,竹茹清膈上之火,加枳壳以利膈上之气。总求痰气顺利,而胆自宁。"

温胆汤集疏利气机,和中化痰之力于一身,是后世医家视本方专司化痰之由来。《景岳全书》曰:"温胆汤治气郁生涎,梦寐不宁,怔忡惊悸,心虚胆怯,变生诸证。"临床常用于痰湿或痰热上扰引起情志精神失常,症见心烦不安、心悸、失眠、眩晕、癫痫、发狂等。

三、本案分析

(一)病机

本例青年男性,寐浅梦多、身体肥健、面部痤疮、大便不爽、睡眠打鼾、舌质红、苔黄腻、脉滑数,为痰热浊湿内蕴、阻碍气机、蕴毒扰神之证。

（二）治法方药

湿热痰浊内蕴，治疗需使邪有出路。

故选用《伤寒论》茵陈蒿汤加味，清利湿热为主，配伍化痰理气、散结解毒之品。茵陈清热利湿，疏利肝胆，畅利气机，为君药。栀子、大黄苦寒降泻，功能清利湿热，通利二便，使湿热痰浊从二便分消，为臣药。治疗过程中，根据证候变化，调整配伍药物，或用金钱草、莱菔子、白鲜皮、生薏苡仁增其清热利湿之力；或加厚朴、枳实、郁金以畅利气机；或加连翘、夏枯草、莪术化痰散结；或加白蔹、漏芦以清热解毒；或加生地黄、麦冬、白芍、生牡蛎养阴散结。治疗过程中，虽然用药不断调整，但是始终以清化痰热湿浊、利气散结安神为基本思路。究其缘由，不寐责之痰热湿浊内扰，痰热湿浊责之气机失常，脾胃为气机升降之枢纽，肝胆调畅一身之气化。故，欲求安然入寐，必须清痰热化湿浊、利气机安心神；且善治痰者，首先治气；调气之治，必求之脾胃、肝胆。茵陈蒿汤恰合于本证病机，因而用之为基本方，随证化裁，终获疗效。

本案首选茵陈蒿汤，而不是温胆汤抑或二陈汤，主要是患者长期存在饮食失节，运化失司，痰热蕴毒自内而起的发病机制。

痰热与肥胖密切相关。因此，治疗肥胖者的痰热证，减肥是重要环节之一。包括养成健康生活的方式，适当的运动、合理饮食、调畅情志、按时作息等，不能徒恃药石。

附方

茵陈蒿汤（《伤寒论》）

组成：茵陈蒿 6 两，栀子 14 枚（擘），大黄 2 两（去皮）。

上三味，以水 1 斗 2 升，先煮茵陈，减 6 升；内 2 味，煮取 3 升，去滓，分 3 服。小便当利，尿如皂荚汁状，色正赤，一宿腹减，黄从小便去也。

主治：阳明病，发热，汗出者，此为热越，不能发黄也。但头汗出，身无汗，剂颈而还，小便不利，渴引水浆者，此为瘀热在里，身必发黄，茵陈蒿汤主之。

古代文献

《灵枢·口问》说："阳气尽，阴气盛，则目瞑；阴气尽，而阳气盛，则寤矣。"

《灵枢·邪客》云："……阴虚，故目不瞑。黄帝曰：善。治之奈何？伯高曰:……饮以半夏汤一剂,阴阳已通,其卧立至。"

王焘在《外台秘要》中首次提到不寐,"夫诊时行,始于项强赤色;次于不寐、发热;中于烦躁思水,终于生疮下利,大率如此耳"。

《证治要诀·不寐》曰:"不寐有二种,有病后虚弱及年高阳衰不寐;有痰在胆经,神不归舍,亦令不寐。虚者,六君子汤加酸枣仁、炙黄芪各半钱;痰者,宜温胆汤减竹茹一半,加南星、炒酸枣仁各半钱,下青灵丹……大抵惊悸健忘,怔忡失志不寐、心风,皆是胆涎沃心,以致心气不足,若用凉心之剂,太过则心火愈微,痰涎愈盛,病愈不减。唯当以理痰气为第一义。"

《景岳全书·不寐》"寐本乎阴,神其主也,神安则寐,神不安则不寐。其所以不安者,一由邪气之扰,一由营气之不足耳。"并引徐东皋曰:"痰火扰乱,心神不宁,思虑过伤,火炽痰郁而致不眠者多矣。"

《张氏医通·不得卧》:"脉数滑有力不眠者,中有宿滞痰火,此为胃不和则卧不安也。心下硬闷,属宿滞。半夏、白术、茯苓、川连、枳实""妇人肥盛多郁不得眠者吐之,从郁结痰火治,大抵胆气宜静,浊气、痰火扰之则不眠,温胆汤,用猪胆汁炒半夏曲,加柴胡三钱,炒枣仁一钱五分,立效。盖惊悸健忘失志心风不寐,皆是痰涎沃心,以致心气不足。若凉心太过,则心火愈微,痰涎愈盛。唯以理痰顺气为第一义,导痰汤加石菖蒲。"

《医学心悟·不得卧》:"有胃不和卧不安者,胃中胀闷疼痛者,此食积也,保和汤主之。有心血空虚,卧不安者,此因思虑太过,神不藏也,归脾汤主之……有湿痰壅遏,神不安者,其证呕恶气闷,胸膈不利,用二陈汤导去其痰,其卧立至。"

瘀热不寐

◀ 导 语 ▶

瘀热内扰，心神不宁，心脉失和以致不寐，是谓瘀热不寐。瘀责血行不畅，热责气盛有余，郁久不宣，是为"气有余便是火"。瘀与热，二者皆与气机不畅，气化不利密不可分。外感内伤皆可导致瘀热内生，但以内伤为主。男女皆为常见，以女性尤多。女子以血为用，血行赖肝气疏泄。精神压力，情志不舒，肝气郁结；饮食失调，久病郁滞，气机不畅，气滞血瘀，月事不行，瘀血内结，日久化热，致成瘀热不寐。

临证思辨

病例 女，35岁，会计。家住山东省临清市。**首诊时间**：2010年6月15日。

医生：您好，请问您哪里不舒服？

患者：医生您好！我睡觉不好。

思路：失眠是常见病，引起失眠的原因多种多样，需要详细问诊。

医生：怎么会发生失眠呢？有什么明确的原因吗？

患者：好像没有什么明确的原因。工作、生活压力都不大。

思路：没有明确的原因，那就需要从患者身体内部寻找答案。

医生：请问您的身体状况怎样？

患者：身体状况一般。

医生：哦。那您的情绪好吗？精神、体力怎样？

患者：情绪不好，容易急躁发怒，难以控制。精神体力稍差，易疲劳乏力。

思路：应该考虑肝经不舒，心神不宁的原因。女性患者常常会伴有月经不规律。因此，需要了解月经情况。望见患者面色黄而不华，可见褐斑。

医生：请问您的月经是否规律？

患者：6年前曾经做过药物流产；此后月经先期，每次提前6~7天。经血色暗、量少、有血块。近来面部出现黄褐斑，并逐渐增多。

思路：月经先期多是气虚或者热结，本患者经血色暗、量少、有块，且面部有黄褐斑，应该是瘀热内结之故。

医生：您的睡眠不好主要表现在哪方面？

患者：主要是入睡难，常需要1小时才能入睡；睡的浅而易醒，常常早醒，醒后很难再入睡。

医生：每晚能睡多长时间？

患者：大约4小时吧。

医生：请伸出舌头让我看看，好的。请让我为您诊脉……

综合四诊资料，病情和诊疗记录如下：

【病案记录】

主诉：入睡难，睡眠浅6个月。

半年前无明显原因发生睡眠差，主要是入睡困难，睡眠浅而易醒，早醒，醒后难入睡，每晚睡眠4小时左右，服天王补心丹效果不佳。工作、生活无明显压力。伴急躁易怒，精神体力稍差，易疲劳。食欲可，大便质黏而不成形，日1行，小便调。6年前药物流产后月经周期提前5天，经血色暗、量少、有块。面色黄而不华，褐斑渐增。近半年体重增加3kg左右。

既往体健。1年前曾患肠易激综合征，无烟酒嗜好，无饮食偏嗜。

舌质暗红，边尖瘀斑满布，苔中根黄腻，脉沉细弦。面部黄褐斑。

诊断：不寐。辨证：肝脾失和，气滞血瘀，湿滞化热，内扰心神。

治法：疏肝健脾，行气化湿，活血化瘀，清热安神。

处方：柴胡15 g，生白芍20 g，桔梗12 g，郁金18 g，川贝母10 g，茯苓30 g，桃仁9 g，川芎6 g，生、熟地黄各15 g，当归24 g，酸枣仁30 g，牛膝18 g，紫丹参30 g。

12剂，水煎服，每日1剂，煎煮2次，取药液400 mL，每次温服200 mL，分早晚2次，饭后服药。

思路：患者曾患肠易激综合征，此病往往责之肝气疏泄失常，肝脾失和，气机不畅。其经血色暗量少有块、面部褐斑均为瘀血内结，月经先期是血热内扰，气机失调，热迫血行；大便质黏而不成形，是脾失健运，湿邪内停。血瘀、湿阻、热结皆由气机不畅所致。气机不畅瘀、湿、热内生,扰乱心神,心神不宁,睡眠不安。用血府逐瘀汤加味。

二诊(2010年6月29日)

服上方12剂后,睡眠改善不明显。入睡困难,需30~60分钟才能入睡;睡眠多梦易醒,一夜觉醒2~3次,醒后难再入睡,每晚睡眠时间4~5 h,偶打鼾。晨起后精神可,体力稍差,活动后易疲劳,肢体困重。情绪不稳易急躁。空腹时胃脘隐痛较著,饭后上腹部堵塞感;大便黏腻秽浊不爽不成形,日1行,挂盆,小便调。本次月经提前半月,色暗,量多有血块。无口干苦。舌质暗红,边见瘀点瘀斑,苔黄腻,乏津,脉弦细略滑。

思路:日久之病,瘀血、湿热、气滞难以速除。大便黏腻秽浊不爽不成形、挂盆,苔黄腻,为湿热内结;瘀热在血,湿热在气,瘀热结于血分,湿热阻滞气分,气机不利,血行不畅,因而经行而血色晦暗,量多且有血块;舌质暗红、瘀点瘀斑为瘀血之象。合用茵陈蒿汤。用茵陈、栀子畅利肝胆气机以除湿热,酒大黄配栀子凉血化瘀,引湿热瘀热诸邪下行外达。

处方:上方去川芎;加焦山栀9 g,茵陈15 g,酒大黄4.5 g。12剂,水煎服,每日1剂。煎服方法同前。

三诊(2010年8月3日)

服上方后患者感觉舒适,自行加服8剂。病情平稳,睡眠改善,约半小时即可入睡,仍然多梦,睡中时醒,醒后能再入睡,夜寐6小时左右。白天精神可,双下肢乏力感,情绪平稳。胃脘偶隐痛不适,每于晨起时肠鸣,大便稀不成形,日1行,小便调。无口干、口苦。月经周期23天,经量适中,色暗已有改善。舌质暗红,略紫,有瘀斑,苔薄黄腻,少津,脉弦细近数。

思路:大便稀不挂盆,为湿热有渐化之机,胃脘隐痛,故去大黄;增加茵陈、栀子用量。清化湿热之力增加,但不会造成腹痛。

处方:上方去酒大黄;改茵陈24 g,栀子12 g。12剂,水煎服,每日1剂。煎服方法同前。

四诊（2010 年 8 月 17 日）

药后病情无明显变化。入睡仍需半小时，多梦减少，夜间觉醒 1~2 次，睡眠欠沉实，一夜睡眠 6 小时。中午可睡 1 小时，睡眠质量佳；白天情绪平稳，精神较好，体力增加。每于下午 4~5 点饥饿时感胃部隐痛，进食后即刻缓解。常于点头时感头晕，无视物旋转，颈肩僵硬不舒。每日大便 1 次，成形不黏稠，小便正常。无口干、口苦。舌质暗红，有瘀斑，较前明显好转；舌根黄厚浊腻苔，脉弦滑细数。

思路：初诊诸症仍然不去，治疗停滞不前，仍是湿热瘀血阻滞不化，脉细为阴伤之象。仍需清化湿热，行气化瘀，养心安神。用自拟除湿化瘀汤，绵茵陈、焦山栀、泽泻清化湿热，丹参、郁金、生牡蛎、牛膝活血化瘀，生地黄、麦冬、北沙参、天花粉养阴安神，夜交藤、酸枣仁养心安神。

处方：丹参 30 g，生地黄 15 g，绵茵陈 18 g，焦山栀 9 g，怀牛膝 18 g，麦冬 30 g，北沙参 24 g，郁金 18 g，夜交藤 30 g，酸枣仁 30 g，泽泻 15 g，生牡蛎 20 g，天花粉 15 g。14 剂，水煎服，每日 1 剂。煎服方法同前。

五诊（2010 年 8 月 31 日）

服 14 剂，入睡约需 20 分钟，睡眠浅而易醒，醒后难再入睡；白天精力、体力尚可，情绪平稳；自觉脸色渐晦暗，色斑增加；安静时持续性耳鸣，低头、转头时头晕，无视物旋转及恶心；胃痛缓解，饮食基本正常，二便和调；无口干、口苦。末次月经周期 25 天，经前腹痛缓解。舌质暗红，舌前、边有瘀斑及褐色点刺，苔薄黄腻，脉沉细涩。

思路：胃痛缓解，大便成形是中焦湿热渐化；月经周期后延，经前腹痛消失，是瘀热有渐化之机。脉沉细涩为阴虚血滞之故。以养阴活血，清热安神法，仿天王补心丹加减。

处方：天冬 24 g，麦冬 24 g，熟地黄 24 g，生地黄 24 g，百合 30 g，赤芍 15 g，白芍 15 g，怀牛膝 30 g，沙参 18 g，紫丹参 18 g，夜交藤 30 g，桃仁 12 g，酸枣仁 30 g，生牡蛎 30 g，肉桂 6 g（后入）。12 剂，水煎服，每日 1 剂。煎服方法同前。

六诊(2010 年 9 月 21 日)

服上方 12 剂,病情好转,现入睡需 20 分钟,睡眠较浅,夜间觉醒 1 次,每晚可睡眠 6 小时左右。精神体力可,情绪平稳。仍于体位改变、转头时头晕,严重时视物旋转,无恶呕,仍持续耳鸣。颈肩部僵硬拘紧不适,饮食、小便正常。大便质稀不成形,日 1 次。末次月经 23 天,经量少,无血块,4~5 天干净,经前无腹痛。舌质暗红、有瘀斑,苔中根黄腻,脉弦略数、滑。

思路:眩晕是湿热瘀血生风,大便稀不成形为湿邪内停,经量少为阴虚不足;舌暗红、有瘀斑,苔中根黄腻仍是湿热瘀血阻滞。仍需化湿、活血、益阴、安神。大便稀,故去赤白芍、桃仁;加茯苓、山药化湿健脾,女贞子、天麻益阴平肝定眩。

处方:上方去赤白芍、桃仁;加茯苓 30 g,山药 12 g,女贞子 18 g,天麻 18 g。14 剂,水煎服,每日 1 剂。煎服方法同前。

七诊(2010 年 10 月 26 日)

服药 18 剂,病情稳定。约需 10 分钟即可入睡,但睡眠浅易醒,唯醒后能再入寐,凌晨 5 点左右即觉醒,夜寐 6~7 h。白天精神体力可,情绪平稳。头晕已明显缓解,耳鸣如前。颈肩部僵硬拘紧。面色晦暗无泽。食欲良好,大便质稀不成形,日 1 次,欠通畅,小便正常。月经周期 23 天,量、色、质已无异常。无口干、口苦。舌质暗红,舌边满布瘀斑,苔中根黄腻,少津,脉沉滑缓。

思路:舌苔黄腻始终未除,大便质稀至今依旧,舌暗瘀斑经久未尽,湿热瘀血之难治。化瘀除湿,清热安神治法不改,然用药需要再寻思路。仿《伤寒论》牡蛎泽泻散意,用牡蛎、泽泻化瘀除湿;栀子、丹参、当归、桃仁清热活血;牛膝、桔梗调和气血;莲子、酸枣仁、夜交藤养心安神;天麻平肝定眩。

处方:生牡蛎 24 g,天花粉 15 g,栀子 9 g,全当归 12 g,桃仁 9 g,夜交藤 30 g,莲子肉 20 g,怀牛膝 15 g,桔梗 12 g,酸枣仁 30 g,丹参 15 g,明天麻 18 g。14 剂,水煎服,每日 1 剂。煎服方法同前。

八诊(2010 年 11 月 26 日)

上方尽剂,饮食、睡眠均佳。5 天前行人流手术后病情稍有反复,前日晚间入睡难,梦多;体力差,情绪佳。二便正常。口气秽,面色晦暗,微腹痛。舌质红暗,有瘀点,苔中根黄腻略厚,前薄少,脉沉细涩。

思路:药已对症,是以饮食、睡眠均趋正常;唯流产之后必伤气血,体力差,面色晦暗,微腹痛,脉沉细涩是其征象。仿生化汤之意,养血调经。

处方:全当归15 g,熟地黄20 g,炒白芍15 g,酸枣仁30 g,炮干姜6 g,台乌药12 g,炙甘草9 g,生薏苡仁24 g,青、陈皮各9 g,小茴香10 g,枸杞子18 g。14剂,水煎服,每日1剂。煎服方法同前。

2011年底陪同其父就诊,至今已停药1年多,述睡眠正常,月经规律。视其面色红润,褐斑消失。

【诊者体会】

瘀热不寐是临床常见不寐证候。

对瘀血引起的不寐古代医家早有认识。王清任认识到瘀血可以导致睡眠失常的病变,进而创制血府逐瘀汤治疗睡眠多梦、不眠等睡眠异常的病症。《医林改错·血府逐瘀汤》提出"夜睡梦多,是血瘀,此方一两付痊愈,外无良方""夜不能睡,用安神养血药治之不效者,此方若神""夜不安者,将卧则起,坐未稳又欲睡,一夜无宁刻,重者满床乱滚,此血府血瘀,此方服十余付可除根"。

一、病因病机

(一)病因

导致瘀热的病因有多方面。如情志不畅、饮食失节、久病致瘀、热邪结滞、阴虚血瘀等。

杂病中瘀热产生的机制主要有以下四方面:(1)肝气不舒,气机郁滞,气滞日久,因气滞导致血瘀,血瘀久而化热,所谓"气有余便是火",久郁化火。《金匮要略·惊悸吐血下血胸满瘀血病脉证治第十六》已有瘀血化热的记载。清代《重订通俗伤寒论》提出"血瘀化火"之说。(2)郁热内灼,凝滞血液,产生血瘀,进而导致瘀热内结,形成瘀热并存的病机变化。(3)阴液亏虚,内热自生,热结不解,血液不畅,产生瘀血,形成瘀热内结。(4)痰热、痰浊内结,阻滞气机,妨碍气血运行,壅阻不畅,气滞为郁,血滞生瘀,日久则导致瘀热、郁火内生。亦即《丹溪心法》所谓"湿土生痰,痰生热。"痰结气滞,气机不畅,气滞血瘀,久瘀化热。

(二)病机

1. 瘀热的形成机制多端

既可以因瘀生热,也可以是因热导致瘀血;既可见于杂病,也可见于外感热病过程中。见于热病过程中的瘀热如《伤寒论》之蓄血、发黄等病症即是。其发生机制是,由于外感热邪,热结不解,因热致瘀,瘀热互结。本文所述瘀热以杂病为主。

瘀热是复合性致病因素。简而言之,包括瘀血与热邪两方面,瘀血为有形之邪气结滞;热邪为无形之气蕴郁。瘀血与热皆可因气机不畅而内生,因气为血帅,气行血行,气滞血瘀,故血瘀必兼气滞不畅;"气有余便是火",故热邪内生,必然是气机不畅,气郁化热。气郁、瘀血、热邪内生,提示脏腑功能失常,气化失司。其次,瘀热内结,必然耗损阴血津液,因而,瘀热可以兼有阴血亏虚。《金匮要略》所述的"病者如热状,烦满,口干燥而渴,其脉反无热,此为阴状,是瘀血也,当下之。"即是瘀血化热伤阴所致。

2. 瘀热不寐的病机

心主身之血脉,藏神明。瘀热不寐,病位在心。瘀结则血脉不畅,热扰则心神不宁,故瘀热扰心之不寐,以心神不宁,心脉失和为基本病机。

二、瘀热不寐的表现特征

(一)临床特征与病机分析

主要表现为入睡困难,睡眠早醒,甚至彻夜不寐。瘀血阻滞,心脉不畅,因而表现为心悸心烦、心胸疼痛;瘀阻气血,清气不升,清阳不展,清窍不利,可以发生头痛、头晕、健忘等症状。瘀结不解,血海失畅,故有女性月经不调,经闭痛经;瘀热内结,热邪易于伤阴,加之"瘀血不去,新血不生",故瘀热久解,必然导致阴虚,从而发生血瘀、热结、气滞、扰神、阻脉、伤阴、耗血等病机变化。

(二)常见症状

入睡困难,易醒多梦,或彻夜无眠,头痛健忘,视物不明,或心烦心悸,或心胸疼痛,入夜加重。女性月经量少、色暗,经期腹痛或经迟经闭。舌质暗或暗红,或见瘀斑,舌苔薄白或薄黄,脉涩或细数,或结代。

三、治法方药

(一)治法

治疗瘀热不寐的方法是活血化瘀,开郁清热,益心通脉,安养心神。

(二)方药

临床常用方剂如血府逐瘀汤、加味逍遥散、丹参饮等。笔者常用加味瘀热汤

（旋覆花、茜草、白茅根、枇杷叶、郁金、丹参、丹皮、牛膝、夏枯草）、二丹汤（丹参、丹皮、郁金）随证化裁。丹参、丹皮、郁金为二丹汤。丹参苦微寒，入心经，活血化瘀，清热安神，活血通脉，为君药。丹皮凉血活血，清肝散郁；郁金活血化瘀，凉血开郁。两者俱归肝经，丹皮归肝经血分，郁金重在肝经气分。三者合用，凉血化瘀，清热凉肝，清心安神，尤其适宜于治疗瘀热内扰，心神不宁，心脉不畅之不寐、心悸、健忘等病症。

瘀热不寐重在化瘀清热，通脉安神。其中化瘀与清热需要兼顾，化瘀之品虽多，总以凉血化瘀为宜，用药尽量避免辛燥走窜，防止助热动血，常用郁金、丹皮、丹参、赤芍、白茅根、瞿麦之类。清热药物，宜寒而不凝，清热兼能散血之品，如栀子、夏枯草、益母草、旱莲草、连翘等。瘀生于气滞，热生于郁结，故治疗瘀热，不忘行气散郁，其中香附、旋覆花、柴胡、枳实、月季花、玫瑰花等最为常用。瘀热夹痰，则化瘀清热应兼顾化痰，常用川贝母、竹茹、淡竹叶、瓜蒌、天竺黄、半夏等。瘀热伤阴，则当化瘀清热与养阴安神并施，常加用生地黄、玄参、麦冬、玉竹、女贞子、旱莲草、百合等。

瘀热不寐，需要适时恰当应用安神之品。常随症选用夜交藤、益母草、夏枯草、酸枣仁、茯苓、桃仁、珍珠母、龙骨、牡蛎等。

四、本案分析

患者系青年女性，曾患肠易激综合征，此病往往责之肝气疏泄失常，肝脾失和，气机不畅。其经血色暗量少有瘀块为瘀血内结，月经前期是血热内扰；大便质黏不成形，是脾失健运，湿邪内停；面部褐斑也是瘀血内阻之故。血瘀、湿阻、热结皆由气机不畅所致。气机不畅瘀、湿、热内生，扰乱心神，心神不宁，睡眠不安。治宜疏肝健脾，行气化湿，活血化瘀，清热安神，用血府逐瘀汤加味。方中柴胡、生白芍、郁金、川贝母疏肝解郁，调气化湿；茯苓、桔梗化湿行气，配合酸枣仁则能养心安神；桃仁、川芎、生地黄、熟地黄、当归、牛膝、丹参活血化瘀，清热安神。此后数诊，虽然处方随证变化，到时总是以气滞血瘀，心神不宁为基本病机，治疗总是围绕行气活血，清热除湿，养心安神为主。行气解郁常用郁金、柴胡；活血化瘀则用丹参、川芎、怀牛膝；清热化湿则用绵茵陈、焦山栀、泽泻；养阴则用麦冬、生地黄、北沙参、天花粉；安神则选夜交藤、酸枣仁、生牡蛎。

由于本例气滞血瘀，久郁生湿，化热伤阴，其病机复杂，病程缠绵，因而治疗费时较久，用药亦因之复杂多变。

附方

1. 血府逐瘀汤《医林改错》

组成：当归、生地黄各3钱，桃仁4钱，红花3钱，枳壳、赤芍药各2钱，柴胡1钱，甘草2钱，桔梗1钱半，川芎1钱半，牛膝3钱。

用法：水煎服。

功用：活血祛瘀，行气止痛。

主治：瘀血阻滞证。证见胸痛、头痛日久，刺痛不移，或内热烦闷，或心悸失眠，急躁易怒，入暮潮热，唇暗或两目暗黑，舌质暗红或有瘀斑，脉涩或弦紧。

2. 自拟除湿化瘀汤（作者经验方）

处方：绵茵陈18 g，焦山栀9 g，丹参30 g，泽泻15 g，生牡蛎20 g，怀牛膝18 g，郁金18 g，天花粉15 g。水煎服。

功效：清热化湿，活血化瘀，疏通气血。

主治：湿热瘀血阻滞导致的眩晕、不寐、痛经、烦躁等多种病症，以此为基本方加味。眩晕加天麻、菊花、钩藤；不寐加夜交藤、茯苓、桔梗；痛经加乌药、香附、小茴香；烦躁加竹叶、白薇、淡豆豉等。

3. 天王补心丹（《校注妇人良方》卷六方）

组成：人参（去芦）、玄参、丹参、茯苓、远志、桔梗各5钱，生地黄4两，当归（酒浸）、五味子、天冬、麦冬（去心）、柏子仁、酸枣仁（炒）各1两。上为末，炼蜜为丸，如梧桐子大，用朱砂为衣。每服二三十丸，临卧竹叶煎汤送下。

功用：滋阴养血，补心安神。

主治：阴虚血少，神志不安证。心悸失眠，虚烦神疲，梦遗健忘，五心烦热，口舌生疮，舌红少苔，脉细而数。

古代文献

《金匮要略·惊悸吐血下血胸满瘀血病脉证治第十六》："病人胸满，唇痿舌青，口燥，但欲漱水，不欲咽，无寒热，脉微大来迟，腹不满，其人言我满，为有瘀血""病者如热状，烦满，口干燥而渴，其脉反无热，此为阴状，是瘀血也，当下之。"

《医林改错·血府逐瘀汤》："夜睡梦多，是血瘀，此方一两付痊愈，外无良方。"

《重订通俗伤寒论》："血瘀化火。"

瘀热扰心不寐

◀ 导 语 ▶

　　瘀热内结最易扰心。心主血脉，藏神明。各种原因导致脏腑失和，气机不畅，气滞血瘀，血不畅行，滞则为瘀，瘀结不行，久则化热。瘀热结滞于内，或在于脉，或在于心，或在于络，而最易扰乱心神，引发不寐。常伴见心悸易惊，心胸疼痛，健忘惊恐，肌肤晦暗，面暗少华，舌质暗或淡，舌苔白，脉沉细涩。治宜开郁结以畅利气机，行气活血以消散瘀滞，同时要重视引热下达外出，并兼以宁心安神。

临证思辨

病例 男，39 岁，现役军人。首诊时间：2012 年 4 月 24 日。

医生：您好！

患者：丁大夫好！

医生：请问您怎么不舒服？

患者：我睡觉不好。

医生：有多久了？

患者：两年，近 1 个月明显加重了。

医生：有什么原因吗？

患者：工作压力大，还有家父生病等原因。

思路：患者自述失眠难耐，因而求医心切。其语音有力、响亮。精神心理压力是导致慢性失眠的常见原因，要了解失眠的特点。

医生：您睡觉不好有什么特点？

患者：主要是睡得浅，容易醒。醒后疲乏感很明显。

医生：一直这样吗？

患者：逐渐加重吧，有时彻夜不眠。

思路：看来主要是睡眠维持困难。看过医生吗？

患者：看过。前一段时间在军区某医院就诊，诊为"轻度焦虑抑郁障碍"。

医生：治疗过吗？

患者：现口服盐酸阿米替林10天，大约2小时可入睡，睡眠时间5~6小时。

医生：对睡眠满意吗？

患者：不满意。

医生：还做过其他治疗吗？

患者：曾在山东省中医院服用中药并配合针刺治疗，睡眠虽有改善，但仍不满意。

思路：病程2年，迭治无效，需要仔细辨识。

医生：您现在睡眠的主要问题是什么？

患者：主要是入睡困难。

医生：睡得沉吗？

患者：早醒。

医生：还能再睡吗？

患者：很难。

医生：白天感觉怎样？

患者：白天精力不济，多思虑，兴趣减低，不愿与他人交流。

思路：精力不足与失眠有关。兴趣减低、不愿交流应该是抑郁障碍的表现。

医生：记忆力怎样？

患者：记忆力下降。

医生：注意力怎样？

患者：没有问题。

医生：工作受影响吗？

患者：目前还没有影响。

思路：没有影响工作，说明病情尚轻。患者年轻体壮，求医心切，因此，积极调治或可尽快获效。主要是失眠导致患者睡眠感缺失与情感变化。

医生：情绪好吗？

患者：易急躁，受睡眠状况影响比较明显。

思路：结合患者求医心切，就诊时急于表述病情。应该考虑有焦虑状态存在。

医生：您还有其他不舒服吗？

患者：耳鸣，像蝉鸣，没完没了。

医生：体力怎样？

患者：体力很好，坚持每早越野跑5公里。

医生：吃饭怎样？

患者：正常。

医生：吸烟、喝酒吗？

患者：不吸烟，每周饮酒1次，大约半斤。

医生：打呼噜吗？

患者：没有。

医生：大小便怎样？

患者：晨尿较黄，大便正常。

思路：除了睡眠不佳以及由此引起的情感、记忆力减退之外，患者身体状况良好。

医生：您还有要补充的吗？

患者：肝脏、肾脏多发囊肿5年多了。

医生：请伸出舌头让我看看，好的。请让我为您诊脉……

综合四诊资料，病情和诊疗记录如下：

【病案记录】

主诉：眠差2年余。

现病史：因工作及家庭原因引起入睡困难。主要是睡眠浅易醒，醒后疲乏感明显。此后逐渐加重，甚至彻夜难寐。在某医院诊为"轻度焦虑伴抑郁"，服用盐酸阿米替林后约2小时可入睡，睡眠时间5~6小时，但对睡眠并不满意。后在我院服用中药并配合针刺治疗，睡眠仍不满意。刻诊：入睡困难，早醒，白天精力不济，记忆力下降，持续性蝉鸣样耳鸣，情绪受睡眠状况影响，易急躁。注意力无异常，多思虑，兴趣减低，不愿与他人交流。饮食如常，晨起小便色黄，大便正常。语音有力、响亮。求医心切。

既往肝脏、肾脏多发囊肿5年余，不吸烟，每周饮酒1次，约250 mL。否认打鼾。现已服用阿米替林10天。每早越野跑5公里。

> 舌质暗红偏紫,边有齿痕,苔薄黄腻,脉弦滑长。
> 诊断:不寐。焦虑抑郁状态。辨证:瘀热扰神。
> 治法:开郁活血,清热宁心,养心安神。
> 处方:川贝母4.5 g(捣),郁金15 g,夏枯草15 g,珍珠母30 g,酸枣仁30 g,淡竹叶6 g,青竹茹18 g,全瓜蒌20 g,丹参18 g,苦参3 g,炙甘草10 g,北沙参30 g。10 剂。每日 1 剂,水煎 2 次,取药液 400 mL,分午、晚 2 次温服。

思路:青年男性,体质强壮,因工作及家庭原因引起失眠。此由烦劳生热,热扰心神,心神不宁,因而不寐。热结日久,气血瘀滞,形成热结血瘀的病机变化,舌质暗红偏紫即是瘀热之象。心主血脉而藏神,瘀热内结,伤心扰神,其不寐日益加重,乃至彻夜不眠。其情绪急躁,思虑过多,也是瘀热扰心所致。兴趣减低,懒于交流等是抑郁症的所见,责在瘀热内结,气机郁滞,困遏神机。晨起溲黄,苔薄黄腻为里热蕴结所致,脉弦滑长为气血旺盛,神气浮越之象。治宜开郁清热,活血宁心,养心安神。方用开心丹参散加味。川贝母味苦,入肺经,善开气分郁结,具有开郁降气,清心安神之用;郁金苦寒,活血清热,疏肝解郁,为肝气郁结之要药,兼能活血凉血,清热安神。二药合用,能舒畅气机,开心气之郁遏,疏肝气之不畅,又能清热凉血,活血散瘀。瘀热在血分,故重用郁金。丹参活血化瘀,清热安神;夏枯草清热降火,宁心安神;酸枣仁补虚养血,养心安神,用作臣药。用淡竹叶、竹茹、瓜蒌、苦参清热安神,珍珠母重镇安神,沙参清热养阴,炙甘草甘温补中,益气安神,兼能调和药性。

二诊(2012 年 5 月 4 日)

服上方10剂,睡眠趋于改善。现睡眠较前沉实,但不稳定,入睡需1小时,睡眠不佳时仅有5小时左右。精力逐渐改善,情绪明显好转,思虑减少。饮食、大小便均正常。仍有持续性耳鸣,且与失眠相关。舌质暗红,苔薄黄腻,脉弦略滑。

思路:睡眠向安,情绪好转,精力改善,思虑减少,舌质之紫气已去,是瘀热有渐化之机。耳鸣依旧,并与睡眠有关,思其为瘀阻脉络,热扰清窍所致。去竹叶,改苦参用量,加石菖蒲、远志怡心神而通络窍。

处方:上方去竹叶;改苦参5 g;加石菖蒲9 g,远志6 g。7剂,煎服方法如前。

三诊(2012年5月11日)

病情趋好转。睡眠时间延长,每晚可睡眠6～7小时,而且睡眠较前深沉,唯入睡慢。精神、体力渐佳,情绪良好。饮食、二便均正常。耳鸣减轻。舌质暗红,尖红甚,苔薄少,脉细缓略滑。

思路:患者来诊时,精神焕发,表情愉悦,对治疗充满信心。此亦其获效迅捷之关键所在。诸症日益好转,耳鸣减轻,唯见舌质暗尖红,是瘀热已减而未尽。舌质暗红,苔薄少,脉细缓,虑其有瘀热伤阴之虞。治疗宜守方继服,兼以养阴安神,去苦参,防其苦寒化燥伤阴;加百合养阴清热,宁心安神。

处方:上方去苦参,加百合30 g。7剂,水煎服,服法同上。

四诊(2012年5月18日)

服上方7剂,病情趋安。现睡眠改善,夜寐5～6小时,晨起疲乏感消失。白天精力旺盛,情绪良好,兴趣恢复,记忆力一般。饮食、二便正常。耳鸣较前减轻。舌质红,苔薄黄腻,脉弦缓滑。

思路:情绪稳定,兴趣恢复,睡眠改善,舌质红,苔薄黄腻,脉弦缓滑,为瘀热减解。治宜守方,清热或可少用,但养阴不宜迟疑。三诊方去瓜蒌;加麦冬、天麻养阴安神。

处方:上方去瓜蒌;加麦冬30 g、天麻18 g。7剂,水煎服,服法同上。

五诊(2012年5月25日)

上方尽剂,病情稳定。睡眠大致正常,两耳如蝉鸣,白天工作不受影响,情绪稳定,记忆力、饮食、二便正常。余无所苦。舌质红尖绛,苔中根微黄腻,脉微浮滑。

思路:睡眠基本复常,精神情绪良好,记忆力近常。唯耳鸣不减,舌质红尖绛,苔中根微黄腻,脉微浮滑。用利气开窍法未能如期获效,治从补肾养心,加肉苁蓉、茯苓,姑且一试。

处方:上方去远志、石菖蒲;加肉苁蓉 10 g,茯苓 30 g。7 剂,水煎服,服法同上。

六诊(2012 年 6 月 1 日)

上方尽剂,病情稳定。睡眠明显改善,对睡眠环境敏感,耳鸣减轻,情绪稳定,白天精力、体力满意,饮食、大小便正常。舌质红,苔薄黄腻,脉弦微浮滑。

思路:睡眠稳定,除耳鸣之外,别无所苦。舌质红,苔薄黄腻,脉弦微浮滑,知其瘀热渐化,尚未除尽。耳鸣通窍无效,补肾之后反而减轻,虑其瘀热伤阴,肾阴不足,耳窍失养。病入坦途,治疗或可稍有放松。守方加怀牛膝、熟地黄、枸杞子补肾填精。此后尝试改用膏方,以资巩固。

处方:(1)上方加怀牛膝 18 g,熟地黄 30 g,枸杞 20 g。7 剂,水煎服,服法同上。(2)本次就诊处方 12 剂,加龟甲胶 100 g,蜂蜜 500 mL,珍珠粉 100 g。制膏方。

整理膏方处方:川贝母 4.5 g(捣),郁金 15 g,夏枯草 15 g,珍珠母 30 g,酸枣仁 30 g,青竹茹 18 g,丹参 18 g,炙甘草 10 g,北沙参 30 g,百合 30 g,麦冬 30 g,天麻 18 g,肉苁蓉 10 g,茯苓 30 g,怀牛膝 18 g,熟地黄 30 g,枸杞 20 g。12 剂,加龟甲胶 100 g,蜂蜜 500 mL,珍珠粉 100 g。制膏方,每服 15 mL,温开水调服,午、晚各 1 次。

七诊(2012 年 7 月 20 日)

服膏方至今,病情平稳。入睡较迅速,情绪对睡眠影响明显,一夜睡眠 4～5 小时,睡眠较浅,夜间觉醒 1 次,醒后难再入睡。易急躁,白天精力尚好,记忆力一般。饮食、二便正常。饮水可。耳鸣明显减轻。舌质暗红,苔薄黄略腻,脉滑略浮。

思路:耳鸣渐减,考虑是补肾治疗收效。膏方力弱,时值盛夏,暑热外迫,热则急躁,因情绪而影响睡眠。睡眠时间略短,睡眠浅,夜间有觉醒。舌质暗红,苔薄黄略腻,脉滑略浮。病既稳定,患者要求继续服用膏方。暑热外迫,加黄连清心除烦,宁心安神。

处方:上方(2)加黄连 15 g,12 剂。制膏方,每服 15 mL,温开水调服,午、晚各1次。

八诊(2012年10月17日)

坚持服用膏方至今,病情稳定。现入睡较快,一夜睡眠6小时左右,情绪波动会影响睡眠。白天精力良好,情绪平稳,记忆力、饮食、二便均正常。耳鸣随睡眠波动。舌质暗红,苔薄黄,脉缓滑。

思路:天阳渐衰,人之阳气逐渐内收,诸症皆安。耳鸣随睡眠波动,舌质暗红,苔薄黄,脉缓滑,皆为瘀热未尽之故,继续调和气血,疏调营卫,清除瘀热。

处方:上方去竹茹;改黄连20 g;加桂枝12 g,生白芍15 g,生龙牡各20 g。12剂,继续制服膏方,服法同前。

九诊(2013年1月2日)

坚持服用膏方,病情稳定。现夜寐5~6小时,入睡较快,但思虑多时仍会导致入睡困难,睡眠质量尚可。白天精力佳,情绪稳定,记忆力满意,饮食正常,岁末年初应酬频繁,饮酒较多。唇干,二便正常。右耳耳鸣,安静时明显。舌质暗红,苔中根薄腻,脉微浮滑略数。

思路:正值精力旺盛之年,工作思虑、应酬在所难免。思虑过多,扰乱心神;酒为熟谷之液,体湿而性热,多饮则生热助火,久则积湿为患;火热内结易伤阴液。治疗应继续清化瘀热,养心安神,补肾益阴,以固其封藏。上方加玉竹养阴,去桂枝恐其助热,略减黄连。

处方:上方加玉竹20 g,去桂枝,改黄连15 g。8剂,制膏方,每服15 mL,日1次。

整理处方:川贝母4.5 g(研粉),郁金15 g,夏枯草15 g,珍珠母30 g,酸枣仁30 g,紫丹参18 g,炙甘草10 g,北沙参30 g,玉竹20 g,黄连15 g,生白芍15 g,生龙牡各20 g,怀牛膝18 g,熟地黄30 g,枸杞20 g,肉苁蓉12 g,茯苓30 g,麦冬30 g,天麻18 g,百合30 g。8剂,加龟甲胶100 g,蜂蜜600 g,琥珀粉60 g。制膏方,服法同前。

2015年秋,从海南疗养回济,专程来看望作者并致谢。述自此睡眠良好,心情舒畅,精力充沛,工作顺利。

【诊者体会】

一、病机分析

本案发病有两个特点：(1)青年男性,体质强壮；(2)因工作压力及家庭原因而发病。

因郁生热,郁结热扰,久则瘀热内结。青壮年男性,身体健壮,气血旺盛,抵抗力强大,原本不当生病。若烦劳日久,则往往有不能耐受之苦。职业军人,工作不得有误,因而压力之大可以想象；其次,其父染病在身,迭治无效,心境不快,焦躁不宁。《灵枢·本藏篇》说:"志意者,所以御精神、收魂魄、适寒温、和喜怒者也……志意和则精神专直,魂魄不散,悔怒不起,五脏不受邪矣。"此则心境不爽,外有工作压力,以致脏腑失和,营卫失常,气机郁滞,因而化热,郁热内蕴,气机郁滞,久则血行不畅,血滞为瘀。此由郁热而致瘀热内结,瘀热扰心,以致不寐；舌质暗红偏紫即是瘀热之象,瘀热扰神,故兴趣减低,烦躁不安；瘀热结滞,气机不利,阳气消长失和,神机郁遏不达,是以不愿与他人交流等。小便黄、苔薄黄腻为瘀热结滞,脉弦滑长为气血旺盛之象。

二、治法方药

(一)治法

本案表现为睡眠与情感失调。病机主要涉及瘀热内结,扰乱神机,神机失和。其瘀热成于气郁之后,故治宜开郁利气,活血散瘀,引热下出,宁心安神。

(二)方药阐释

首诊用开心丹参散加味。此系作者经验方,由开心散加丹参而成。

开心散由川贝母、郁金组成。川贝母善于开心肺气郁痰热结滞,且能引热下行。如《本草经疏》记载:"贝母在地则得土金之气,在天则禀清肃之令,故味辛平……辛寒兼苦,能解除烦热故也。淋沥者,小肠有热也,心与小肠为表里,清心家之烦热,则小肠之热亦解矣"。《药鉴》谓:川贝母"气寒,味苦辛。辛能散郁,苦能降火,故凡心中不和而生诸疾者,皆当用之。"川贝母味辛善于走气分,能入肺经,大开气分郁结,能开郁散滞,顺降气机；味苦则能清心安神。尤长于解散郁结,兼能化痰清热。郁金苦寒,为解郁清热,活血凉血佳品。《本草经疏》称其"入手少阴,足厥阴,能通足阳明经。辛能散,苦能泄,故善降逆气。入心、肝、胃三经,故治血积。气降而和,则血凝者散……其性轻扬,能开郁滞,故为调逆气,行瘀血之要药。"《本草备要》指出：郁金"宣，行气解郁；泻，泄血破瘀"。《本草新编》记载："郁金，味苦，气寒，纯阴，无毒。入心、肺、肝三经。血家要药。又能开郁通滞气，故治郁需之"。二药配伍，能开郁结而宣气机，尤善开心气郁结，又善疏发肝气不畅。以开气分郁结为专长，兼能清热凉血，活血散瘀。近些年来，川贝母价格暴涨，为减低药费，常用川贝母 3 g 或 6 g，研粉冲服。故名开心散。有艰于吞服者，可用保温杯以开水泡川贝母代茶饮，之后嚼服。可以减少用量且不减低疗效。

气分结滞为主，用川贝母为君；血分瘀热较重，则以郁金为主，且需重用。依据热邪结滞轻重，随之加减。

丹参苦寒，活血化瘀，清心安神。《本经逢原》曰："丹参气平而降，心与包络血分药也。"《日华子本草》谓丹参"养神安志，通利关脉，治冷热劳，骨节疼痛，四肢不遂，排脓，止痛，生肌，长肉，破宿血，补新生血。"《本草备要》记载丹参能"补心，生血，去瘀。"后世医家治疗心经瘀热诸病证，每用丹参，如温病热入营血之清营汤、清宫汤，痰火扰心之生铁落饮，痰热蔽窍之定痫丸，阴虚火旺之天王补心丹等，皆配伍丹参以活血清热，宁心安神。

郁金配丹参能疏肝开郁，利气活血，清热安神。善治瘀热内结，气机不畅，心神不宁之病症。

此后数诊，处方虽有出入，但总以首诊方为基础。由是可知，识证准确，守方就显得十分要紧。

病情稳定之后，则以膏方继进，以资巩固。末次就诊，虽然仍用首诊就已使用的川贝母、郁金、丹参、珍珠母、酸枣仁等，但是，考虑瘀热伤阴，加之失眠之后，阳不入阴，阴不得藏，故加玉竹、熟地黄、枸杞、麦冬、百合、生白芍养阴安神；阴虚内热易起，故用黄连、夏枯草清热安神；用龟甲胶、怀牛膝、肉苁蓉、茯苓、炙甘草、天麻补虚养心安神，用生龙骨、生牡蛎、琥珀粉重镇安神。诸药合用，开郁清热，活血安神，养阴补虚。瘀热去除，阴液恢复，阴充神宁，卧寐乃安。

膏方多用于滋补，原本不宜于夏季服用。但若用膏方以治病，可以不拘时令，然需防其腻膈碍胃，尤须防其霉变。

附方

1. 丹参饮子（《古今医统》卷五十）

组成：丹参、当归（酒洗）、白术（炒）、天冬（去心）、麦冬（去心）各 4.5 克,贝母、陈皮、知母、甘草各0.6克,石菖蒲3克,黄连(姜汁炒)1.5克,五味子9粒。

用法用量:上药用水220毫升,加生姜1片,煎取180毫升。不拘时温服。

功能:活血清火,化痰宁心,养血安神。

主治:痰瘀内结,心神不宁之失眠、健忘。

2. 开心丹参散(作者经验方)

组成:川贝母6克,郁金15克,丹参15克。

用法:水煎服。

功能:开郁清热,活血安神。

主治:气滞血瘀化热,瘀热结滞,扰乱心神,心神不宁之不寐。

古代文献

《临证指南医案·郁》:"情志不适,郁则少火变壮火……唯怡悦开爽,内起郁热可平,但执清火苦寒,非调情志内因郁热矣。"

《临证指南医案·郁》:"久郁气血不行,升降皆钝……用药务在宣通五郁六郁大旨。"

瘀热伤阴不寐

◀ 导语 ▶

瘀热与阴虚常兼见并存,形成瘀热阴虚不寐。瘀在血分,血结为瘀,久则伤及阴血;热责气郁化火,火热内扰,热灼津液,阴伤神浮,因而不寐。瘀热内扰,夜不能寐;瘀热伤阴,阴虚失藏,心神不宁,亦致不寐。故本证较之瘀热不寐,病机更趋复杂,治疗难度增加。识别伤阴或阴虚之有无,是辨识瘀热不寐的重要一环。

临证思辨

病例 女,42岁。会计。住济南市。首诊时间:2010年10月19日。

医生:您好!

患者:大夫好!

医生:请问您怎么不舒服?

患者:我睡眠不好。

医生:多长时间了?

患者:4个多月了。

医生:有原因吗?

患者:4个月前,入住新居,因装修甲醛超标导致脱发,同时担心家人健康,变得心境不佳,渐次影响睡眠。主要是入睡困难。

思路:甲醛超标导致脱发,影响睡眠,以往没有遇见,需要详细了解。

医生:怎样处理的?

患者:现在主要靠每晚口服劳拉西泮1~2 mg,才能入睡。

医生:睡得沉吗?

患者:服药后睡眠质量还可以,一夜睡6小时吧。

医生:白天感觉怎样?影响工作吗?

患者:白天精神体力还可以,工作正常。

患者:情绪平稳,偶有心烦不安。

医生:工作压力大吗?

患者:不大。

医生:记忆力怎样?

患者:没有问题。

医生:情绪好吗?

患者:正常吧。

医生:食欲怎样?

患者:正常。

医生:大小便正常吗?

患者:都没事儿。

思路:中年女性,需要了解月经。

医生:月经正常吗?

患者:月经没有规律,或前或后。经血颜色正常,经量略少。

医生:您家里甲醛超标处理过吗?

患者:已经请专业人员清除过了。谢谢大夫。

医生:脱发停止了吗?

患者:已经好转,近期没有再脱发。

医生:请伸出舌头让我看看,好的。请让我为您诊脉……

综合四诊资料,病情和诊疗记录如下:

【病案记录】

主诉:睡眠困难4个月余。

现病史:4个月前,入住新房,由于装修导致甲醛超标,引起脱发,渐次出现失眠。因脱发而担心家人受害,以致情绪不佳,心境不爽,进而导致睡眠变差,主要是入睡困难。目前,每晚需服劳拉西泮片1~2 mg,方能入睡,一夜能睡6小时。白天精神体力、记忆力正常。情绪平稳,偶尔有心烦不安感。饮食正常,大小便无异常。月经先后不定期,经色略暗,经量较前减少。否认打鼾;坚持上班,工作压力不大。

既往体健。

体格检查:血压 116/68 mmHg。面黄少华。舌质暗红,体略瘦,苔薄黄,少津,脉弦细数。

诊断:不寐。辨证:瘀热内结,伤阴扰神。

治法:活血散瘀,清热宁心,养阴安神。

处方:郁金 18 g,丹参 18 g,连翘 30 g,焦山栀 9 g,竹叶 9 g,川贝母 10 g,夏枯草 18 g,珍珠母 24 g,百合 30 g,麦冬 30 g,白茅根 30 g,北沙参 30 g。7 剂,水煎服,每日 1 剂,分午、晚 2 次温服。

思路:中年女性,既往健康。乔迁新居,原本心中愉悦。唯因装修后甲醛超标,引起脱发,心境不快,遂发失眠。细思其失眠之由,责在脱发,其中也有对室内甲醛超标的担心。思虑不解,心思不宁,肝气不畅,气郁化热,内扰心神,因而不寐。营阴养神,卫气肥腠理,营卫和利则能养心神,荣肌肤。气机郁滞,热邪内结,影响营血运行,因而脱发;营卫不调,是以不寐。气郁血滞,瘀热遂生,其月经色暗,舌质红暗皆是瘀热之象。瘀热伤阴耗血,营血不足,其热难解。不寐、心烦、舌质红体瘦、苔薄黄少津、脉弦细数皆由瘀热伤阴扰神所致。治宜清热开郁,活血散瘀,养阴安神。用清热散瘀方加味。郁金、丹参开郁清热,活血散瘀;连翘、竹叶、栀子、夏枯草清热开郁,泻火安神;川贝母开郁散滞;百合、麦冬、北沙参养阴清热,宁心安神;白茅根清热凉血;珍珠母重镇安神。

二诊(2010 年 10 月 26 日)

上方尽剂。每晚睡前仍需服佐匹克隆片 3.75 mg,半小时内入睡,睡眠较深沉,一夜睡眠 5 小时左右。白天精神体力满意,情绪平稳,饮食、二便均正常。舌质暗红,苔薄黄乏津,体瘦,脉弦略滑数。

思路:在服用安眠药的前提下,入睡改善,唯睡眠维持时间略短。白天精神情绪良好,饮食、大小便如常,此为病趋好转。精神、体力、饮食、二便皆与营卫相关,诸皆趋安,睡眠渐佳,则知营卫日趋和利。其舌质暗红,苔薄黄乏津尚无改变,为瘀热内结之象;脉由弦细数转为弦略滑数,是营卫气血有疏达之机,仍以疏利气机,疏调气血,清热安神为治。增郁金、丹参用量,调气活血,开郁安神。

处方:上方改郁金 24 g,丹参 30 g。7 剂,水煎服,每日 1 剂,分午、晚 2 次温服。

三诊（2010 年 11 月 2 日）

上方共服 7 剂，近 3 天睡前未服佐匹克隆，入睡较易，睡中觉醒二三次，醒后能再入睡，一夜睡眠 6～7 小时。余无所苦。舌质暗红，体瘦，苔薄黄、少津，脉沉细弦。

思路：停服佐匹克隆片，入睡迅速，觉醒次数多，但可以再入睡。日常无不适，是睡眠渐入佳境。睡中觉醒多，舌瘦少津，脉细乃阴伤不能养心藏神。治以活血清热，养阴安神为要。上方减清热活血药；加酸枣仁养血安神，地骨皮清退虚热。

处方：上方去连翘、竹叶、白茅根；改丹参 15 g；加地骨皮 15 g，酸枣仁 30 g。7 剂，水煎服，每日 1 剂，分午、晚 2 次温服。

四诊（2010 年 11 月 9 日）

服药 7 剂，病情好转。已完全停服佐匹克隆片，入睡时间约需 1 小时，一夜睡眠 5 小时，觉醒一两次，可以再入睡，睡眠质量尚满意。白天精神体力可，饮食、二便正常。近日脱发增多。舌质红，苔薄黄少，脉缓滑有力。

思路：完全停服助眠药，入睡时间有延长，对睡眠质量还满意。脱发增多，虑其与血虚内热有关。加之入睡慢、易觉醒，仍需凉血清热，养血安神。去栀子；加当归养血安神，侧柏叶凉血生发。

处方：上方去栀子；加当归 15 g，侧柏叶 15 g。10 剂，水煎服，每日 1 剂，分中午、晚 2 次温服。

五诊（2011 年 4 月 15 日）

睡眠尚好，尽剂后停中药至今。停药后，入睡仍然困难。遂加服佐匹克隆片 3.75 mg，入睡较快，一夜能睡眠 4～5 小时。但是白天困倦，易疲劳。情绪不稳，心烦，思虑多，心慌、气短，心前区紧缩感。食欲一般，二便正常。舌质暗红，苔白腻，脉弦数。

思路：撤除安眠药入睡困难反复，是失眠患者共同的痛苦。四诊至今已经 5 个多月，停服中药，改服安眠药助眠，效不随心，白天精神、情绪、体力俱不佳，思虑多、心烦、心慌、气短、心前区不适皆由失眠所致。舌质暗红,苔白腻,脉弦数,仍是瘀热夹浊,扰乱心神。治需活血清热,化浊安神。上方加珍珠粉清心化浊、配琥珀化瘀宁心,重镇安神。

处方:上方改川贝母4.5 g;加珍珠粉3 g(冲服),琥珀粉2 g(冲服)。7剂,水煎服,每日1剂,分午、晚2次温服。

六诊(2011年5月20日)

仍入睡困难,睡眠浅。近期工作压力大,精神紧张,情绪不稳。食欲略差,体重趋于减轻。大便略稀,每日1行。月经错后,经量少,1天干净。舌质暗略淡,苔薄白,脉沉细弦。

思路:工作压力大,精神紧张,情绪不稳均可影响睡眠、饮食,饮食减少,则体重减轻。饮食减少,气血化源不充,月事错后量少。舌质淡,脉沉细弦,也是阴血不足所致。近期月事较为规律,末次月经错后,虑其失眠、心烦、精神紧张系经前期紧张综合征所为,治宜养血益阴,疏肝调气,养血调经,养心安神。用当归、熟地黄、天冬、麦冬、枸杞子、制何首乌养血益阴;酸枣仁、茯苓、炙甘草养心安神;珍珠母、天麻平肝宁心;郁金、香附、泽泻理气活血,化瘀降浊。

处方:全当归15 g,熟地黄20 g,枸杞子15 g,制何首乌12 g,郁金18 g,酸枣仁30 g,香附15 g,天、麦冬各18 g,天麻15 g,泽泻18 g,珍珠母20 g,茯苓30 g,炙甘草12 g。7剂,水煎服,每日1剂,分午、晚2次服用。

另予心神宁片、女珍颗粒口服以增安神之效。

七诊(2011年5月27日)

未服中成药,服上方7剂。入睡改善。服用劳拉西泮1/2片,则一夜睡眠6小时左右,觉醒1次;若不服用劳拉西泮,大约2小时觉醒1次。一夜睡眠时间为3~4小时。情绪稳定,精神、体力、记忆力、进食、饮水近常,二便正常。5月23日月经来潮,经色经量正常。舌质红,苔薄黄腻,脉沉细弦略数。

思路:经养血益阴,疏调气血,月经来潮,睡眠改善,诸症尽失。六诊诸症显系经前期紧张综合征之故。仍以养血益阴,养血安神继之,女贞子、柏子仁以养阴清热,养心安神。

处方:上方去何首乌;加女贞子20 g,柏子仁20 g。7剂,水煎服,每日1剂,分午、晚2次温服。

八诊(2011年6月17日)

服药7剂,睡眠稳定,近2周工作忙碌,没能及时就诊,停服中药。改服六诊时取回的心神宁片、女珍颗粒。刻诊:半小时内能入睡,一夜睡眠5小时左右,间断服用佐匹克隆片。白天精神、体力一般,易困倦,多烦躁,记忆力减退。饮食正常,体重稳定,大小便正常。舌质红略暗,苔薄黄,脉弦略数。

思路:工作忙碌,睡眠不实,因而白天易困倦,多烦躁,记忆力减退。舌质红略暗,苔薄黄,脉弦略数,仍是瘀热内结,伤阴扰神之故。治疗仍需清热活血,养阴安神。

处方:焦山栀9 g,乌药15 g,珍珠母24 g,淡竹叶9 g,怀牛膝15 g,石菖蒲10 g,天麻15 g,连翘15 g,麦冬30 g。14剂,水煎服,每日1剂,分午、晚2次温服。增加运动及户外活动,心神宁片、女珍颗粒继续服用。

九诊(2011年7月22日)

服上方7剂,改服用心神宁片、女珍颗粒至今。睡眠改善,入睡快,一夜睡眠6小时左右。精神、体力一般,记忆力恢复如初。偶有情绪烦躁,体重稳定。饮食、二便正常。月经后期,今日月经来潮。舌质红,苔薄黄,脉细缓。工作忙、天热,煎药不方便,要求服用中成药。

思路:用心神宁片、女珍颗粒滋阴养血,宁心安神,睡眠改善,白天感觉随之好转。月经后期,舌质红,苔薄黄,脉细缓是阴虚之象。用杞菊地黄丸滋养肝肾,养阴安神。

处方:杞菊地黄丸,6 g,每日2次,口服。

【诊者体会】

一、甲醛中毒

(一)甲醛及其毒性

甲醛是毒性较高的物质。被世界卫生组织确定为致癌和致畸形物质,是公认的变态反应源,也是潜在的强致突变物之一,位居中国有毒化学品优先控制名单第二位。

甲醛中毒症状的表现与不同浓度的甲醛中毒有关。(1)当甲醛浓度在每 1 m³ 空气中达到 0.08~0.09 mg/m³ 时,儿童就会发生轻微气喘。(2)当室内空气中甲醛达到 0.2 mg/m³ 时,就有异味和不适感。(3)甲醛达到 0.5 mg/m³ 时,可刺激眼睛,引起流泪。(4)甲醛达到 0.6 mg/m³ 时,可引起咽喉不适或疼痛。浓度更高时,可引起恶心、呕吐、咳嗽、胸闷、气喘,甚至肺水肿。(5)甲醛达到 30 mg/m³ 时,会立即致人死亡。甲醛中毒除上述症状外,还可以表现为恶心,头晕目眩,经常感冒,喉咙感觉有异物,小孩经常咳嗽、打喷嚏、免疫力下降,群体性的家人过敏反应,共有性的家人疾病,离开这个环境之后明显好转,新婚夫妇长期不孕不育,孕妇腹中胎儿出现异常,室内植物及宠物的存活率极低等。[李树兴. 老生常谈—话甲醛中毒. 农村科学实验,2012,(9):31]

目前,对甲醛所引起的急性毒副反应已经比较清楚,但其对人类的长期毒性尚未完全弄清。[耿立坚,等. 甲醛中毒及其诊治. 中国药师,2006,(8):767.]

迄今,尚未见甲醛中毒导致脱发的文献报道,但是本案脱发发生在乔迁新居之后,其中甲醛超标的影响不能排除。

(二)精神心理因素对睡眠的影响

本案脱发发生在乔迁新居之后,进而发生失眠。因此,精神心理因素对其睡眠的影响是需要考虑的重要因素。正如《灵枢·本神》所说:"愁忧者,气闭塞而不行。盛怒者,迷惑而不治。恐惧者,神荡惮而不收。心怵惕思虑则伤神,神伤则恐惧自失。"精神心理与睡眠皆由心主,它的基础是营卫协调。毛发生于皮肤,由肺、肾主持,营卫司其滋养之职。《灵枢·本脏》:"卫气者,所以温分肉、充皮肤、肥腠理、司开合者也……卫气和则分肉解利,皮肤调柔,腠理致密矣。"又说"志意者,所以御精神、收魂魄、适寒温、和喜怒者也……志意和则精神专直,魂魄不散,悔怒不起,五脏不受邪矣"。精神心理因素会影响营卫,营卫失和,肌肤失养,是以脱发;营卫失常,进而发生不寐。

二、本案分析

(一)病因病机

中年女性,素体健康,心境平稳,工作稳定,当属气血平和之人。

1. 毒伤营卫气血,肌肤失养

兴高采烈迁于新居,无意间发生脱发,疑因装修导致甲醛超标引起脱发。因此,心境不得愉悦,渐致失眠。

失眠之由,责之脱发,脱发疑与甲醛中毒有关。室内甲醛超标是本案诸症之肇端。甲醛为有害物质,导致脱发,说明它能损伤脏腑气血,扰乱营卫循行。因而,导致皮毛失养,以致发落。

2.因病生郁,郁则血气营卫失和

气机不畅,气郁化热,化热心神,因而不寐。气机郁滞,热邪内结。对室内甲醛超标的担心,引起思虑郁结乃失眠发生的起始因素。

3.瘀热内结,伤阴扰神

气机郁结,营卫不和,是以失眠。气为血帅,营行脉中,赖卫气推动。气机郁结,气滞血瘀,营卫失和,心神失养,因而不寐。

(二)治法方药

1.治法

瘀结宜散,瘀热宜清,阴虚需补益。故治宜活血散瘀,清热养阴,宁心安神。

2.方药分析

清热散瘀方加味。病起于瘀结,故重用郁金以疏郁清热、凉血活血、安神宁心;丹参活血清热,清心安神,二者合用,开郁结,利气机,清血热,安心神,并为君药。川贝母开郁散滞,疏利气机;百合、麦冬、北沙参甘以养阴,寒以清热,兼能宁心安神,用为臣药。连翘、竹叶、栀子、夏枯草清热泻火,清心安神;白茅根清热凉血;珍珠母重镇安神,用为佐使药。诸药合用,能散瘀活血,清热养阴,宁心安神。

二诊,改用郁金 24 g、丹参 30 g,是为增其开郁散瘀,清心安神之力。

三诊,改丹参 15 g,加地骨皮 15 g、酸枣仁 30 g,清热活血,养心安神。

四诊,病情改善,睡眠渐佳,去栀子,加当归养血安神,侧柏叶凉血生发。

五诊,撤除安眠药以致睡眠又趋不宁,用珍珠粉清心化浊,配琥珀化瘀重镇安神。

六诊,因压力增大,饮食减少,营卫不充,气血化源不足,故用补养气血法。全当归、熟地黄、枸杞子、天麦冬、制何首乌养血益阴,郁金、香附开郁利气,疏达瘀结,酸枣仁、茯苓、炙甘草养心安神,天麻、珍珠母镇静安神,天麻兼能疏风而治脱发,泽泻降浊解毒。

七诊,经养血益阴,宁心安神,患者睡眠改善,去何首乌,加女贞子、柏子仁益阴补肾,养心安神。

八诊,工作忙碌,睡眠不实,因而白天易困倦,多烦躁,记忆力减退。舌质红略暗,苔薄黄,脉弦略数,仍是瘀热内结,伤阴扰神之故。治疗仍需清热活血,养阴安神。用焦山栀、淡竹叶、连翘、石菖蒲清心开郁,舒心气,畅气机;乌药、怀牛膝通畅气血;珍珠母、天麻镇静安神,平抑肝气;麦冬益阴宁心。此后诸症日益向安,以补肾益阴之杞菊地黄丸善后。

(三)白茅根善清热凉血

白茅根味甘,性寒,入肺、胃、膀胱经。既能清热凉血,又能止血、利小便,并能引热下达。《神农本草经》谓白茅根:"味甘,寒。主治劳伤虚羸,补中益气,除瘀血,血闭,寒热,利小便。"《日华子本草》:提出白茅根"通血脉,淋涩。"

历代医家对白茅根的认识与应用积累了大量经验。《本草经疏》谓茅根"甘寒能除内热,故主劳伤虚羸。益脾所以补中,除热所以益气,甘能益血。血热则瘀,瘀则闭,闭则寒热作矣。寒凉血,甘益血,热去则血和,和则瘀消而闭通,通则寒热自止也。"《景岳全书》称茅根"味甘凉,性纯美,能补中益气,此良药也。善理血病"。《本草崇原》曰茅根"主治劳伤羸瘦者,烦劳内伤,则津液不荣于外,而身体羸瘦。……茅根禀金气而色白,故除瘀血血闭"。《本草分经》谓其:"甘,寒。入心、脾、胃。凉血消瘀,除热行水,引火下降。"

《吴中珍本医籍四种·柳宝诒医论医案》载有"瘀热汤"一方,"用三味旋覆花汤加茅根、枇杷叶,治瘀热积胸痛最妙"。本方能清热通络,凉血安神。临证可用于治疗瘀热内结,胸膺疼痛,夜不能寐。

三、撤减安眠药的思考

安眠药是临床治疗失眠常用药,能有效改善睡眠,但是容易产生药物依赖与耐药性。长期服用有一定毒副作用。因此,一般要求,安眠药的使用要因人而异,适当调整,尽量避免对安眠药的依赖。

中药治疗失眠,在改善睡眠状况的时间,还能同时改善精神心理症状。撤减安眠药可以作为判断中药治疗失眠的疗效标准之一。

附方

清热散瘀方(作者经验方)

组成:郁金18 g,丹参18 g,旋覆花15 g(包煎),连翘30 g,竹叶9 g,夏枯草18 g,珍珠母24 g,白茅根30 g。

用法:水煎服。

功效:清热散瘀,活血养阴,宁心安神。

主治：瘀热内结，扰乱心神，以致失眠，心烦，舌质暗红，舌苔黄，脉细弦数。

古代文献

《临证指南医案·郁》："惊惶忿怒，都主肝阳上冒，血沸气滞瘀浊，宜宣通以就下，因误投止塞，旧瘀不清，新血又瘀络中。"

《血证论·瘀血》："瘀血在经络脏腑之间，被气火煎熬……"

瘀热阴虚不寐

◀ 导语 ▶

　　瘀热内结，多坐少动，气郁化热，伤阴损血，形成瘀热阴虚的复合证候。本案为长途车驾驶员，每天均要出长途，当日往返。年复一年，日复一日，多坐少动，气血因而不畅，饮水不足，饮食不调，口渴多引，口渴多饮，大便干结，排便困难，牙龈时肿痛，口腔溃疡，皆为瘀热阴虚之故。其中，大便干结、牙龈肿痛是阳明瘀热结滞，久则耗伤阴液，致成该证候。若见舌质红绛，则类似杂病的营分证，病机以瘀热、阴虚为本，治用化瘀清热，降火通便，养阴安神收功。此为"壮水之主，以制阳光"。

临证思辨

病例 男，50岁，汽车驾驶员。住济南市。首诊时间：2010年3月10日。

医生：您好！

患者：丁大夫好！

医生：请问您哪儿不舒服？

患者：我睡觉不好。

医生：多长时间了？

患者：2个多月了。

医生：您的睡眠是什么状况？

患者：主要是睡得浅，很容易醒，而且很难再入睡。

医生：一夜能睡多长时间？

患者：3个小时吧。

医生：入睡怎样？

患者：入睡比较容易。

医生：醒后感觉怎样？

患者：有时候睡10个小时,也难解乏。

思路：属于睡眠维持障碍。需要了解有无睡眠呼吸暂停。

医生：打呼噜吗？

患者：没有。

医生：精力受影响吗？

患者：睡得不好时,白天头目昏沉,眼睛干涩,困倦懒睁,精神体力较差。

医生：记忆力受影响吗？

患者：记忆力没有大的改变。

医生：情绪怎样？

患者：稳定。

医生：您的性格怎样？

患者：比较平和。

思路：睡眠减少,醒后感觉不适,影响精力体力,需要治疗。还要进一步了解日常生活状况。

医生：您的饮食怎样？

患者：出车在外,饮食没有规律,吃菜少。

医生：喝水多吗？

患者：平日口渴,口干唇燥易裂,喝水很多。

思路：渴而多饮、口干唇裂属热盛伤阴。长途车驾驶员,往往饮食失节,作息规律受影响,长时间行车,久坐少动,排便往往也会有问题。

医生：您的大便怎样？

患者：大便干结,排便困难。

医生：多长时间了？

患者：5年了。经常口服三黄片,可以每天排便1次。

医生：小便怎样？

患者：没有问题。

医生：还有其他不舒服的症状吗？

患者：经常牙龈肿痛,严重时发生口腔溃疡,经常口服复合维生素B片。面部还会长痘痘。

医生：诊见颏部散在痤疮,并留色素沉着。

思路:手足阳明经脉循行上下齿龈。口干多饮、大便干结、牙龈肿痛责之热邪内盛,阳明气机结滞。口服三黄片可以通便是其证明。痤疮发于三阳,颔部为手足阳明经脉循行之地,牙龈肿痛、便秘、口疮、口渴多饮属于阳明热盛瘀热结滞。

医生:吃饭怎样?

患者:正常。

医生:吸烟吗?

患者:吸烟30年了,现在每天10支左右。

医生:喝酒吗?

患者:喝酒20年了,每天3~5两白酒。

医生:饮食有嗜好吗?

患者:喜欢吃肥肉。

医生:平时有运动吗?

患者:工作时间多数在开车,下班后疲惫,极少运动。

思路:吸烟饮酒嗜好,皆能生热助火,久则伤阴。久坐少动,气机不展,日久则郁滞化热。喜食肥肉,更易生热。要了解血压、血脂、血糖状况。

医生:您的血糖、血压、血脂正常吗?

患者:都没有问题。

医生:我给您测血压好吗?……130/90 mmHg。

医生:请伸出舌头让我看看,好的。我为您诊脉……

综合四诊资料,病情和诊疗记录如下:

【病案记录】

主诉:睡眠浅、易醒2个月余,大便困难5年。

现病史:春节前出现睡眠困难,迄今2个多月。入睡尚可,主要是睡眠浅易醒,很难再入睡;一夜睡眠3小时,有时睡10小时仍不解乏,白天头目昏沉,眼涩难睁,精神、体力差,情绪尚稳定,否认打鼾。性格平和,记忆力近常。平素口唇干燥欲裂,口渴多饮,时常牙龈肿痛,甚则发生口腔溃疡,面部特别是颔部痤疮。饮食正常。大便干结、排便困难近5年。服用三黄片,则大便每日1行。小便正常。

既往史:否认血压、血糖、血脂异常;吸烟史30年,每天10支;饮酒20年,每天喝白酒150~250 mL。嗜肥肉。因为口疮经常口服复合维生素B。

体格检查:血压130/90 mmHg。颏部散在痤疮,留色素沉着。

舌脉:舌质红,舌体胖,苔薄黄腻,中隐约剥脱见底,脉弦滑。

中医诊断:(1)不寐;(2)便秘;(3)痤疮。辨证:阳明热盛,蕴瘀成毒,伤阴扰神。

西医诊断:(1)失眠症;(2)高血压观察。

治法:滋阴增液,清热降火,宁心安神。

处方:生地黄20 g,玄参18 g,麦冬30 g,百合30 g,苏子18 g,决明子30 g,怀牛膝15 g,泽泻15 g,全当归30 g,炒杏仁9 g,桃仁12 g,郁李仁30 g。7剂。水煎服,每日1剂,分午、晚2次服用。

思路:中年男性,从事汽车驾驶员工作数十年。饮食失节,嗜烟饮酒数十年,每易化热化火,火热蕴瘀阳明,为其发病基础。阳明火热循经上扰,灼伤脉络,营卫郁滞,则牙龈肿痛、口疮、痤疮;火热阴液,故口渴多饮;阳明热结,气机不利,浊气不降,因而便干、便难。便秘5年,知其阳明蕴热瘀火为时已久。火热久结,损伤阴液。阴液耗伤,火热无制,阴虚则神不能藏,复为火热扰乱则不寐。阴虚潜藏失职,其寐不沉,醒且难再睡。舌质红、体胖、苔薄黄腻为阳明蕴热,浊结气滞之象;舌中隐约剥脱见底乃胃阴受伤;脉弦滑为火热内盛。工作影响,饮食作息失调,发生口渴多引,口渴多饮,大便干结,排便困难,牙龈时肿痛,口腔溃疡,皆由热邪内盛,热蕴阳明,瘀结酿毒所致。治宜养阴清热,降火通便,清心安神。

二诊(2010年3月17日)

服上方5剂,入睡较快,寐浅易醒,难再入睡。白天精力、体力较前略改善,睡不好则头昏沉,周身不适,双下肢沉重,情绪、饮食、小便均正常。大便日1行,便干难解,有便意不尽感。口干甚,饮水量多,口苦气秽。未见新发痤疮。舌质红略暗,体胖,苔薄黄,中裂纹,脉沉细弦。血压128/92 mmHg。

思路:诸症变化不明显,睡眠仍差,大便难且干结,口干多饮,口气秽浊,舌质红略暗,体胖,苔薄黄,中裂纹,脉沉细弦,是阳明火热内结,阴液损伤未复。舌中见裂纹,脉沉细弦,为阴虚之象渐现。养阴增液不可稍缓,清心降火仍当继进。

血压 128/92 mmHg,考虑与睡眠不佳有关,嘱其饮食清淡,适当运动,暂不用药。增玄参用量,取其滋阴增液,清热降火,润肠通便;加黄连、竹叶清心泻火,宁心安神。

处方:上方改玄参 30 g;加黄连 9 g,竹叶 9 g。7 剂。水煎服,每日 1 剂,午、晚 2 次分服。

三诊(2010 年 3 月 31 日)

因出长途,上周未能就诊。病情改善仍不明显,入睡较快,睡眠浅而易醒,白天精力差,伴头目昏沉,周身不适。情绪稳定,多思虑,饮食、体力近常;口干、口苦,大便稀不成形,每日 1 行,仍感便意不尽。枕部右侧可见 1 个结节,高起皮肤,充血,有脓头,触之疼痛。口气秽。血压 118/88 mmHg。舌质暗红体胖,舌边有齿痕,中见裂纹,苔薄黄,脉弦沉细数。

思路:大便由干转稀且不成形,仍感便意不尽;口干、口苦而非口渴多饮,是阳明火热渐减,秽浊之气渐降。其余诸症及舌脉变化不明显。枕部疖肿属毛囊炎,口气秽,此为阳明瘀热蕴毒结滞,营卫不畅,心神不宁。治疗仍需滋阴增液,清热降火,清心安神,解毒散结。继以增液汤为主,用黄芩、连翘、竹叶、牡丹皮清热泻火,解毒凉血。配伍漏芦、桔梗、夏枯草、浙贝母清热降火,解毒散结;珍珠粉清热安神,解毒疗疮;竹茹、桔梗、夏枯草化痰清热,除烦安神。

处方:生地黄 20 g,玄参 15 g,麦冬 30 g,黄芩 12 g,连翘 30 g,丹皮 15 g,漏芦 15 g,桔梗 12 g,夏枯草 18 g,竹叶 9 g,竹茹 15 g,浙贝母 15 g,珍珠粉 3 g(冲服)。7 剂。煎服方法同前。

四诊(2010 年 4 月 7 日)

病情趋安,睡眠时间延长,勉强维持 4 小时左右,醒后难再睡;双目干涩与否与睡眠时间长短有关。白天精力不足,体力、情绪、饮食正常。枕部疖肿已愈;颊部痤疮复起,有脓头;大便量少不成形,便意不尽;小便无异常。口干、口苦明显,口唇干燥。舌质暗红,体胖,边有齿痕,中根部黄腻,脉沉弦滑。血压 104/76 mmHg。

思路:枕部疖肿消退,睡眠时间渐见延长,大便稀不成形,为病有转机。但是睡眠相关问题未见改善,易醒难寐,眼干而涩,精力不足,颏部痤疮有脓头,舌质暗红,体胖,边有齿痕,中根部黄腻,脉沉弦滑,是阳明火热仍炽;口干、口苦,口唇干燥为阴液亏虚失润。治宜养阴增液,清火安神,解毒散结。增黄芩用量,加桑白皮以清肺胃之热,沙参养阴清热。

处方:上方改黄芩15 g;加桑白皮15 g,沙参24 g。7剂。煎服方法同前。

五诊(2010年4月14日)

睡眠时间延长,易醒,醒后可再睡。体力、精力渐佳,双目干涩;夜卧时耳鸣较著,影响睡眠。颏部痤疮渐消。饮食正常,情绪稳定。大便日1行,量少,便意不尽,小便正常。口中黏腻,略干,饮水不多。舌质暗红,体胖,苔薄黄腻,脉沉弦缓略滑。血压120/84 mmHg。

思路:睡眠时间延长,醒可再寐,体力、精力趋佳,痤疮渐消。双目干涩,夜间耳鸣;大便量少,每日1行,便意不尽,口中黏腻略干,舌质暗红体胖,苔薄黄腻,脉沉弦缓略滑。大便稀而不爽,口干不多饮,是阳明湿热秽浊内蕴,阴虚渐复。治宜清化阳明湿热浊气,畅利气机,养阴安神。方用茵陈蒿汤以清利阳明湿热秽浊,麦冬、玉竹、沙参养阴益胃,桑白皮、郁金、金钱草、薤白泻肺清热、利湿降浊,栀子、桑白皮、杏仁清肺利气,疏利气机,畅利阳明传导之机。

处方:绵茵陈24 g,栀子9 g,酒大黄6 g,麦冬30 g,玉竹15 g,北沙参20 g,金钱草24 g,桑白皮15 g,薤白15 g,怀牛膝18 g,泽泻20 g,郁金15 g,杏仁9 g。7剂。煎服方法同前。

六诊(2010年4月21日)

一夜睡眠4~5小时,寐浅而易醒,醒后可再入睡。白天精力体力改善;夜卧仍感耳鸣,清醒中尤著。饮食、情绪、小便正常,大便日1行,量少成形,质软,便意不尽。口干不苦。舌质淡红,舌体胖,边有齿痕,苔薄黄,脉弦缓略滑,重按力减。血压120/80 mmHg。

思路:睡眠时间延长,虽寐浅易醒,但醒后能再睡,白天精力体力较前改善;饮食尚可,情绪稳定,口干不苦,为阴虚渐复,病有转机。夜间耳鸣,大便量少成形、质软,便意不尽,是阳明蕴热未尽,气机通而不畅。《素问·通评虚实论篇》

曰:"头痛耳鸣,九窍不利,肠胃之所生也。"舌质淡,边有齿痕,苔薄黄,为湿热秽浊渐去。治循前法,上方去大黄;加生牡蛎配栀子、夏枯草、泽泻清热散结、镇静安神,鸡内金配金钱草、栀子清利湿热、和胃安中。

处方:上方去酒大黄;加生牡蛎24 g,鸡内金15 g。7剂。煎服方法同前。

七诊(2010年5月18日)

入睡迅速,睡眠较前深沉,一夜睡眠5小时以上,眼干减轻,精神、情绪良好,口干缓解,二便近常,白天精力充沛。舌质红,苔薄黄,脉弦缓略滑。血压124/84 mmHg。

思路:睡眠趋安,口干缓解,大便调畅,眼干减轻,疮疖未起,此为蕴热湿浊已尽,阴虚津伤渐复。可以减少用药,上方去生牡蛎、鸡内金、泽泻,继进。注意饮食调摄,改变不良嗜好,方为长久之计。

处方:绵茵陈24 g,栀子9 g,麦冬30 g,玉竹15 g,北沙参20 g,金钱草24 g,桑白皮15 g,怀牛膝18 g,郁金15 g,炒杏仁9 g。7剂。水煎服。1剂分2日温服。

尽剂停药,观察,如有不适,随诊。

【诊者体会】

一、病因病机分析

(一)病因

职业影响生活习惯与作息规律,久则导致邪自内生,引发疾病。

1. 工作影响

常年长途行车,久坐少动,气机易于郁滞,气血为之不畅。

2. 饮食失节

长途车驾驶员往往习惯连续工作,到达目的地之后,才休息进食。每每饮食失节,饥饱失调。其次,本例嗜好肥肉,肥甘厚味,产生内热。饮食失节是本例内热炽盛的关键因素之一。

3. 烟酒嗜好,助热伤阴

长途驾车旅途劳顿,工作辛苦,因而往往有烟酒嗜好。烟草烟雾为火热之气,其火热有烧烤熏灼之害,极易动火生痰。酒为熟谷之液,其体为水,其性如火,故白酒兼具水火之体用。嗜好烟酒,必然导致热自内生,湿浊结滞,久则火热内炽,妨碍气机,影响气血运行,造成湿热、痰浊、瘀血结滞,成为诸多内科疾病之病因。

(二)病机

热邪内盛,壅滞气血,伤阴扰神是不寐病机。饮食失节,烟酒嗜好,作息无规律,导致内热炽盛,热盛损伤阴津,则口渴多饮;热结阳明,气机壅滞,大便干结,排便困难;热邪循阳明经脉上攻龈络,则牙龈肿痛,灼于口腔,则生口疮;热结蕴毒,气滞血瘀,则生痤疮或毛囊炎、疖肿。诸症皆由热邪内盛,蕴热瘀结阳明所致。热邪内生,日久必然损伤阴液,扰乱神明,阴虚则阳旺,热盛则神浮,是以发生不寐。热扰形神,阴虚不藏,阳气浮越,故睡眠维持困难。

二、治法方药

(一)治法

本案病机责之热邪内盛,壅滞营卫气血,伤阴扰神。治应清热泻火,调和营卫,调畅气血,补养阴液,宁心安神。需要指出的是,本案虽然便秘5年,但其主诉却为睡眠困难。因此,改善睡眠为当务之急。

欲安其眠当先清火,欲清其火则需养阴。火热内扰与阴虚不藏是失眠的根结所在,火热是伤阴之本,阴虚则不能制火。因便秘长期服三黄片,虽能通便,失眠却不期而至,可知,但清其火,难以根除病痛。《素问·至真要大论》曰:"诸寒之而热者取之阴……所谓求其属也。"王冰释曰:"寒之不寒,是无水也。壮水之主以制阳光。"因此欲其安眠,当先清火,然久用三黄片却不见效,则欲清其火,当先养阴液。阴液充足,乃能制约火热,涵纳阳气,潜藏神明。

(二)方药解析

热盛阴伤,增液汤为首选;热结便干,承气汤不可或缺。故本例首诊原本可用增液承气汤。但考虑患者久服三黄片,其大便仍然干结,此时通腑,首重滋阴增液,水足则舟行;再则,其工作性质,亦需慎用泻下通便,故不用三黄,而是选用苏子、决明子、杏仁、桃仁、郁李仁润肠通便。

首诊以增液汤为基础。生地黄、玄参、麦冬甘寒、咸寒,滋阴增液,生津润肠。生地黄又能清热凉血,《本草备要》曰:"干地黄,补阴凉血。甘苦而寒,沉阴而降……滋阴退阳,生血凉血。"《本草分经》:生地黄"养阴退阳,凉血生血。治血虚内热,能交心肾而益肝胆,兼能行水。"玄参味甘、苦、咸,性寒,既善于清热降火,解毒散结,凉血利咽,又能养阴增液生津,滋燥润肠通便。《本草纲目》曰:"肾水受伤,真阴失守,孤阳无根,发为火病。法宜壮水以制火,故玄参与地黄同功。"《景岳全书》谓:玄参"味苦甘微咸,气寒。此物味苦而甘,苦能清火,甘能滋阴。以其味甘,故降性亦缓。本草言其唯入肾经,而不知其尤走肺脏,故能退无根浮游之火,散周身痰结热痈。"《本草经解》云:"元参气寒益肾,味苦清心,心火下降,而肾水上升,升者升而降者降,寒热积聚自散矣。"生地黄、玄参功效相近,皆能清热凉血,滋阴生津,增液通便,与甘寒之麦冬配伍,共奏养阴生津,清热泻火,润肠通便之功,并为君药。百合养阴生津,润肺安神,《日华子本草》谓其"安心,定胆,益志,养五藏。"《本草求真》云:"百合专入心、肺。甘淡微寒。功有利于心肺,而能敛气养心,安神定魄。"配当归、郁李仁养血润肠,为臣药。杏仁、桃仁畅利气机,润肠通便。苏子降气、决明子清泄肝火,亦能润肠通便;怀牛膝、泽泻则是仿《景岳全书》济川煎之意,取二药以顺行气血,兼能降气降火泻浊,共为佐使药。诸药合用,以清热泻火,养阴增液,除烦安神,润肠通便。

三诊之内,睡眠并无明显改变,但大便由干转稀,知其阴液渐复,气机渐畅,阳明气机渐畅,蕴热瘀毒有下达外出之机,气血渐趋调和。三诊时枕部发生毛囊炎,辨证为阳明瘀热蕴毒结滞,营卫不畅,心神不宁,治疗仍以增液汤滋阴增液为主,仿凉膈散意加黄芩、连翘、竹叶、牡丹皮清热泻火,解毒凉血;用漏芦、桔梗、夏枯草、浙贝母等清热降火,解毒散结。

四诊,枕部毛囊炎已愈,睡眠时间延长,大便稀不成形。但颏部痤疮复起,责在阳明热炽,阴虚失润。治当养阴增液,降气清火,宁心安神。增加黄芩用量,加桑白皮、沙参养阴清肺,降气泻火。

五诊,睡眠时间延长,醒后可再睡。体力、精力趋增,痤疮渐消。大便稀排便不爽,口干却不多饮,为阴虚渐复,阳明湿浊未尽,改用茵陈蒿汤以清利阳明湿热浊气,加麦冬、玉竹、沙参养阴益胃,金钱草、桑白皮、薤白、怀牛膝、泽泻、郁金、杏仁畅利气机,清热降浊。全方以清化湿热,畅利气机为主,兼顾养阴安神,渐次收功。

本案基本未用安神药,而是全力养阴清热,畅利阳明气机,终则"气得上下,五脏安定"(《灵枢·平人绝谷》)。

附方

1. 增液汤(《温病条辨》卷二)

组成:元参30克,麦冬24克(连心),细生地黄24克。

用法:上药用水1.6升,煮取600毫升,口干则予饮令尽。不大便,再服。

功效:增液润燥。

主治:阳明温病,无上焦证,数日不大便,其阴素虚,不可用承气汤者。

2.玄冬汤(《辨证录》卷四)

组成:玄参2两,麦冬2两。

用法:水煎服。

功效:清热养阴,泻火除烦。

主治:心热虚烦,遇事或多言而烦心,常若胸中扰攘纷纭而嘈杂;伤寒下后,四肢热减,唯热如火者。

3.生地麦冬饮(《医宗金鉴》卷六十五)

组成:生地黄5钱,麦冬5钱(去心)。

用法:水煎服。

功效:清热降火,养阴补虚。

主治:胃热耳衄,肾脉虚数者。

4.滋肠五仁丸(《杨氏家藏方》卷四)

处方:桃仁30克,杏仁30克(麸炒,去皮、尖),柏子仁15克,松子仁15克,郁李仁3克(麸炒),陈橘皮120克(别为末)。

制法:上先将五仁别研为膏,合陈橘皮末同研匀,炼蜜为丸,如梧桐子大。

用法:每服30~50丸,空腹时用米饮送下。

功能:滋燥润肠,理气通便。

主治:治年老体虚,大肠闭滞,传导艰难者。

古代文献

《素问·逆调论》:"阳明者,胃脉也,胃者六府之海,其气亦下行,阳明逆不得从其道,故不得卧也。《下经》曰:胃不和则卧不安。"

《素问·奇病论》:"夫五味入口,藏于胃,脾为之行其精气,津液在脾,故令人口甘也;此肥美之所发也,此人必数食甘美而多肥也。肥者令人内热……"

《素问·生气通天论篇》:"营气不从,逆于肉理,乃生痈肿。"

《类证治裁·不寐论治》:"阳气自动而之静,则寐。阴气自静而之动,则寤。不寐者,病在阳不交阴也。"

阴虚不寐

◀ **导　语** ▶

　　阴虚不寐，古今医家论述最多。阴阳平秘，神机和调，寤寐乃安。久病损伤，年高体虚，操劳无度，房事不节，每每损伤阴血精液，以致阴虚于内。阴静阳躁，阳生阴长，阳杀阴藏。阴液不足，阳气失制，亢而妄动，神机不宁，因而不寐。阴虚不寐，男女皆常见，但以女性为多。年轻且病程短者，其阴伤在肺胃，久则累及心肝；年高或绝经期女性，则以肝肾阴虚为主。阴虚病位不同，养阴之法当随证而异。故从年龄、病程、证候识别阴虚及其病位尤为重要。

临证思辨

病例　女，56岁，电厂职员。住济南市。首诊时间：2010年3月12日。

医生：您好！

患者：丁大夫好！

医生：请问您怎么不舒服？

患者：我睡眠不好。

医生：多长时间了？

患者：应该有四五年了，近一个月明显加重。

思路：慢性失眠，需要了解两个方面，一是导致失眠的原因，二是失眠的特点。

医生：有什么原因吗？

患者：没有明显原因，因为对睡眠环境要求高，所以稍有声响就会使入睡时间延长。

思路：看来入睡困难是首要问题。

医生:睡得沉吗?

患者:睡眠浅,多梦。

医生:白天精力、体力好吗?

患者:精力、体力都可以。

思路:长期失眠会影响情绪与记忆力。需要询问。

医生:精神情绪好吧?

患者:情绪平稳,但是遇事易急躁。

医生:记忆力怎样?

患者:记忆力还可以。

思路:情绪、精力、体力、记忆力还满意,说明失眠并没有引起高级神经功能损害。

医生:饮食怎样?

患者:没有问题。

医生:口渴吗?

患者:口干,喝水多。

思路:口干多饮,一要考虑阴虚,二要排除糖尿病。

医生:血糖正常吗?

患者:一直正常。

医生:大小便怎样?

患者:都正常。

思路:中年女性,需要了解月经情况。

医生:您的月经怎样?

患者:停经1年了。

医生:还有其他症状吗?

患者:平时有晕车,伴恶心、呕吐。

医生:经常发作吗?

患者:偶尔吧。

思路:绝经1年,失眠加重1个多月,绝经是失眠加重的可能原因。

医生:请伸出舌头让我看看,好的。请让我为您诊脉……

综合四诊资料,病情和诊疗记录如下:

【病案记录】

主诉:睡眠困难4~5年,加重1月余。

现病史:患者自述,自四五年前开始,出现入睡困难,对环境要求高,稍有声响就会导致入睡时间延长,睡眠浅而不实、多梦。白天精力、体力基本正常,记忆力尚可。平日情绪平稳,遇事易急躁,兴趣无明显减退。饮食、二便正常。口干,喝水多。

既往史:体健,血压偏高4~5年。否认血糖、血脂异常。饮食无偏嗜,无烟酒嗜好。素有晕车史,伴恶心呕吐,偶尔发作。停经1年。

舌质红,苔薄略黄,脉弦细滑。

血压:175/88 mmHg。

中医诊断:不寐。辨证:肝肾阴亏,热扰心神。

西医诊断:(1)失眠症;(2)高血压病。

治法:滋补肝肾阴液,清热宁心安神。

处方:炒知母、炒黄柏各20 g,当归15 g,酸枣仁30 g,川贝母10 g,牛膝18 g,珍珠母20 g,夏枯草15 g,麦冬30 g,天麻18 g,竹叶5 g,枸杞子20 g,玉竹15 g,石斛20 g。8剂。水煎服,每日1剂,分午、晚2次服用。

思路:中年女性,入睡困难已近5年。年届七八,绝经1年,其天癸告竭,肝肾亏虚,精血不足可知。阴主静,静则神藏。阴能制阳,阴虚则阳气失于制约,内热遂生,热扰心神,因而不寐。阴虚则燥,热邪内生,扰乱心神。口干,饮水量多,是阴虚热扰之象。治宜滋肾养阴,清热安神。仿二仙汤出入。

二诊(2010年3月19日)

病情稳定,入睡仍较慢,睡中常憋醒,醒后心胸憋闷、鼻塞,无心慌及汗出,能再入睡,仍多梦。白天精力尚好,无困倦,活动后感疲乏。情绪稳定,微觉口干。饮食、二便正常。问及睡眠中是否打鼾,患者自称不详。鼻腔咽腔检查未见异常。舌质暗红,苔微黄腻,脉沉细弦近数。血压128/80 mmHg。

思路:睡中憋醒,通常见于睡眠呼吸暂停综合征,或心肺疾病,或睡惊症,此外惊恐发作也需考虑。本案除有高血压之外,没有心肺疾病史,同时自己否认睡眠打鼾,鼻腔咽腔检查无异常所见,应考虑睡惊症的可能,但成人睡惊症相对较少,需要进一步寻找证据。其入睡慢,睡中憋喘,醒后可以再入睡,舌质红,苔微黄腻,脉沉细弦近数,与首诊相比无明显变化。夜间憋醒,睡眠不实,白天活动后疲乏,此脏腑亏损,气虚不宁,加炙甘草、太子参益气补中,甘缓宁心;加香附疏利气机。

处方:上方去竹叶;加炙甘草15 g,太子参30 g,香附15 g。7剂,水煎服,服法同前。

阿普唑仑0.4 mg,每晚睡前口服。

三诊(2010年3月30日)

自述服上方后睡眠仍不稳定,入睡慢,多梦易醒,醒后难再入睡。白天疲劳乏力,活动后明显。饮食、二便正常,矢气多、臭秽。急躁易怒,时时口干。述近日咽痛、牙痛,有龋齿。咽部无明显充血。舌质红,略暗,苔薄黄腻,脉沉细。血压118/84 mmHg。

思路:入睡仍慢,多梦易醒,疲乏无力,急躁易怒,口干咽痛,是阴虚热扰,瘀热内结,心神不宁。少阴肾水不足,虚火循经上燔,扰于龈络,因而咽痛、牙痛。阴虚火灼,热邪内结,中焦不利,浊气不降,是以矢气臭秽。用增液汤合二仙汤出入。增液汤滋阴清热降火,知母、黄柏、地骨皮、丹皮滋阴清热,凉血散瘀;绵茵陈、焦山栀清内生之湿热秽浊;沙参、酸枣仁养阴安神;川贝母、石菖蒲开郁散热,利咽散结;骨碎补益肾补虚,善治肾虚不荣之牙痛。

处方:玄参18 g,麦冬30 g,生地黄20 g,怀牛膝20 g,地骨皮24 g,牡丹皮15 g,酸枣仁30 g,炒知母、炒黄柏各15 g,川贝母9 g,茵陈18 g,炒栀子9 g,沙参30 g,石菖蒲15 g,骨碎补9 g。7剂,水煎服,每日1剂,分午、晚2次服用。

阿普唑仑0.4 mg,每晚睡前服用。

四诊(2010年4月6日)

服上药后,病情平稳。咽痛、牙痛消失,睡眠质量较前好转,唯入睡仍感困难,大约需1小时,睡眠浅而不实,常多噩梦、易醒,并伴见寐中憋醒,无胸痛。情绪稳定,白天精力、体力尚可,活动后乏力明显。饮食正常,口干缓解,大小便正常,服药后矢气明显增多,无异味。舌质红,苔薄黄腻,脉沉弦细。血压122/80 mmHg。

思路:诸痛缓解,睡眠好转,口干减轻,是内生火热渐平,病趋安宁之佳兆。唯入睡仍慢,寐浅不实,睡中仍易憋醒,舌质红,苔薄黄腻,脉沉弦细,仍是阴虚失养,瘀热内扰,心神不宁之象。治以养阴安神,化瘀清热。仿《金匮要略》酸枣仁汤合百合知母汤化裁,加麦冬、沙参养阴清心安神。睡中仍易憋醒,无明显惊恐发作表现,思其是否与睡眠中气道不利有关?加夏枯草、栀子、川贝母、怀牛膝清热安神,散结降气,畅利气道。姑且试之。

处方:酸枣仁30 g,知母15 g,百合30 g,麦冬30 g,北沙参24 g,丹参18 g,珍珠母30 g,怀牛膝18 g,明天麻15 g,夏枯草24 g,栀子9 g,川贝母10 g。7剂,水煎服,每日1剂,分午、晚2次服用。

五诊(2010年4月13日)

服药7剂,睡眠无明显改善,仍入睡困难,易醒;此间未发生睡中憋醒;白天精神、体力尚好,情绪、饮食、二便调。昨日午间服药后自感脘腹胀满,隐隐作痛。舌质红,苔薄黄腻,脉沉弦细数。血压125/80 mmHg。

思路:失眠虽无明显改变,但未再发生寐时憋醒,由此思之,其睡眠问题,主要有二,一是入睡困难,二是睡中憋醒。其睡中憋醒,考虑由阴虚瘀热,气机不利,气道不畅所致,上周未发生憋醒,应该与夏枯草、栀子、川贝母、怀牛膝清热散结,畅利气道有关。因而,其睡眠问题,不能拘泥于镇静安神一着。刻诊,除入睡困难,别无明显所苦。血压稳定,舌质红,苔薄黄腻,脉沉弦细数。去重镇之珍珠母、寒凉之知母、栀子,仿封髓丹加砂仁、黄柏、炙甘草,辛甘化阳,鼓舞气机,调和阴阳,交通心肾。

处方:上方去珍珠母、栀子、知母;加黄柏9 g,炙甘草12 g,砂仁18 g。7剂,煎服方法同前。

六诊(2010年4月20日)

自述迄今服药35剂,睡眠有改善,仍入睡较慢,多梦易醒;左耳按压痛,左耳周后上肿胀,皮肤未见异常。情绪稳定,精神、饮食、二便正常。舌质暗红,近绛,苔薄黄,乏津,脉沉细弦。

思路:睡眠虽有改善,但未至满意。左耳周肿胀,是瘀热结滞,不通则痛。舌质暗红,近绛,苔薄黄乏津,脉沉细弦,责之阴虚瘀热。治宜滋阴清热,化瘀安神。用骨碎补益肾活络,女贞子滋阴清热。

处方:上方加骨碎补 15 g,女贞子 18 g。7 剂,水煎服,每日 1 剂,分午、晚 2 次服用。

七诊(2010 年 4 月 27 日)

睡眠质量有较大改善,入睡迅速,偶有睡中憋醒。精神尚可,情绪稳定,腹胀,饮食、二便正常。龈肿不痛。舌质暗红,苔少薄黄乏津,脉弦略滑。

思路:入睡迅速,诸症渐次向安,腹胀、龈肿不痛,舌质暗红,苔少薄黄,乏津,脉弦略滑,仍是阴虚瘀热之故。加蜂房、白芷散结通络。白芷气味芳香,辛香温散,辛能利窍,温散行气,能兼治腹胀、龈肿;增黄柏、女贞子用量,清热养阴,降火安神。病已减轻,尝试减少用药,以观其效。

处方:4 月 6 日处方去夏枯草、珍珠母;改黄柏 12 g,女贞子 20 g;加蜂房 15 g,白芷 6 g。7 剂,水煎服,1 剂分 2 日服,每晚睡前 2 小时温服 1 次。

尽剂,停药观察。

八诊(2010 年 5 月 11 日)

上方尽剂,腹中胀气缓解;入睡迅速,睡眠质量改善,睡眠时间满意,时有憋醒,能再入睡,否认打鼾。睡眠受情绪影响明显。齿龈肿胀无痛;精神体力、记忆力良好,情绪平稳,饮食、二便均正常。无口干苦,饮水量多。舌质红暗,苔薄黄,脉弦缓滑。血压 108/78 mmHg。

思路:睡眠改善,腹胀缓解,唯有憋醒与龈肿难去。思其龈肿仍与瘀热结滞有关,憋醒责之气道阻滞,治疗需以养阴为主,兼以利气散瘀,清热活血。

处方:麦冬 45 g,百合 30 g,北沙参 30 g,枸杞子 20 g,丹参 30 g,酸枣仁 30 g,炙甘草 12 g,太子参 30 g,川贝母 10 g,怀牛膝 24 g。7 剂,水煎服,每日 1 剂,分午、晚 2 次服用。

尽剂,停药观察。一年后陪同他人来诊,告知睡眠基本正常。

【诊者体会】

阴虚不寐临床多见。病本阴虚,然而阴虚成因多端,病机复杂。

一、病因病机

(一)病因

导致阴虚的原因不一,大致可以分为外感与内伤两方面。

1. 火热伤阴

外感热病,温热、湿热、燥热邪气损伤阴津。温热病邪,伤及阴液,故不寐;或新瘥之后,阴气未复,也会不寐。

此外,郁热内结、瘀热结滞、火热内盛,日久皆可伤阴。

2. 杂病伤阴

(1)饮食损伤。饮食不节,煎炒炙煿,辛辣厚味;或嗜烟饮酒,以致热自内生,热邪燔灼,损伤阴液,阴虚热扰,因而不寐。

(2)五志化火。情志不畅,忧思郁怒,气机郁滞,化热化火,火热内灼,耗伤阴液,阴虚失养,是以不寐。

(3)久病阴虚。久病不愈,脏腑亏虚,阴液受损,阴虚不寐;或劳欲无度,耗伤阴精,阴虚不荣,心神不宁,发生不寐。《景岳全书·不寐》说:"无邪而不寐者,必营气之不足也,营主血,血虚则无以养心,心虚则神不守舍。"

(4)年老体虚。增龄肾虚,形体损坏,脏腑薄弱,生化无力,阴液不足,失于滋养,肾不交心,因而不寐。

(5)烦劳过度。现代生活,节奏加快,劳作繁忙,夜以继日,阳气浮越难潜,阳旺则阴伤,导致不寐。

(6)治疗失宜。以温燥伤阴、苦寒伤阴最为常见。当下善用温热药者不乏其人,温热药物久用不辍,温热之气极易损及阴液;或多食少动,气不得耗,久则生热,内热累积,形成火热内蕴、湿热内结、痰热郁滞、瘀热结滞等病机,治疗则用苦寒、苦燥之品,若用之失度,苦燥伤阴,阴液不足,阴不制阳,心神不宁,于是不寐。

(二)病机

1. 本证病机主要责之阴虚失养,心神不宁。

2. 五脏皆藏阴液,五脏之阴皆易受损,因而,阴虚不寐,病位涉及五脏,其中以心、肾、肝、胃阴虚更为多见。阴虚不寐核心病机是阴虚失养,心神不宁。脏腑功能各异,故其表现同中有别,临证需要细细辨识。

3.阴虚不寐合并其他病机变化。导致阴虚的病因不同,同时,病人年有长幼,治疗有当否,加之阴液易损而难复,因此,阴虚不寐常兼夹其他病机变化。

(1)阴虚热扰。阴虚生内热是阴虚最常见的病机变化,阴虚失养,内热扰心,此时不寐较之单纯阴虚,病机已显复杂。

(2)阴虚火旺。阴阳互根互制,阴虚则阳气失其制,阳旺化火,则为阴虚火旺。火旺较之内热,其势更胜一筹,故阴虚火旺不寐治疗更难。《医效秘传·不得眠》曰:"夜以阴为主,阴气盛则目闭而安卧,若阴虚为阳所胜,则终夜烦扰而不眠也。"其中又可见心阴虚心火旺、肾阴虚相火旺、肾阴虚心火旺等不同病机。阴虚不寐常伴见头痛、眩晕、耳鸣等;若久病阴虚或年老体衰,阴不化阳,阳无所生,阴亏则阳亦不足。

(3)阴虚血瘀。阴血同源,相互滋生,血以阴为基,阴以血为养。阴血有滋养之用,能养心怡神。阴虚日久,血脉失养,瘀血内生。

(4)阴虚阳浮。阴为阳之基,"阴在内,阳之守也。"阴能敛阳,阴虚阳失所恋,反而浮越上扰,是为阴虚阳浮。"阳气者,精则养神,柔则养筋""阴气者,静则神藏,躁则消亡"。阴虚阳浮是阴虚不寐常兼夹的病机。

(5)阴虚夹痰。阴虚阳无所化,气不布津;阴虚失润,气道凝涩,津液不行;虚火内灼,炼液为痰。故阴虚每多夹痰为患。

(6)阴虚肝郁。水能涵木,肝肾阴虚,水不涵木,肝失所养,疏泄失常,临证常见精神抑郁或烦躁不安,急躁易怒等症状。

二、临床表现

阴虚不寐临床表现复杂,其主要特征有心烦不寐,入睡困难,寐则易醒,心悸不安,潮热盗汗,五心烦热,口干舌燥,大便干结,舌质红甚或红绛,苔少或无,脉细数。

三、证治要点

1.滋阴安神为基本治法

阴静则神藏,滋阴可以安神。故治法以滋阴为主,阴液充足,神安则寐。

2.随阴虚所在脏腑分治

心阴不足,宜天王补心丹;肾阴亏虚,宜六味地黄丸、左归丸加味;心肺阴虚,宜百合汤类方,如百合知母汤、百合地黄汤等;肝阴不足,常用一贯煎合酸枣仁汤加减。

3. 滋阴降火

阴虚火扰,心神不安,治宜滋阴降火并行。心阴虚心火旺,宜朱砂安神丸、天王补心丹、二阴煎之属;心阴虚相火旺,宜三才封髓丹加减;肾阴虚心火旺,宜黄连阿胶汤;肾阴虚相火旺,宜知柏地黄丸合交泰丸。

4. 滋阴活血

水入于经其血乃成,阴虚不润,血行迟滞,治宜滋阴活血,常用处方为百合地黄汤合加味四物汤。

5. 滋阴潜阳

肝肾阴虚,肝阳易亢,治宜滋阴潜阳,用《普济本事方》真珠丸化裁。

6. 滋阴化痰

阴虚痰结,治宜滋阴化痰。肝肾阴虚兼痰,常用金水六君煎加减;心肺阴虚兼痰,用沙参麦冬汤合二母丸加味。

7. 滋阴解郁

阴虚失荣,气机不利,治宜滋阴解郁,调和气机,常用一贯煎合酸枣仁汤加减。

四、本案分析

(一) 病机

增龄是女性阴虚的常见原因,绝经则是阴虚加重之所在,阴虚失养,则心神不宁;阴虚不充,血滞失荣,无水舟停,则血行瘀滞,心脉不畅,阴阳失调,心神失养,发生不寐。

(二) 治法方药

1. 治法

虚则补之。阴虚需补益,养阴是第一要务。

2. 方药

首诊用二仙汤合酸枣仁汤加减。用麦冬、玉竹、石斛、枸杞子、当归、知母益阴养血,滋肾填精,柔肝缓急。金能生水,乙癸相生,故补肺养肝即能补肾,阴充水足,既生之火热能消,未生之火热不起。知母、黄柏清泄下焦过旺之相火,兼能清心安神,滋阴除烦;酸枣仁养血安神;夏枯草、竹叶清心安神;川贝母清心开郁;珍珠母、怀牛膝镇静安神;天麻平肝缓急,兼能安神。

此后数诊,症状波动,但始终以养阴为眼目,养阴与补益肝肾一以贯之。阴虚失养,心神不宁,因而,宁心安神不可或缺。此外,阴虚宜静,心神安宁,即是养心之法。饮食甘淡为宜,用药多宜甘寒。下焦阴虚,肝肾不足,可用咸寒,大忌辛温燥烈,以防伤阴扰神。

附方

1. 二仙汤(《妇产科学》)

组成:仙茅9克,仙灵脾9克,巴戟天9克,当归9克,黄柏6克,知母6克。

用法:日服一剂,水煎取汁,分二次服。

功效:补肾精,温肾阳,泻相火,调冲任。

主治:更年期综合征。阴虚火旺证,症见失眠多梦、腰膝酸软、尿频便艰、头晕耳鸣、烘热汗出、五心烦热、烦躁易怒、口干、舌质红、舌苔少或无,脉沉细数。

2. 百合知母汤(《金匮要略·百合狐惑阴阳毒病证治第三》)

组成:百合7枚(擘),知母3两(切)。

用法:上先以水洗百合,渍一宿,当白沫出,去其水,更以泉水2升,煎取1升,去滓;别以泉水2升,煎知母,取1升,去滓;后会和,煎取1升5合,分温再服。

功效:养阴清热,除烦安神。

主治:百合病,发汗后者。

古代文献

《类证治裁·不寐论治》:"阳气自动而之静,则寐。阴气自静而之动,则寤。不寐者,病在阳不交阴也。"

《类证治裁·不寐论治》:"由肾阴久亏,孤阳浮越,六味汤加淡菜、龟胶、五味子。"

《理虚元鉴·阴虚论治》:"阴虚者多热,以水不济火,而阴虚生热也。欲滋其阴,唯宜甘凉醇静之物,大忌辛温,如干姜、桂、附、故纸、白术、苍术、半夏之属,断不可用。即如人参、黄芪、枸杞、当归、杜仲、菟丝之类,是皆阴中有阳,尤当斟酌。盖阳旺则阴愈消,热增则水益涸矣。然阴虚之热,为真水之亏,寒凉之品,又不可妄用。其有火盛而不得不从寒治者,亦当兼壮水之剂,可止即止,以防其败,斯得滋补之大法矣。"

《理虚元鉴·阴虚论治》:"夜热或午后热,或喜冷便实,此皆阴虚生热,水不制火也,宜加减一阴煎。惊悸失志,火在心肾也,宜二阴煎。若外热不已,而内不甚热,则但宜补阴,不宜清火,宜一阴煎或六味地黄汤。"

郁伤心神案

> **◀ 导 语 ▶**
>
> 　　愁忧恐惧则伤心。天有不测风云,人有旦夕祸福。意外降临,天不遂人愿之事,时有发生。该患者,14年来,先遭丧子之殇,悲痛欲绝。次年生育1女,后因公司破产而下岗,2年前退休。1年前再遇丧夫之痛,噩耗迭至。其悲痛之状,非常人所能体谅。心伤神浮,诸证遂生,神机不和,生机活力尽失,必致悲忧难耐。开郁悦志,怡神宁心是治疗之方法与目标。同情、理解、帮助,在处方之外需要十分注意,是谓恻隐之心。2016年患者因糖尿病来诊,告知情怀渐舒,其女学习成绩满意。心中多次思想,患者糖尿病是否与情怀郁悒相关?

临证思辨

病例 女,56岁,退休职工。济南市人。**首诊时间**:2007年12月5日。

医生:您好,请问您哪里不舒服?

患者:医生您好!我睡眠不好。

医生:多长时间了?

患者:10多年了。

医生:为什么会发生失眠?

患者:(哭泣)……13年前爱子因车祸去世,中年丧子,痛不欲生……

医生:您不要太悲痛了,请慢慢讲。

患者:丧子次年,生育1女(现在已经11岁了,正在读小学4年级)。家庭生活尚且稳定。后因公司破产,经济收入减少,生活拮据,2年前退休,开始领取退休金,生活有了保障。然而,好景不长,1年前,丈夫因病去世,悲痛欲绝(患者失声痛哭,以泪掩面,哀求医生救其痛苦)。自此,只能与年幼的女儿相依为命,家庭以及个人精神生活陷入困境。因而情怀抑郁,悲伤善哭,经常彻夜不眠。

医生:哦……非常理解您的不幸,请问我能帮助您做点什么吗?

患者:大夫您好,请你救救我,救救我的家庭……

医生:好的,我会尽全力帮助你。

患者:(情绪逐渐平复)谢谢您!

医生:能告诉我您现在的生活是什么状态吗?

患者:每天为女做饭,收拾家务。接送女儿上学(唯恐女儿发生意外)。每天最担心的是女儿的安全。

医生:令爱长得一定很可爱吧?学习好吗?

患者:很可爱(面带欣慰之状),课业还好。

医生:太好了,为您有这样的女儿高兴,祝愿她健康成长。请问您以前的健康状况怎样?

患者:我既往健康状况良好,身体没有明显异常。

医生:血压、血脂、血糖正常吗?

患者:都正常。

医生:请问您月经的情况?

患者:绝经6年了。

医生:明白了。让我为您测量血压。

患者:好的。

(记录:血压120/74 mmHg。)

医生:请伸出舌头让我看看,好的。请让我为您诊脉……

综合四诊资料,病情和诊疗记录如下:

> 【病案记录】
>
> 主诉:失眠10余年。
>
> 现病史:14年来,先遭丧子之痛,悲痛欲绝。次年生育1女,现已读小学4年级;后因公司破产而下岗,2年前退休。1年前再遇丧夫之殇,自此情怀抑郁,痛不欲生,悲伤善哭,失去生活信心,彻夜不能入寐。只是一想到女儿年幼无助,作为母亲活下来的唯一目的与希望就是抚养女儿。就诊时悲伤之情无以言表,以泪掩面,难以完整叙述病情,哀求医生救其痛苦。平素不愿外出,懒言懒动,饮食减少,大便不畅,左上肢发凉。诊见表情抑郁,悲痛无助,哀求的眼神令人怜悯;面色无华,形体消瘦。

舌质淡,略暗,苔薄黄腻,脉弦滑。

中医诊断:不寐。辨证:悲伤欲绝,郁生痰浊,久伤心神,扰乱神机。

西医诊断:抑郁症。

治法:开郁悦志,化痰散结,清热安神。

处方:郁金30 g,白矾(冲服)1 g,炙甘草12 g,陈皮15 g,清半夏9 g,茯苓30 g,香附15 g,郁李仁30 g,石菖蒲20 g,远志12 g,茵陈15 g。7剂,水煎服,每日1剂,早、午饭后各1次温服。

劝慰患者:事已至此,生活还要继续,故需努力保持情绪稳定,按时作息。

思路:女子六七之后,已是多事之秋,肝肾之虚,身体状况下滑,本已在所难免。先后遭遇丧子、下岗、丧夫之痛,女儿尚未成人,其生活之压力,内心之痛苦与悲哀超乎常人之想象。《灵枢·口问篇》说:"悲哀愁忧则心动,心动则五脏六腑皆摇。"内心悲痛,情志郁抑,思虑不解,必然导致气机壅滞,郁滞生痰,随致郁热内结,扰乱心神。《灵枢·本神篇》说:"心怵惕思虑则伤神,神伤则恐惧自失。"心伤神摇,饮食少思,化源不足,日久必致气血亏虚。其不寐之故,首先责之悲忧伤神;其次责之气机郁滞,郁热生痰;第三责之气血不充。治疗宜开郁悦志,散结化痰,安神内心。素体健康,用药不伤其正气为上。处方用白金丸合二陈汤加减。

二诊(2007年12月12日)

服药后夜间睡眠较前踏实,睡梦较前减少,未再出现心慌,恐惧;夜卧后仍需移时方能入睡,夜间觉醒一两次;左上肢发凉消失,夜间双脚烦乱不适,影响睡眠;情绪容易激动,思虑减少;居家仍不欲言语,不愿出门;已能控制情绪,哭泣减少;食欲稍有改善,二便正常。血压124/60 mmHg。舌质暗淡,苔黄腻,脉沉细。

思路:郁结既久,难以速除,稍加辛热开宣,希冀宣通阳气,畅利气机。姑且一试。

处方:上方加厚朴12 g,干姜3 g。7剂,水煎服,每日1剂,服法同前。

三诊(2007年12月19日)

上方尽剂,入睡较前迅速,睡眠逐渐深沉,双下肢烦乱不适减轻,睡梦仍多。情绪稳定,与他人交流逐渐增多,急躁易怒,但已很少哭泣。口气秽,食欲接近正常,二便调和。舌质淡红,苔黄腻,脉沉细弦。

思路:病情渐入坦途,医患双方皆需努力。效不更方,清热安神,不可疏忽。
处方:上方去干姜、白矾、茵陈;加苦参6 g,龙骨30 g。7剂,水煎服,每日1剂,服法同前。

四诊(2007年12月26日)

睡眠日渐深沉,每晚可睡眠7小时;唯因白天过度刺激,致夜间常常觉醒,烦乱不适。情绪稳定,仍不愿外出;口不渴,饮水少,饮食正常,二便调和。舌质暗,中裂纹,苔白厚腻,脉弦略滑。

思路:情怀渐安,心境日宁。但久郁之病,欲达心安神宁之境界,尚待时日。其舌质仍暗,苔白厚腻,脉弦略滑则是气郁痰结,神机仍未安和之象。治法仍当开郁化痰,清热安神。唯舌质中见裂纹,是痰气郁结,化热伤阴所致,治需兼顾生津养阴。继用白金丸加川贝母、石菖蒲、远志开郁化痰,内心安神;用白鲜皮、苦参、青礞石、竹叶豁痰清热安神;牡蛎、天花粉养阴生津。

处方:郁金24 g,白矾(冲服)1 g,石菖蒲15 g,远志6 g,川贝母9 g,白鲜皮15 g,苦参6 g,青礞石24 g,牡蛎20 g,天花粉20 g,竹叶10 g,焦槟榔15 g。7剂,水煎服,每日1剂,服法同前。

五诊(2008年1月2日)

患者病情逐步好转,情绪稳定,哭泣时间与次数大大减少,已能主动与他人交流,但仍不愿外出;入睡迅速,睡眠较浅且多梦;面色红润,饮食正常;大便每日排一两次,质偏稀,小便正常。舌质淡偏暗,苔薄黄,脉弦略滑。

思路:此为阳气已有振奋之机,神机呈现日趋安宁之势。然睡眠浅而多梦、不愿外出、舌质淡暗,仍是神机不振。上方去苦参、白鲜皮、川贝母,加炙甘草、茯苓、生牡蛎以补养心气,镇静安神。

处方：郁金 24 g，白矾（冲服）1 g，石菖蒲 15 g，远志 6 g，青礞石 24 g，牡蛎 20 g，天花粉 20 g，竹叶 10 g，焦槟榔 15 g，炙甘草 12 g，茯苓 30 g，生牡蛎 24 g。7 剂，水煎服，每日 1 剂，服法同前。

六诊（2008 年 1 月 9 日）

药后出现腹泻，甚时可达每日 6~7 次，排便前后无腹痛，自觉自颈至背、腰部发凉，余无其他不适。刻诊已无此感觉。精神一般，情绪稳定，已不再时常哭泣。近日常在辅导女儿功课之后略感心烦，偶有头痛。饮食正常，睡眠不实；大便质稀，每日 2 次；小便正常，无口干、口苦。舌质暗红，苔薄黄腻，脉沉，左弦滑，右弦细。

思路：冰冻三尺非一日之寒。十年郁结滋生之顽痰难以尽除，阳气反为痰浊阻滞。其腹泻应当是药力逐邪外出之机，患者虽然腹泻一日 6~7 次，但是排便前后无腹痛，也无其他不适；虽然感觉自颈至背、腰部发凉，未经治疗，自行消失。说明患者自我调整之力充足，其正气不虚。舌质暗红，苔薄黄腻则是痰热邪气有未尽之势。痰热仍当清化，而阳气亦需伸展。暂用礞石滚痰丸加味。

处方：青礞石 24 g，黄芩 12 g，黄连 9 g，炮干姜 9 g，清半夏 9 g，陈皮 9 g，枳实 15 g，炒莱菔子 18 g，炙甘草 9 g，茯苓 30 g。7 剂，水煎服，每日 1 剂，服法同前。

七诊（2008 年 1 月 16 日）

服药后未再发生腹泻，后背自颈至腰部凉感已消失，精神情绪良好，已不再无故哭泣；本周未辅导女儿功课，头痛未作。左膝以下肿胀，按之凹陷，午后重。食欲正常。睡眠较前改善，每晚睡眠 5 小时左右，常需 3 小时方可入睡，且醒后难再睡深沉。服药期间出现牙痛，上窜至颧部，牙龈不肿。二便正常。舌质紫暗，上见横贯裂纹，苔薄黄腻，脉弦滑。

思路：诸症虽未尽愈，但有趋安之势，病情日渐稳定。牙痛为郁热窜入经络之故，加蜂房、白芷以通络散结、消肿止痛。

处方：上方去枳实、炒莱菔子；加蜂房 18 g，白芷 9 g。12 剂，水煎服，每日 1 剂，服法同前。

佳乐啶 0.2 mg，每晚 1 次，睡前口服。建议看口腔科。

八诊(2008 年 1 月 30 日)

症状明显减轻,情绪好转,精神好,入睡迅速,醒后可再入睡,每晚睡眠 7 小时以上;大便日行 1 次,质干便难;无口渴,食欲近常,背部发凉。未看口腔科,但牙痛减轻,牙龈无肿胀。舌质淡暗,苔薄少,脉沉细弦。

思路:诸症向安,睡眠、精神、情绪、饮食均趋安宁,此为梦寐以求之佳兆。治疗宜按部就班,从容应对;但牙痛急需治之,加骨碎补以止痛。

处方:上方去黄芩,加骨碎补 15 g。12 剂,水煎服,每日 1 剂,服法同前。

九诊(2008 年 2 月 27 日)

牙痛消失,情绪稳定,精神、体力俱佳,入睡较迅速,每晚可睡眠 5 小时,恐惧感已消失,唯感左肩部怕冷,饮食正常,小便调,大便干燥,1~2 日排便 1 次。舌质暗淡,苔微黄腻,上裂纹,脉弦缓略滑。

思路:阳郁痰结,气机不畅,阳气敷布失常,肌肤失于温煦,因而怕冷。治疗仍需通阳化痰,调畅气机。《温病条辨》桂枝半夏汤加减。

处方:半夏 9 g,陈皮 15 g,茯苓 30 g,炒枳实 15 g,炙甘草 9 g,竹茹 15 g,骨碎补 15 g,桂枝 6 g,生姜(去皮)15 g,大枣 12 枚(掰开)。6 剂,水煎服,每日 1 剂,服法同前。

十诊(2008 年 3 月 19 日)

情绪较前稳定,精神体力均有改善;近来睡眠状态不稳定,有时需 4~5 小时方能入睡;双脚发凉,下肢沉重,左肩怕冷消失。食欲尚可,唯近几日大便略干,日 1 行,小便正常。舌质暗淡,边齿痕,苔淡略黄腻,脉弦滑。

思路:脏腑神机皆需阳气鼓动与蒸化,舌质暗、脉弦滑是痰热渐化,郁滞未解,气机不利。治疗仍需通阳开郁,调畅脏腑气机,振奋神机。

处方:桂枝 9 g,生白芍 18 g,茯苓 24 g,炙甘草 12 g,陈皮 15 g,补骨脂 24 g,肉苁蓉 30 g,巴戟天 18 g,郁金 18 g,郁李仁 30 g。7 剂,水煎服,每日 1 剂,服法同前。

十一诊(2008年4月9日)

情绪稳中趋安,患者喜出望外;偶觉心烦,感觉双足底疼痛,周身乏力,疲劳感明显;近10天来时感胸部右侧及左肩胛疼痛,呈阵发性,与劳累无关,偶感胸闷,夜间气短。需1~2小时方能入睡,醒2次,可睡眠5~6小时。食欲略差,大便量少,质干,2天排便1次,小便正常。舌质暗红,舌中裂纹,苔略黄腻。脉沉细滑。

思路:病情趋安,是治疗渐入佳境。肝藏血主疏泄,为"罴极之本"。肝脉绕阴器,其支者"上贯膈,注胸中"。是肝所生病者,"胸满、呕逆……"故胸闷疼痛、疲劳乏力、大便不畅,是肝经气血不足,运行不畅之故。加白芍、柏子仁、生麦芽补肝、疏肝、柔肝、润肠通络。

处方:上方改生白芍30 g;加柏子仁24 g,生麦芽24 g。7剂,水煎服,每日1剂,服法同前。

十二诊(2008年5月14日)

情绪稳定,入睡迅速,每晚睡5~6小时,无心烦;乐于与他人交流,胸闷胸背疼痛消失。仍感乏力困倦,夜尿3~4次,牙龈肿痛,口气秽,无口渴,食欲正常;大便略干,小便调和。舌质淡暗,苔黄腻,脉沉细。

思路:睡眠改善,情绪稳定,饮食、二便基本正常,此为病情恢复之佳兆。夜尿次数略多,牙龈肿痛、口气秽、无口渴、大便略干、苔黄腻,是瘀热内结。乏力困倦,夜尿次数多为阳气不振。舌质淡暗,脉沉细为阳郁热结之故。治疗需要通阳气之郁遏,除瘀热之结滞,兼顾未尽之痰热。仿《伤寒论》桂枝加大黄汤之意。

处方:桂枝12 g,生白芍15 g,炙甘草12 g,酒大黄9 g,茯苓30 g,竹叶9 g,郁李仁30 g,青礞石18 g,牛膝18 g,蜂房18 g,升麻15 g。12剂,水煎服,每日1剂,服法同前。

尽剂后用防风通圣丸、枣仁安神胶囊泻热、安神以善后。

防风通圣丸,每次6 g,每日早晚各1次口服。枣仁安神胶囊,每次3粒,每日午、晚餐后各1次口服。

2010年10月,患者陪同他人来院就诊,特意来诊室告曰:睡眠早已恢复正常,精神情绪良好;女儿活泼可爱,学业优良。并表示感谢。医者给予由衷的祝福。

【诊者体会】

本病由悲伤之极,损伤脏腑气机,导致痰浊内生,滋扰心神所致。

中年女性已届人生的多事之秋,肝肾亏虚,不能幸免;柔弱之身躯,屡遭悲痛所伤,患者内心之痛苦,精神之悲哀,已非常人所能感受。其病程之长,郁结之甚,症状持续之久,提示病情复杂,治疗难度颇大。根据《中国正常人生活事件评定常模表》,生活事件中丧偶、子女死亡居于第一、二位。上述原因对本案患者造成的精神心理伤害之大,可想而知。

心情悲痛,伤及心神。悲伤欲绝,郁生痰浊,久伤心神,扰乱神机。自丧子至今,历经十余年,其郁久结甚,难以化解。心底之痛苦,难以拔出,致郁之由,刻刻存在,导致心神受伤,精神、情绪、睡眠以及日常生活皆失其常。治疗应以开郁结、悦心志、化痰热、安心神为基本思路,兼顾心理疏导。予以白金丸合二陈汤加减。白金丸由郁金、白矾组成。郁金疏肝开郁,清热活血,宁心安神。《本草汇言》曰:"郁金,清气化痰,散瘀血之药也。其性轻扬,能散郁滞,顺逆气,上达高巅,善行下焦,心肺肝胃气血火痰郁遏不行者最验,故治胸胃膈痛,两胁胀满,肚腹攻疼,饮食不思等症。"《本草衍义补遗》谓:郁金"治郁遏不能散。"《本草备要》谓:郁金"行气,解郁;泄血,破瘀。凉心热,散肝郁。"白矾咸寒,入肺、脾、肝、大肠、膀胱经,化腐浊而软顽痰。《长沙药解》说:"矾石酸涩燥裂,最收湿气而化瘀腐,善吐下老痰宿饮。"方中用白矾软顽痰,郁金开结气。治疗"忧郁气结,痰涎上壅,癫痫痰多,口吐涎沫,痰涎阻塞包络、心窍所致癫狂证,一切痫病,久不愈……"。清半夏、陈皮、茯苓、炙甘草为二陈汤,能够理气和中,燥湿化痰,健脾胃,进饮食。加香附、郁李仁、石菖蒲、远志,增强疏肝解郁,宁心安神之力。全方具有开郁结,化痰浊,宁心神,悦心志,畅达神机,振奋精神的作用。

由于患者病程漫长,郁结日久,痰浊深痼,难以速除,因此,治疗过程中有一些变化。期间曾短时应用礞石滚痰丸以豁痰泻热。郁结日久,阳气不畅,神机不利,心神不宁,而久用清泻,有碍中焦阳气畅达,故九诊应用《温病条辨》桂枝半夏汤调理中焦,调和营卫,此即《难经》所谓"损其心者,调其营卫"。末诊,仍以桂枝汤为主,通阳气,和营卫,开郁结,泻阳明瘀热,畅利中焦,使心火能够敷布,神机自然安和。

本案提示，丧亲失子，悲哀动中之病症，其伤也甚，其去也迟。治疗需要两方面，即药物治疗与心理疏导并重，理解与同情、怜悯、恻隐之心不可或缺。同时，需要坚持不懈，不能急于求成。

附方

1. 白金丸(《医方考》卷五引《本事》)

组成：白矾3两，郁金7两。上为末，米糊为丸。每服50丸，水送下。

主治：忧郁气结，痰涎上壅，癫痫痰多，口吐涎沫，痰涎阻塞包络、心窍所致癫狂证，一切痫病，久不愈；喉风乳蛾。

2. 滚痰丸(《玉机微义》卷四引《养生主论》)

(别名：礞石滚痰丸，《痘疹金镜录》卷上)。

组成：大黄(酒蒸)、片黄芩(酒洗净)各250克，沉香15克，礞石30克(捶碎，焰消30克，入小砂罐内，及稍盖之，铁线练定，盐泥固济，晒干，火煅红，候冷取出)。上为细末，水丸梧桐子大。

功能：降火逐痰。

主治：治实热老痰，发为癫狂惊悸，或怔忡昏迷，或咳喘痰稠，或痰闭子宫不孕，大便秘结，舌苔黄厚而腻，脉滑数有力者。

3. 桂枝半夏汤(《温病条辨》卷三)

组成：半夏6钱，秫米1两，白芍6钱，桂枝4钱，炙甘草1钱，生姜3钱，大枣2枚(去核)。水8杯，煮取3杯，分温3服。

主治：饮退得寐，舌滑，食不进者。

4. 枣仁安神胶囊

成分：酸枣仁(炒)、丹参、五味子(醋炙)。

功能：补心安神。

主治：失眠，头晕，健忘。

用法用量：口服，一次5粒，每日一次，临睡前服用。

古代文献

《素问·举痛论》："悲则心系急，肺布叶举，而上焦不通，荣卫不散，热气在中，故气消矣……思则心有所存，神有所归，正气留而不行，故气结矣。"

《灵枢·本神》:"故怵惕思虑者则伤神,神伤则恐惧流淫而不止。因悲哀动中者,竭绝而失生……愁忧者,气闭塞而不行。盛怒者,迷惑而不治。"

《灵枢·口问》:"故悲哀愁忧则心动,心动则五脏六腑皆摇,摇则宗脉感,宗脉感则液道开,液道开故泣涕出焉。"

《灵枢·本藏》:"志意者,所以御精神,收魂魄,适寒温,和喜怒者也……志意和则精神专直,魂魄不散,悔怒不起,五藏不受邪矣。"

《景岳全书·杂证谟·郁证》:"凡妇人思郁不解,致伤冲任之源,而血气日亏,渐至经脉不调,或短少渐闭者,宜逍遥饮,或大营煎。若思忆不遂,以致遗精带浊,病在心肺不摄者,宜秘元煎……若思郁动火,以致崩淋失血,赤带内热,经脉错乱者,宜保阴煎。"

心肌梗死后焦虑障碍

◀ 导语 ▶

本案心肌梗死属中医"真心痛"范畴。病在心脉,损在元气阴精,伤及心神。病情危重,元神受损,几近死亡。本病患者,痊愈之后,发生精神紧张,情感障碍。诸如焦虑、抑郁、不寐、烦躁等病症临床十分多见。上述见症,不仅扰乱患者精神生活,影响生存质量,甚至可以引起血压、心率、心律等变化,乃至诱发病情加重或复发。本案患者乃中年牙医,突然发病,症状危笃,无论是病情严重程度抑或是患者对疾病的认知,都足以引发焦虑障碍。诊疗经过,可资借鉴。

临证思辨

病例 男,54岁。牙医。住山东省济南市。首诊时间:2011年8月3日。

医生:您好。

患者:大夫,您好!

医生:请问您哪儿不舒服?

患者:我现在反复发生胸痛、闷胀,同时精神紧张、烦躁,不能正常工作。

思路:中年男性,发生胸痛,首先需要考虑心血管疾病。

医生:请您叙述一下病史好吗?

患者:好的。半年前安静中突感胸闷、压迫感,无胸痛,持续不解,1天后于所在医院诊治,心电图显示"急性前间壁心肌梗死",因心率缓慢,昏迷7天,放置心脏起搏器后意识恢复。

思路:原发疾病已经明确。那么,当下主诉症状可能有两方面的原因:一是梗死后心绞痛,二是心肌梗死后伴发的焦虑状态,或者二者兼见。

医生:你的胸痛有什么特点和规律吗?

患者:常在无明显诱因的状况下,发生胸前区刺痛,伴有后背中间刺痛、胀闷;每次发作持续数分钟。可以自行缓解。

医生:活动或者饱餐后会加重吗?

患者:不会的。

思路:这种胸痛看似是心绞痛,但是活动不会加重,与心绞痛有别。需要了解患者的精神心理状态。

医生:请问您的精神状态怎样?

患者:我十分紧张、胆怯,担心疾病复发或者导致死亡;同时急躁,容易发怒。

思路:看来应该重视精神心理因素的影响。

医生:您睡眠好吗?

患者:入睡困难,服用地西泮后约需2小时才能入睡,伴有多梦。

医生:你白天精神体力好吗?记忆力怎样?

患者:精力稍差,言语无力,乏力多汗。记忆力减退。

医生:能够正常工作吗?

患者:近半年没有上班。

思路:发作无诱因,出现紧张、恐惧不安的临床症状,并且已经影响社会功能,病程6个月。符合焦虑障碍的诊断。

医生:饮食怎样?

患者:食欲、食量基本正常,只是口干多饮。

医生:大小便正常吗?

患者:大便干,每日排便1次。小便正常。

医生:您带心电图检查报告了吗?

患者:心电图、冠状动脉造影均没有明显异常。

医生:哦。您的血压正常吗?

患者:高血压病5年,不规律服用降压药物。心肌梗死发生后血压、血糖、血脂均无异常。

医生:现在服用什么药物吗?

患者:口服辛伐他汀、卡维地洛、阿司匹林。

医生:您的饮食习惯怎样?

患者:口重,而且喜欢吃肉;无烟酒嗜好。

思路:男性,55岁,高血压史、嗜咸、急性心肌梗死病史,典型的焦虑障碍发作过程,高血压史、冠心病、焦虑障碍的诊断成立。

医生:请伸出舌头让我看看,好的。请让我为您诊脉……

综合四诊资料,病情和诊疗记录如下:

【病案记录】

主诉:发作性胸前憋闷、刺痛半年余。

现病史:患者为牙医兼任口腔科主任,平日工作压力大、特别劳累;情绪不稳定,急躁易怒。半年前于安静中突感胸闷、压榨感,无胸痛,持续不解,未予介意,1天后才就诊于自己工作的医院。心电图提示"急性前间壁心肌梗死",此后出现意识丧失并持续7天,心电图提示心动过缓,放置心脏起搏器,意识随之恢复。近半年来,在无明显诱因的情况下,时常感觉胸前区刺痛,后背中间刺痛、胀闷,持续数分钟缓解。精力稍差,乏力多汗,言语无力。担心疾病复发,精神紧张、胆怯,急躁易怒。记忆力减退,入睡困难,服地西泮2小时后方能入睡,多梦。纳可,口干多饮。大便干,日1次。

既往史与个人史:既往高血压病5年,此次心肌梗死后血压基本正常;否认血糖,血脂异常。嗜咸、肉,无烟酒嗜好。

体格检查:血压132/98 mmHg。心电图显示为起搏心电图,其余未见异常。

舌质暗红,苔黄厚腻,中裂纹,脉沉弦细近缓。

中医诊断:(1)胸痹;(2)善恐;(3)便秘。辨证:劳伤元气,元气不足,络痹心痛;思伤元神,气虚神浮,神机不宁,心神不安。

西医诊断:(1)高血压;(2)陈旧性心肌梗死;(3)起搏器状态;(4)焦虑障碍。

治法:补益元气,化痰清热,活血宣痹,宁心安神。

处方:红力参10 g(先煎),全当归15 g,地骨皮30 g,瓜蒌30 g,郁金18 g,川贝母9 g,桔梗12 g,炙甘草12 g,紫菀30 g,珍珠粉0.5 g(冲服),丹参15 g,酸枣仁30 g。7剂,水煎服,每日1剂,分早、晚2次温服。

继续服用辛伐他汀、卡维地洛、阿司匹林。

思路:心主血脉,为君主之官,以阳气为运用,以血液为滋养。劳神伤心,心气不足,鼓动无力,心脉不畅,则心失所养,故突然发生胸闷、压榨感;心藏神,心气不足,心脉不通,血不畅达,神明失养,因而昏不知人。患者身为医生,自知心脏疾患之危害,是以脱离危险之后,忧心忡忡,因而时常在安静状态下感觉胸前区刺痛,后背中间刺痛、胀闷,每次持续数分钟可以自行缓解。伴有紧张、胆怯、急躁易怒,皆属心神不宁之故。其记忆力减退,入睡困难、多梦亦为心神失常。火能生土,心能益胃,心气不足,心血不畅,胃失温养,气失和降,故大便干。其舌质暗红为内有蕴热;苔黄厚腻则系痰热蕴结,中裂纹为津液损伤;脉沉弦细为气阴不足,气机郁遏。病在心胃,损在元气与阴津,心胃之气不足,心脉不畅,胃气不和。心脉不畅,心神不宁;胃气不和,气机不利;瘀热痰浊内结,扰乱心神,以致胸痛、闷胀、紧张、胆怯、烦躁易怒。治宜补益元气,活血化瘀,宣通胸阳,清热开郁,宁心安神,调气和胃,润肠通便。

二诊(2011年8月10日)

服药7剂,胸背痛趋于缓解,但激动、生气时会诱发,症状可持续1天;精力体力不佳,乏力多汗,记忆力差,易急易怒,紧张不安,担心病情变化;寐少梦多,需1小时以上方能入睡,维持睡眠4小时,醒后需服地西泮。大便不成形,每日2次。食欲可,口干苦,嗳气频频;咽痛、咳嗽,咳白色泡沫样痰,夜甚。乏力,兴趣缺失。舌质暗红,苔黄腻、乏津,脉左沉细无力,右弦细滑。咽充血不明显。

思路:胸背痛趋缓解,大便质稀,为心胃气机趋于通畅。然症状仍时时发作,紧张担心,急躁易怒,提示神机不和尚无转机,需要守方求效。大便稀,故减瓜蒌、紫菀用量。加旋复花、紫苏梗化痰散结,开郁通络;远志、石菖蒲化痰利窍,宁心安神,且能化痰止咳。

处方:上方改瓜蒌12 g,紫菀12 g;加旋覆花15 g(包煎),远志6 g,石菖蒲9 g,紫苏梗12 g。7剂,煎服方法同前。

三诊(2011年8月17日)

药后咳嗽、咳痰消失,睡眠好转。约半小时可以入睡,梦多,一夜觉醒2次。仍感乏力汗出,情绪低落,多思虑,惊悸不宁,紧张恐惧,时胸背压痛,每次持续1~2小时,纳可。告知已停地西泮,大便稍干,日1次,小便黄,口干。舌质暗红,苔根黄厚腻、裂纹、乏津,脉左沉细,右细滑。血压稳定在90/70 mmHg左右。

思路:咳嗽、咳痰消失,睡眠好转是病情渐见转机。胸痛、紧张尚无改变,大便稍干,小便黄,口干,为气阴亏虚,瘀热痰浊内结。时值盛暑,元气极易耗损,治用益心汤加黄连、地骨皮补益元气,养阴清暑;用桔梗、紫菀、酸枣仁、琥珀通络宣痹,宁心安神。

处方:红力参 10 g(单煎),麦冬 60 g,五味子 12 g,石菖蒲 18 g,当归 15 g,黄柏 12 g,黄连 9 g,地骨皮 30 g,酸枣仁 30 g,川贝母 6 g,郁金 18 g,琥珀粉 3 g(冲服),桔梗 12 g,紫菀 18 g,制龟甲 15 g。14 剂,煎服方法同前。

四诊(2011 年 8 月 31 日)

上方服 14 剂,胸背压痛明显减轻,每日 10 分钟左右;近日恢复工作,诊务繁忙。易紧张、惊悸,伴周身汗出。嗳气频作,偶咳嗽,情绪尚平稳,一夜睡眠 5~6 小时,凌晨 3~4 时常觉醒,醒后难再寐。纳可,口干不苦。大便调,小便色黄。自测血压维持在 100/70 mmHg 左右。舌质暗红,苔中根黄腻有裂纹,脉左沉细,右细滑。

思路:胸痛明显减轻,睡眠日渐趋安,而紧张、惊悸、周身汗出依旧。暑伤元气,心神未得安宁,加茯苓、龙齿益气补虚,宁心安神;加浮小麦宁心敛汗。

处方:上方去琥珀粉、紫菀;改红力参 15 g(包煎);加浮小麦 30 g,生龙齿 30 g,茯苓 30 g。14 剂,煎服方法同前。

五诊(2011 年 9 月 14 日)

胸背刺痛大减,惊则汗出减少,精神体力增加,活动量增多且无不适,记忆力改善;仍胆怯易惊,时心烦;口干苦,纳可、体重稳定,大便偏干,日 1 次;睡眠好转,夜间仍觉醒,需服地西泮。舌质暗红,苔黄腻、乏津,裂纹,脉沉细缓弦、左缓滑。

思路:病在心胃,损在元气,邪扰神机,假以时日,以求尽愈。口干苦为瘀热伤阴;舌质暗红,苔黄腻、乏津,裂纹,脉沉细缓仍是瘀热痰浊内结,气阴不足之象。守方为治,去黄连防其苦寒苦燥伤阴,加苏子、紫菀、前胡利肺降气,润肠通便,宁心安神。

处方:上方去黄连;加紫苏子 24 g,紫菀 15 g,前胡 15 g。14 剂。

六诊(2011 年 9 月 28 日)

服药 14 剂,胆怯、易惊、胸背刺痛均缓解;仍易惊,惊则汗;工作劳累时,胸背刺痛阵作。持续时间减为半小时,精神体力可,心烦缓解,记忆力改善,大便质可,排便通畅;睡眠梦多,后半夜眠浅。每天能步行 30 分钟,无症状出现。舌质淡暗,苔黄腻、乏津,脉沉弦略数。

思路:胆怯、易惊、胸背刺痛症状缓解,心烦缓解,精神体力可,步行 30 分钟而无不适,气虚已有改观。仍易惊,惊则汗,劳则气耗,故胸背疼痛阵作。记忆力改善,睡眠梦多,后半夜眠浅。大便通畅。病情日渐趋安,可以改汤为丸,缓以图功。

处方:(1)上方去紫苏子;改红力参 20 g;加珍珠粉 3 g(冲服),麦冬 90 g,郁金 24 g。14 剂,煎服方法同前。

(2)在(1)方基础上去龟甲;改红力参 30 g,珍珠粉 20 g;加黄连 20 g,川贝母 18 g,琥珀粉 20 g。3 剂,共细末、水丸桐子大,每服 9g,日 3 次。

七诊(2011 年 10 月 21 日)

汤剂服尽,改服水丸 1 周。精神安宁,惊悸胆怯、胸背刺痛未发作;劳累后,略感胸背疼痛;入睡迅速,寐深梦多。大便通畅;每天坚持运动。舌质淡略暗,苔薄黄微腻,脉沉弦略滑。

思路:病入坦途,守方继服。

处方:六诊方 7 剂,制水丸,每服 6g,日 3 次。

2011 年 12 月 3 日患者短信告知:自从服用以上水丸后,效果很好,胸背疼痛消失,睡眠正常,一切很好,表示感谢。

2012 年 1 月 18 日患者专程到医院来表示感谢。述症状消失,身体已无不适,恢复正常工作,每天坚持运动。2013 年 3 月中旬患者陪同妻子来诊,告知病情稳定无复发,工作生活均正常。

【诊者体会】

一、真心痛是本例发病基础

急性心肌梗死属于中医"胸痹""真心痛"范畴。

胸痹是指以胸部闷痛,甚则胸痛彻背,喘息不得卧为主症的一种疾病。轻者仅感胸闷如窒,呼吸欠畅,重者则有胸痛;严重者心痛彻背,背痛彻心。后者名为真心痛。真心痛是胸痹进一步发展的严重病症,其特点为剧烈而持久的胸骨后疼痛,伴心悸、水肿、肢冷、喘促、汗出、面色苍白等症状,甚至危及生命。

胸痹病因主要有:(1)寒邪内侵,凝滞阳气;(2)饮食失节,聚湿成痰;(3)情志失调,肝郁气滞,气滞痰阻,血行不畅,气滞血瘀,或痰瘀交阻,胸阳不运;(4)劳倦内伤,气血亏虚,心脉失养;或因积劳伤阳,心肾阳虚,阴寒内侵,血脉不畅;(5)年迈体虚。肾阳虚衰以致心气不足或心阳不振,鼓动无力而痹阻不通;肾阴亏虚不能滋养五脏之阴,心阴内耗,脉道失润;或心火偏旺,灼津成痰,痰浊痹阻心脉,发为胸痹。

胸痹病机主要责之心脉痹阻,心阳不振。寒凝、气滞、血瘀、痰浊阻滞,心脉不畅;或脏腑虚损,元气不足,鼓动无力,心主血脉无力,血行不畅,心失所养而发病。

胸痹病位在心,病变涉及肝、脾、肾诸脏。病理性质有虚实两端,且常相兼为病。真心痛责之元气虚衰,心脉不畅,心失濡养。

心脉痹阻,心神不宁,惊恐不安。胸痹病责心脉痹阻,阳气不通,复因胸痛、憋闷诸症的影响,必然导致患者精神紧张,情绪不稳,甚至不能入睡等;加之本例为牙医,清楚本病危害,则紧张、恐惧在所难免。此为心脉病变累及心神失常。

二、本案分析

(一)病因病机

胸痹心痛后发生神情紧张、胆怯,心脉病变与神明异常是其临床特征。患者中年男性,平日操劳,情绪不稳定,急躁易怒。安静中突然发病,此后半年来,无诱因而时常感觉胸前、肩胛间刺痛、胀闷,能够自行缓解。

根据病史与临床经过,可以诊断冠心病与焦虑障碍共病。

焦虑障碍以焦虑、紧张、恐惧的情绪障碍,伴有自主神经系统症状和运动不安等特征,表现为无事实根据也无明确客观对象和具体观念内容的提心吊胆和恐惧不安的心情。常伴有头昏、头晕、胸闷、心悸、呼吸困难、出汗等明显的躯体症状,其紧张或惊恐的程度与现实情况不符。

本例因劳伤元气,心脉不畅,血不养神,心神不宁,为患者胸痹与善惊、恐惧的基本病机。其病位在心,损在心脉与阳气,心神失和。

(二)治法方药

1. 治法

舒通心脉,调畅心阳,宁心安神是治疗的关键。胸痹病在心脉,善恐(焦虑障碍)病在心神失常。心为阳中之太阳,赖阴血滋养,心脉始畅,心神乃安。

治疗焦虑障碍首先需要协调阴阳。其次,焦虑障碍表现为"神"躁不宁,因此,在调畅气机,畅达阳气的同时,还必须重视养心宁神。从而求得阴平阳秘,同时,合理使用安神药物,是临床取效的重要条件。

2. 方药

本例病责劳伤元气,思伤元神。病机在元气不足,络痹神浮,心神失养,神机不宁。治疗重在补益亏虚之元气,活血化痰以宣通胸阳,清热开郁与宁心安神,调气和胃以润肠通便。处方用红力参大补元气,且能"安精神,定魂魄,止惊悸"(《神农本草经》)为君药。酸枣仁养心安神,桔梗治疗"惊恐悸气"(《神农本草经》),共为臣药。当归养血活血,郁金、丹参活血化瘀,瓜蒌、川贝母化痰宽胸;炙甘草益气补虚,和中安神;紫菀利肺气,调气机,通小肠,又能"安五脏"、疗"惊痫";地骨皮甘寒清热凉血,"主治虚烦,悸,健忘"(《本草述》);珍珠粉镇静安神,《本草纲目》谓其"除小儿惊热,安魂魄",共为佐使药。诸药合用,能够补元气,化痰浊,通心脉,安精神,定魂魄,止惊悸。此后共七诊,用药虽然有出入,但是总以补益元气,宁心安神为本,利气化痰,活血通络辅之。渐次获效。

3. 治疗要点

本例治疗有三个着眼点:心气、心脉、心神;用药两个坚持,补益元气坚持用人参,元气旺盛,心脉自通,心神安宁。宣痹通络、宁心安神坚持用桔梗,桔梗通络宣痹,安神止痛。二者合用补益心气,通畅心脉,安神宁心,为整个治疗过程之主导。虽然时常调整方药,但是人参、桔梗贯穿始终,终致元气恢复,心脉通畅,心神安宁,诸症逐渐消失,病情向愈。

附方

益心汤(业师卢尚岭教授经验方,《山东中医杂志》1997年4月第16卷第4期181页)

组成:人参12 g,麦门冬30 g,五味子9 g,当归、知母、石菖蒲各12 g。

用法:水煎2次,取300 mL,分2次温服。每日1剂。

功效:大补元气,活血通络,除烦安神。

主治:心肺气虚证,如冠心病心绞痛、急性心肌梗死、肺心病、风心病等属元气亏虚,血脉不畅者。

古代文献

《素问·脏气法时论》:"心病者,胸中痛,胁支满,胁下痛,膺背肩胛间痛,两臂内痛。"

《素问·厥论》:"真心痛,手足青至节,心痛甚,旦发夕死,夕发旦死。"

《灵枢·口问》:"悲哀愁忧则心动,心动则五脏六腑皆摇。"

《灵枢·本神》:"是故怵惕思虑者则伤神,神伤则恐惧流淫而不止……恐惧者,神荡惮而不收。"

《医门法律·中寒门》:"胸痹心痛,然总因阳虚,故阴得乘之。"

《神农本草经·人参》:"补五脏,安精神,定魂魄,除邪气,明目,开心益智,久服轻身延年。"

《神农本草经·桔梗》:"主胸胁痛,如刀刺,腹满,肠鸣幽幽,惊恐悸气。"

一氧化碳中毒性脑病

◀ 导 语 ▶

一氧化碳中毒临床时有所见。其中迟发性脑病危害最大,延误治疗,多难救治。一氧化碳属秽浊之气范畴。脑为质轻之府,元神由此而生。秽浊所伤,脑髓势必受损,元神因而失常。急性期之后,患者表现为终日嗜睡,思维迟滞,表情淡漠,反应迟钝,懒言懒动,无饥饿感,无进食节律,是为秽浊之气损伤脑髓,蒙覆清窍,元神失控,神机损害之故。治宜清热解毒,调气化浊,开窍醒神,兼顾养阴添精,生髓充脑,终致元神渐复。

临证思辨

病例 男,63 岁。小学校长,已退休。住济南市历城区。首诊时间:2009 年 12 月 23 日上午。

患者老年男性,由家人陪同步入诊室。

医生:您好,请问您哪儿不舒服?

患者:(患者呆滞,面无表情,一言不发)。

其家人(患者之弟媳为我院护士)代答:1 个月前发生煤气中毒。当时意识丧失,于当地乡镇医院急诊,治疗后意识状态逐渐恢复。但 1 周后智力明显下降,行为异常。患者退休前系小学校长,智力记忆力原本很好,发病后记忆力明显减退,不能计算;同时,终日嗜睡,少言懒动,无饥饿感,进食无节律;大小便自知、定向力基本正常。

医生:现在还能进行以前的技能操作吗?

患者家人:目前,患者反应迟钝,思维迟缓,主动语言减少。已不能操作计算机。

医生：出现智能障碍后，进行过治疗吗？

患者家人：急诊出院后，没有采用其他治疗措施。

医生：我要为您做体格检查，请您配合。

［记录：血压 160/80 mmHg。意识基本清楚，表情淡漠，反应迟钝，体格检查欠合作。理解力下降，不能回答 100 减 7 等于几，不能回忆早餐进食内容；失认、失写。颅神经检查不能合作，四肢肌力正常，双上肢肌张力略增高，四肢腱反射（＋＋），病理征（－），共济运动不能合作。］

医生：根据病史与临床表现，患者属于一氧化碳（CO）中毒后迟发性脑病，病情复杂，为了尽快改善病情，需要综合治疗。

患者家人：谢谢医生，我们积极配合治疗。

综合四诊资料，病情和诊疗记录如下：

【病案记录】

主诉：煤气中毒后智能下降 1 个月余。

现病史：患者 1 个月前夜间在家中发生煤气中毒，意识丧失，急诊于当地医院，经治疗后意识渐恢复，但此后智力明显减退，主要表现为计算力、记忆力的明显减退，定向力基本正常；同时，终日嗜睡，懒言懒动，无饥饿感，无进食节律，大小便自知。睡眠可，性格无明显改变。无口干、口渴。已不能操作计算机。

既往史：高血压病史约 10 年，服降压 0 号，但血压控制不理想；糖尿病史近 10 年，服中药治疗，血糖控制尚满意。否认血脂异常。吸烟多年，2 包/日，不饮酒。

体格检查：血压 160/80 mmHg（未服药）。体格检查欠合作。意识基本清楚，思维迟滞，表情淡漠，反应迟钝，语言减少。对言语的理解力下降，计算力差，不能回忆早餐进食内容；失认、失写。颅神经检查不能合作，四肢肌力正常，双上肢肌张力略增高，四肢腱反射（＋＋），病理征（－），共济运动不能合作。

舌质红、暗，苔黄腻，脉弦滑。

中医诊断：痴呆。辨证：毒损脑髓，痰热蒙窍。

西医诊断：(1) 一氧化碳中毒性脑病；(2) 高血压病。

处方：郁金 24 g，黄连 10 g，菖蒲 20 g，远志 9 g，天竺黄 20 g，怀牛膝 15 g，泽泻 18 g，夏枯草 15 g，麦冬 30 g，丹参 30 g，羌、独活各 6 g，陈皮 12 g。7 剂，水煎服，每日 1 剂，分早晚两次温服。

高压氧治疗（共计进行 15 次）。

丁苯肽软胶囊 0.2 g，tid；富马酸溴长春胺 30 mg，bid；苯磺酸氨氯地平片 5 mg，qd。停服降压 0 号。

思路：目前，对一氧化碳中毒性脑病尚无特效疗法，因此，需要采取综合治疗措施，高压氧治疗、神经保护剂均为必需；一氧化碳为火热毒邪，致病迅速，易生痰致瘀，蒙塞清窍，损伤阴液，扰动阳气，扰乱神明，祸及智慧。加之患者嗜烟多年，又患高血压疾病等，其素体痰热内蕴，阴伤气耗，在所难免。需要清热解毒，化痰开窍，养阴填髓，但是应该分步进行。首先应该以清热解毒、化痰开窍为主。仿菖蒲郁金汤化裁。

二诊（2009 年 12 月 30 日）

经上述治疗，患者精神状态有改善，但白天仍思睡。食欲好转，食量渐增。计算力、记忆力未见改善。反应仍迟钝，答非所问。余症如前。大小便正常。血压 150/90 mmHg（服药后）。舌质暗红，苔黄腻，脉弦滑。

思路：痰热壅盛，清窍迷闭，非强力之品不能为之。故上方去独活；加人工牛黄粉 2 g（冲服），珍珠粉 3 g（冲服）。7 剂，水煎服，煎服方法同上。

丁苯肽软胶囊、富马酸溴长春胺、苯磺酸氨氯地平片继用。

三诊（2010 年 1 月 6 日）

病情稳定，精神好转，思睡缓解。仍言语错乱，应答难切题，时有命名性失语，不能回答茶杯、钥匙名称与用途；语言难连成句，较前发作减少；精神运动迟滞，表情淡漠，神情呆滞；认知、理解力稍差，计算力弱，"100 - 7 = 92"，不能回答"92 - 7 = ?"；定向力尚好。饮食、睡眠正常；3 天前出现小便失禁，大便正常。舌体胖，舌质暗红，苔黄腻，脉弦细滑。血压 110/78 mmHg。

思路：精神好转，思睡缓解是神机有趋明之势，脉由弦滑，转为弦细滑，昭示痰热有欲化之机,清窍或可渐开? 然舌苔尚无变化,治疗需要再接再厉,清热化痰,开窍醒神,不能稍有松懈,尚需加入辛温通阳之品。

处方:上方去泽泻;加益智仁 15 g,桂枝 6 g。14 剂,水煎服,煎服方法同上。丁苯肽软胶囊、富马酸溴长春胺、苯磺酸氨氯地平片继用。

四诊(2010 年 1 月 20 日)

患者意识、精神较前好转,言语增多,但表达不流利,命名性失语较前改善,能主动表达自己的想法,理解力、定向力可,计算力仍差,能回答"100 - 7 = 93",但不能回答"93 - 7 = ?"。记忆力改善,主动思维增多,注意力不集中。饮食、睡眠、二便均正常。舌质暗红,苔薄黄,脉弦滑。

思路:神志渐清,语言增多,命名有好转,主动性增强皆是神明欲复其主宰之权。久病有伤正之虞,加麦冬养阴清心,茯苓化痰安神。

处方:上方去桂枝;加麦冬 30 g,茯苓 15 g。28 剂,水煎服,煎服方法同上。丁苯肽软胶囊、富马酸溴长春胺、苯磺酸氨氯地平片继用。

五诊(2010 年 2 月 24 日)

经上述治疗,患者病情日趋好转,主动言语交流增多,表达准确,理解力改善,定向力同前;记忆力虽有改善,但较病前仍差,计算力无变化(100 - 7 = 103),饮食、睡眠、二便正常。舌质暗略红,苔薄黄浊,脉弦滑。体格检查:血压 120/70 mmHg。昨日空腹血糖 10 mmol/L。对家庭住址、乘车看病车次、路线等都能够准确回答;对给出的钢笔、钥匙、茶杯等器具均准确回答名称与用途。

思路:历经 2 个月的守方治疗,病情终于有了转机。效不更方,继续清热化痰,开窍醒神,再增益智宁神之品。

处方:上方改茯苓 30 g,加桔梗 12 g。28 剂,水煎服,煎服方法同上。丁苯肽软胶囊、富马酸溴长春胺、苯磺酸氨氯地平片继用。糖尿病饮食,盐酸二甲双胍 0.25 g,每日 2 次。

六诊(2010 年 3 月 24 日)

服上方 24 剂,病情趋安,2 周前因发生呕吐,遂停服中药,并住院治疗。患者语言清晰、流利,理解力基本正常,定向力同前,计算力略差(100 − 7 = 93,93 − 7 = 87)。平素嗳气较频,夜间为甚,常常因此而影响睡眠。饮食、二便正常。血压 90/60 mmHg。舌质红暗,苔黄略厚不均,脉弦滑。

思路:神机虽然逐步恢复,但观其舌质红暗,苔黄略厚不均,脉弦滑,则知痰热未尽;病程已经超过 4 个月,加之年届八八,正气亏虚,肝肾不足,髓海不充,在所难免。治疗既要维持清热化痰、开窍醒神之法,又要补肝肾精气之亏虚,以滋填脑髓。病程既久,治疗或可稍有变化,改汤为丸,缓以图之。仿金水六君煎出入。

处方:清半夏 90 g,陈皮 90 g,茯苓 150 g,郁金 120 g,远志 60 g,石菖蒲 120 g,泽泻 90 g,丹参 100 g,枸杞子 120 g,石斛 90 g,羌、独活各 30 g,牛膝 120 g,当归 90 g,熟地黄 120 g,天麻 150 g,益智仁 90 g。共细末,制成水丸,每服 6 g,温水送服,每日 3 次。

丁苯肽软胶囊、富马酸溴长春胺、苯磺酸氨氯地平片继用。

2010 年 7 月 1 日,患者弟媳告知,患者已经能够正常生活、工作,可以操作计算机,能够外出购物,可以正常语言交流,睡眠、饮食、二便均无异常。

2011 年 8 月 27 日,患者弟媳告知,患者生活、工作完全恢复正常。

【诊者体会】

一、一氧化碳中毒后迟发性脑病

CO 中毒迟发性脑病是常见的 CO 中毒后的神经系统损害。

一氧化碳(CO)中毒是含碳物质燃烧不完全时的产物经呼吸道吸入引起中毒。CO 对全身的组织细胞均有毒性作用,尤其对大脑皮质的影响最为严重。CO 中毒时,体内血管吻合支少而代谢旺盛的器官如脑和心最易遭受损害。

CO 中毒后迟发性脑病(Delayed encephalopathy after acute carbon monoxide poisoning,DEACMP),是指 CO 中毒患者经抢救在急性中毒症状恢复后经过数天或数周表现正常或接近正常的"假愈期"后再次出现以急性痴呆为主的一组神经精神症状,或者部分急性 CO 中毒患者在急性期意识障碍恢复正常后,经过一段时间的假愈期,突然出现以痴呆、精神和锥体外系症状为主的脑功能障碍。一般发生在急性中毒后的 2 个月内。

急性 CO 中毒后迟发性脑病。急性 CO 中毒在病情好转数天或数周后部分患者可再次出现病情加重,表现为精神症状,反应迟钝,智能低下,四肢肌张力增高,大小便失禁甚至昏迷。DEACMP 好发于中老年人,国际上报道为 2.8%～11.8%,中国国内报道的 30 例中 50 岁以上老人占 66.6%,且年龄越大发病率越高,几乎不发生于 10 岁以下的儿童。

DEACMP 的常规治疗方法:(1)高压氧治疗;(2)激素应用;(3)促脑细胞功能恢复的药物;(4)迟发性脑病多伴有肌张力增高时,可加用肌松药;(5)对于长期昏迷的患者,注意营养,给予鼻饲。注意翻身及肢体被动锻炼,防止褥疮和肢体挛缩畸形。

二、本案分析

(一)病机分析

中医缺少对 DEACMP 的专门记载,根据其临床表现,可以诊断为痴呆、痉证、痫证、昏迷等病证。

中医认为,一氧化碳(CO)是外来之邪,其性质属火属热,为火热毒气。从口鼻吸入,进入血液,流布周身,损害脏腑气血,迷闭清窍,伤及脑髓,扰乱神明,而发生本病。综合其发病过程,大致有以下病机特点:(1)火热毒邪侵袭人体,扰乱神明。火热毒邪易上窜入脑,扰乱神明。(2)引动肝风。火热毒气内侵,最易扰动肝气,引起肝风动越,为热极生风;或因火热毒邪,耗伤阴液,以致阴亏风动,表现为肌肉蠕动或肢体强直、抽搐。(3)阴竭阳脱,败坏神明。火热毒邪变动不居,可以扰动阳气,阳气亢奋,抽搐强直,阳气耗散;火热毒邪,又能损伤阴液,阴亏则不能敛阳,阳无以依附,气脱阳亡。临床表现为神志昏迷、肢体痿软、多汗烦躁、气息短促、呼吸微弱等内闭外脱之危候。(4)肾精亏虚,脑髓失养,筋脉不荣。病程日久,肝肾阴精亏虚,阴脑髓失其滋荣,筋脉失于濡养,因而产生难以恢复的健忘、痴呆、肢体麻木、瘫软失用等症状。(5)气虚血瘀。"久病必虚,久病必瘀。"疾病后期,亦可气虚无力运行血脉,以致血运不畅,瘀血内阻,经脉失养而致肢体麻木疼痛等。

(二)治法方药

本例为老年男性患者,毒损脑髓,痰热蒙窍是其基本病机。脑为髓海,神机所出。《素问·灵兰秘典论》曰:"肾者,作强之官,伎巧出焉。"脑髓根于肾精,是人类产生精神、智慧的根本所在。吸入一氧化碳导致脑髓损伤,神机失常,灵机与记性丧失,因而发生上述症状。治疗清热解毒,化痰开窍,滋养脑髓,通畅经脉。黄连苦寒清热解毒,郁金凉血开窍,畅利气血;石菖蒲芳香化浊,开窍醒神,共为君药。远志、天竺黄化痰开窍,为臣药。陈皮、牛膝、丹参、泽泻、夏枯草清热活血,理气化痰,麦冬养阴清热,羌活、独活疏利气机,调和气血,并为佐使药。二诊,加人工牛黄粉、珍珠粉以增清热化痰,开窍醒神之力。三诊时去泽泻,加益智仁、桂枝以通阳开窍。自初诊处方开始,即于清热解毒、化痰开窍之中配伍羌活、独活,三诊时加益智仁、桂枝,此后,数诊方药虽稍有变化,但是总不离清热化痰,开窍醒神,振奋阳气。正如吴鞠通在《温病条辨》中所说:"开窍者,运阳气也。"郁金、菖蒲、远志、人工牛黄、珍珠粉是开窍醒神,而羌活、独活、益智仁、桂枝辛温之品则是通阳气醒神明。终则以金水六君煎加味以理气化痰、滋补肝肾、填充脑髓收功。

本例病情稍重,同时患有高血压病等,故在中药治疗之同时,配合高压氧、丁基苯酞、富马酸溴长春胺、苯磺酸氨氯地平片等治疗。丁基苯酞可以增加缺血区的脑血流量,改善缺血区脑的微循环,缩小局灶性脑缺血后的梗死面积,减轻脑水肿;保护线粒体,抗氧自由基,改善全脑缺血后脑的能量代谢。抑制神经细胞凋亡,抑制炎症反应,抗血栓形成和抗血小板聚集;减轻神经功能损伤,对缺血性脑卒中所致脑损伤的多个病理环节起阻断作用,对其有较强的治疗和保护作用。富马酸溴长春胺能透过血脑屏障,使病变区脑组织维持和恢复葡萄糖的氧化分解代谢,使乳酸的产生和二氧化碳的释放恢复正常,从而扩张脑小血管,改善脑循环;对正常脑组织以及病人脑组织的正常脑区的血流无明显影响,也不影响全身血液循环;此外还有轻微的镇静作用。

迄今为止,对 DEACMP 尚无特效疗法,只有采用联合治疗措施,或许可以立足不败之地。此时,中医辨证论治可以发挥整体调节与治疗作用。

附方

1. 菖蒲郁金汤(《温病全书》)

组成:石菖蒲3钱,炒栀子3钱,鲜竹叶3钱,牡丹皮3钱,郁金2钱,连翘2钱,灯心草2钱,木通1钱半,淡竹沥5钱(冲),紫金片5分(冲)。

功效主治:清营透热。伏邪风温,辛凉发汗后,表邪虽解,暂时热退身凉,而胸腹之热不除,继则灼热自汗,烦躁不寐,神识时昏时清,夜多谵语,脉数舌绛,四肢厥而脉陷,症情较轻者。

(注:紫金片,一名紫金锭。组成:山慈菇、红大戟、千金子霜、五倍子、麝香、朱砂、雄黄。功用:辟瘟解毒,祛痰开窍,消肿止痛。主治:内服多用于中暑、脘腹胀痛、恶心呕吐、痢疾泄泻、小儿痰厥惊风等病症。外治多用于疮疡肿毒。)

2. 金水六君煎(张介宾《景岳全书·新方八阵·和阵》)

"治肺肾虚寒,水泛为痰,或年迈阴虚,血气不足,外受风寒,咳嗽呕恶,多痰喘急等证,神效。当归二钱,熟地三五钱,陈皮一钱半,半夏二钱,茯苓二钱,炙甘草一钱。水二盅,生姜三五七片,煎七八分。食远温服。如大便不实而多湿者,去当归,加山药。如痰盛气滞,胸胁不快者,加白芥子七八分。如阴寒盛而嗽不愈者,加细辛五七分。如兼表邪寒热者,加柴胡一二钱"。("膀胱咳案"中已有介绍。详见2010年9月20日,总122期。)

3. 丁基苯酞

为中国自主研发的化学药物,用于治疗脑血管病。它具有出色的安全性单一体结构,同时具有多种药理作用,能够全面治疗缺血性脑卒中,明显减少梗死后神经功能缺失,改善患者生活能力状态。

4. 富马酸溴长春胺缓释胶囊

化学成分为富马酸溴富马酸溴长春胺,可以选择性作用于椎动脉及颈内动脉阻断血管平滑肌细胞钙离子内流松弛血管平滑肌增加脑血流量。特别对改善缺血部位血流作用明显,增加脑内葡萄糖和氧的利用率,增加三磷腺苷(ATP)含量改善脑的能量代谢。临床适应证:(1)用于治疗衰老期心理行为障碍(如警觉性和记忆力丧失、头晕、耳鸣、时间与空间定向力障碍、失眠);(2)用于急性脑血管病以及脑外伤后综合征的治疗;(3)用于治疗缺血性视网膜病变;(4)用于治疗耳蜗前庭疾病。

5. 苯磺酸氨氯地平片

降压药,为钙通道阻滞剂(或称为钙离子拮抗剂),阻滞心肌和血管平滑肌细胞外钙离子经细胞膜的钙离子通道(慢通道)进入细胞。

6. 降压0号为中国研制的复方降压药物

性状:片剂。每片含有利舍平100 μg(Reserpine),二肼苯达嗪12.5 mg(Dihydralazine),氢氯噻嗪12.5 mg(Hydrochlorothiazide),氯氮䓬3 mg(Chlordiazepoxide)。

古代文献

《素问·阴阳应象大论》:"清阳出上窍,浊阴出下窍。"

《素问·生气通天论》:"阳气者,精则养神,柔则养筋。"

《素问·六节藏象论》:"天食人以五气,地食人以五味。五气入鼻,藏于心肺,上使五色修明,音声能彰;五味入口,藏于肠胃,味有所藏,以养五气,气和而生,津液相成,神乃自生。"

《灵枢·口问》:"故上气不足,脑为之不满,耳为之苦鸣,头为之苦倾,目为之眩。"

《灵枢·海论》:"脑为髓海……髓海不足,则脑转耳鸣,胫酸眩冒,目无所见,懈怠安卧。"

《景岳全书·癫狂痴呆》:"痴呆证,凡平素无痰,而或以郁结,或以思虑,或以疑贰[1],或以惊恐,而渐致痴呆,言辞颠倒,举动不经,或多汗,或善愁,其证则千奇万怪,无所不至,脉必或弦或数,或大或小,变易不常,此其逆气在心或肝胆二经,气有不清而然。"

《明医指掌》卷七:"痰迷心窍,则遇事多忘。"

《辨证奇闻·呆病门》:"人有终日不言不语,不饮不食,忽笑忽歌,忽愁忽哭;与之美馔则不受,与之粪秽则无辞;与之衣不服,与之草木之叶则反善。人以为此呆病。"

《石室秘录》卷六:"呆病如痴,而默默不言也,如饥而悠悠如失[2]也。意欲癫而不能,心欲狂而不敢。有时睡数日不醒,有时坐数日不眠。有时将己身衣服密密缝完,有时将他人物件深深藏掩。与人言则无语而神游[3],背人言则低声而泣诉。与之食则厌薄而不吞,不与食则吞炭而若快。此等症虽有祟凭[4]之,实亦胸腹之中,无非痰气。故治呆无奇法,治痰即治呆也。然而痰势最盛,呆气最深,若以寻常二陈汤治之,安得获效。"

注:

[1]疑贰:(1)亦作"疑二"。因猜忌而生异心。(2)指猜忌离心。(3)疑惑不定。此处可以解释为疑心重重。

[2]悠悠如失:

悠:长久,遥远;形容从容不迫;荒谬,悠闲懒散等。

此处悠悠有"形容从容不迫、悠闲懒散"之意。

失:错失,丢掉……

如失:像掉了魂一样。

如饥而悠悠如失:意思是患者虽然饥饿,但是没有食欲,懒于进食。说明患者的生存能力下降。

[3]神游:无目的的走动。即上文《景岳全书》所说的"举动不经。"

[4]祟凭:

祟:本义原指鬼怪或指鬼怪人(迷信);借指不正当的行动。

凭:靠在东西上:~栏。~吊(对着遗迹怀念);依靠,仗恃:~借。~靠。~信;根据。

祟凭:意指痴呆患者的行为诡异,如鬼怪所使。

外伤性延髓损伤

◀ 导语 ▶

延髓上承于脑,下连脊髓(简称为髓),是人体上下内外联络之枢机。脑由髓聚而成,髓由精气所汇。髓聚成脑,髓散为络。髓内承脏腑精气,汇于上为脑,散于周身则成络。络能联通一身,从而维系脑与人体上下内外之联络。外伤打仆,此后出现构音障碍,上肢无力,是为伤及延髓。构音障碍为瘖,上肢无力属痿。病起于外伤,按照常理,应考虑瘀血阻络。但本案辨证为气虚阴亏,髓亏不充,筋脉不荣;瘀血内阻仅为兼夹之邪。治宜益气养阴,添精生髓,养血润筋,立足中焦营卫以为补养肾精之根基。

临证思辨

病例 男,39岁。公务员。住山东省济南市历下区文化东路。首诊时间:2008年5月14日。

医生:您好!请问您哪儿不舒服?

患者:大夫您好。我因为外伤跌倒,引起双上肢无力、说话不清晰。

医生:怎么会跌倒呢?有多长时间了?

患者:有1个多月了。时值在外地出差,因为工作紧张、劳累,卧床休息时,有急事起床过猛,感到头晕,旋即跌倒。当时意识不清,被同事紧急送往当地医院,大约2小时后清醒。

医生:意识不清时有无发生肢体抽搐?

患者:一同出差的同事说,没有肢体抽搐、口吐涎沫以及两目上视等症状。

医生:清醒后是否还有其他症状?

患者:清醒后,感到两上肢无力,语言不清晰,吞咽障碍。立即返回济南,送到山东大学齐鲁医院检查病住院治疗。

医生:检查结果怎样?

患者:经过 MRI 扫描,脑及颈部未见明显异常。被诊断为外伤性延髓损伤。

医生:经过治疗后,病情怎样?

患者:按照外伤性延髓损伤治疗 3 周,最初 2 周内症状逐步改善;近 1 周来症状改善不明显。因为害怕留下后遗症,决定请中医治疗。

医生:还有其他不舒适吗?

患者:偶尔感到头痛。

医生:吃饭、睡眠、大小便是否正常?

患者:饮食、睡眠正常,大小便也没有问题。

医生:下面,我要为您做一些检查。请您配合。

(进行神经科专科检查:测血压;颅神经、构音、吞咽;四肢肌力、肌张力、腱反射、深浅感觉、病理征等。)

综合四诊资料,病情和诊疗记录如下:

【病案记录】

主诉:枕部摔伤后双上肢活动不利 1 个月余。

现病史:患者 2008 年 4 月 10 日出差在外,过度劳累,睡醒后起床站立过猛,以致头晕跌倒,摔倒后意识不清,大约持续 2 小时后自行清醒;晕厥过程中,未出现肢体抽搐、口吐涎沫以及两目上视等症状。清醒后,患者出现双上肢活动不利,语言欠清晰,饮水呛咳,吞咽困难,不能伸舌。即刻返回济南,就诊于山东大学齐鲁医院,被诊断为外伤性延髓损伤,住院治疗 3 周余,病情好转。但近 2 周,症状改善缓慢,为此想到用中药治疗。刻诊:双上肢抬举无力,言语欠清晰,鼻音较重,行走正常,无头晕,偶感头痛,饮食、睡眠正常,二便调。

血压 110/80 mmHg。

专科检查:构音略感不清,鼻音明显,悬雍垂略偏右侧,余颅神经未见异常;双上肢肌力 V$^-$ 级,肌张力呈折刀样增高;双下肢肌力正常,膝腱、跟腱反射活跃、等叩,双侧霍夫曼征阳性。

舌质暗红,苔白腻,脉弦细。

中医诊断:(1)外伤后喑痱;(2)痿证。辨证:气虚阴亏,筋脉失养,瘀血生风。

西医诊断:外伤性延髓损伤。

治法:益气补虚,养阴生髓,活血舒筋,通络利窍。

处方:生黄芪30 g,当归15 g,石斛18 g,熟地黄24 g,淫羊藿12 g,天麻15 g,丹参15 g,防风9 g,石菖蒲15 g,远志10 g,乌梢蛇20 g,龟甲15 g。7剂,水煎服,每日1剂。

思路:构音障碍为喑,上肢无力属痿。脊髓延髓为精气所聚,任脉督脉循行之地。诸阳之脉、任督二脉循颈而上络头面,肝、脾、肾、心之经脉循经而络舌本、舌下。颈部外伤,不但可以伤筋骨、肌肉,而且可以伤气血、损筋脉、损脊髓。上肢无力上举、语言不清,为外伤经脉,损伤脊髓,机窍不利。舌为音声之机,构音欠清晰,为跌打外伤,损及经脉,气血受阻,阳气不利,清窍失荣。病程经月,正气受损;加之外伤之后,经脉不利,气血亏损,肝肾不足,故其治疗不能仅仅着眼于外伤后瘀血阻络。经过急性期的积极治疗后病情逐渐恢复,患者年轻体壮,提示只要积极图治,或有痊愈之机。因此,外伤、正虚、瘀血、络阻、窍塞需要面面俱到,切忌偏执瘀血一端。用当归补血汤合地黄饮子加减。

二诊(2008年5月23日)

病情稳定,言语较前流利、清晰,但仍有鼻音;双上肢力弱,以右肢为重,双肩部有沉重感;偶有搏动性头痛,记忆力正常。情绪稳定,出汗多,饮食、睡眠、二便正常。舌质红,舌中部苔腻色白,脉沉细。

思路:言语较前流利、清晰,为病情向安,上肢沉重,为经脉痹阻,清阳不升,肌肉失养;苔腻色白,脉沉细显系湿邪困阻,阳气不达。治疗需注意活血通络,畅达阳气。

处方:上方加桑枝30 g,黄柏12 g;改丹参30 g,浮小麦30 g。7剂,水煎服,煎服方法同上。

三诊(2008年5月30日)

病情逐步改善,双上肢力量增加,两肩沉重,拘紧,手指精细动作欠灵活,言语较前流畅。时有头皮疼痛,以巅顶右侧为主,时作时止。饮食、睡眠、二便正常。出汗基本正常。舌质红,尖甚,苔黄腻,脉沉细弦。体格检查:双上肢腱反射增强,霍夫曼征(+)。

思路:上肢肌力虽有改善,但是仍感沉重、拘紧,此为经脉不畅,阳气不达,所谓"阳气者,精则养神,柔则养筋。"治疗需要通阳气,柔肝气,舒筋脉。重用天麻,《本草新编》谓:"天麻最能祛外来之邪,逐内闭之痰。"《本草分经》指出:天麻"入肝经气分,通血脉,疏痰气",又能通血脉,益气力;加葛根配黄芪以升阳气,通经络。

处方:上方去浮小麦、防风;改天麻24 g;加葛根30 g,酸枣仁30 g。7剂,煎服方法同上。

四诊(2008年6月5日)

诸症改善,言语清晰、流利;头痛减轻,体力亦好转;双上肢力量增加,但精细动作仍差;偶有颈前部麻木,双侧手腕处发凉。饮食、睡眠、二便正常。舌质偏红,苔薄黄,脉沉细,右甚于左。

思路:阳气渐得通畅,肝气日益调柔,机窍逐渐和利,是以头痛减轻、语言流利,肢体力量也有改善。正虚虽复而未壮,络窍虽通而未至流畅,因而,治疗仍需补虚通络,需用辛润与搜剔之品。

处方:生黄芪30 g,当归15 g,葛根15 g,天麻15 g,威灵仙15 g,红花6 g,苏木9 g,穿山甲9 g,酸枣仁24 g,郁金15 g,枸杞子20 g。6剂,煎服方法同上。

五诊(2008年6月27日)

病有改善,头顶右侧隐痛程度较前轻,双上肢力量尚可,双手发胀已不明显。言语略感不清。双膝腱反射(++)等叩。舌质红,尖甚,苔薄黄,脉沉弦细。

思路:症状改善,病情趋安,是药中病机。舌质红、脉细为阴虚之象,加石斛、金银花与黄芪配伍,以为益气养阴,祛瘀通络之用。

处方:上方去苏木;加石斛20 g,金银花30 g。6剂,煎服方法同上。

六诊(2008 年 7 月 4 日)

服药效果较好,言语清晰流利,已无饮水呛咳及吞咽困难,站立及行走平稳。现仍感头顶右侧隐痛,自觉体力欠佳,讲话时底气不足,双手精细动作欠灵活。饮食、睡眠、二便正常。舌暗红近绛,尖甚,苔薄黄,脉沉细。

思路:久病多虚,盛夏季节,暑伤气阴,故体力差而讲话底气不足。遵李东垣法,重用黄芪、麦冬、五味子补益元气。去发散走泄之防风、羌活。

处方:上方去防风、羌活;改黄芪 45 g;加麦冬 45 g,五味子 12 g。6 剂,煎服方法同上。

七诊(2008 年 7 月 11 日)

服药效好,语言清晰流利,行走平稳,但仍有头顶右侧疼痛,搏动感,呈阵发性;左手腕处发凉,双手精细动作仍欠灵活;自觉体力欠佳,与他人言谈过久则气短,食欲尚好,睡眠亦佳,二便正常。要求改服中成药。舌红尖甚,苔薄白根厚,脉沉细无力。血压 105/85 mmHg。悬雍垂基本居中。

思路:病久入络,正虚不能速复,留邪难以速去,纵然药与证对,取效仍需时日。本应守方继进,以资巩固。时值盛夏,患者畏惧煎药、服药之苦,可以理解。禀此前治法,用益气活络之剂。

处方:芪龙胶囊 3 粒,口服,每日 3 次。三七通舒胶囊 2 粒,口服,每日 3 次。

八诊(2008 年 7 月 25 日)

病情日渐恢复,双上肢力量增加,言语清晰,适量活动后无明显疲劳感。左手腕微微怕凉,偶有巅顶右侧搏动性疼痛,持续时间较短暂。饮食、睡眠、二便正常。舌质红、尖甚,苔薄黄,脉左弦、右沉细无力。血压 120/85 mmHg。

思路:病情逐步恢复,接近正常。继进益气活血、通络舒筋之剂。

再予:芪龙胶囊 3 粒,口服,每日 3 次。三七通舒胶囊 2 粒,口服,每日 3 次。

九诊(2008 年 08 月 24 日)

服药平妥,双手力量正常,言语清晰,有时感说话时底气不足。左手腕部仍发凉,略感乏力,适量运动后略疲劳。饮食、睡眠、二便正常。舌质红略暗,苔中白略腻,脉沉细弦。血压 120/80 mmHg。

思路:双手力量正常,言语清晰,提示延髓损伤已经接近正常。讲话时感到底气不足,左手腕部仍发凉,略感乏力,适量运动后略感疲劳。考虑有以下几方面的原因,一是延髓损伤未尽恢复;二是病久正虚,尚未完全恢复;三是盛夏酷暑,暑伤元气;四是久病入络,易入难出。故治疗仍需益气养阴,补虚通络。病情稳定,可用丸剂缓图。

处方:黄芪 300 g,当归 120 g,桔梗 60 g,金银花 120 g,乌梢蛇 150 g,连翘 150 g,党参 120 g,威灵仙 150 g,姜黄 90 g,天麻 150 g,土鳖虫 90 g,郁金 200 g。上药共细末,水泛为丸,如梧桐子大。每服 6g,日服 3 次。尽剂停药。

继用芪龙胶囊、三七通舒胶囊。

随访 2 年,病情稳定,延髓损伤引起的症状完全消失,能够胜任日常工作,生活幸福。

【诊者体会】

本例延髓损伤系跌倒后损伤所致,所以诊断为外伤性延髓损伤。根据其临床表现,属于中医"喑痱"范畴。喑痱起病有缓急两种形式,缓发者既可为慢性渐进发病,又可由急性起病失治迁延而来。对于急性起病者,多为危笃之候,须及时处置。

一、喑痱

喑痱,亦作喑俳、瘖痱、瘖俳。是以发音困难,手足废而不用为主要临床特征的病症。

喑,同瘖,义为发声难出,甚者完全失音;痱,同俳,废也,是指四肢不收或足废不用的症状。病名首见于《素问·脉解篇》:"内夺而厥,则为喑痱。"此后历代医家又多有阐发,《类经》卷十四:"内夺者,夺其精也,精夺则气夺而厥,故声瘖于上,体废于下,元阳大亏,病本在肾,肾脉上挟舌本,下走足心,故是病。"《黄帝内经素问集注·脉解篇》亦云:"阳气受气于四支,阳盛已衰,故四支不收,肾气不足,则为痱也。"《奇效良方》将其主症概括为"痱喑之状,舌瘖不能语,足废不为用。"喑痱可见于西医学的多发性脑梗死、进行性延髓麻痹、重症肌无力、多发性硬化、急性感染性多发性神经炎等疾病。

发病原因主要有风痰瘀阻、肾精亏虚、气虚血瘀、肝阳上亢等。病机有标本虚实之分。其标在风、火、痰、瘀，多属实证，但须分清主次、兼夹；其本在正虚，以精气内夺为主，亦有气阴两亏或阴阳两虚之候。

二、本案分析

（一）病机

本例为跌倒后外伤所致，与上述病机有所不同。

重视瘀血阻滞的病机存在。一般认为，外伤后发生的各种病症其病因应该是十分明确的，而瘀血内结，阻滞经脉通常被认为是主要病机。因此，对因外伤所致的各种病症，通常以活血化瘀为基本治法。

不应忽略躯体损伤。外伤的前提下，往往容易忽略其他病机，诸如，伤皮肉、伤气血、伤筋骨、伤脑髓、伤神明等。所以说，瘀血阻滞仅仅是外伤后的病机之一，不能只见瘀血，不计其余。

（二）治法方药

1. 治法

本例病机不但有瘀血，同时存在经脉不利、气血不畅、清窍闭塞等病机变化。所以，治疗必须兼顾病机的方方面面。既要化瘀活血，通利经脉，又要益气益阴，生精填髓。

2. 方药

取李东垣当归补血汤益气养血，用《圣济总录》地黄饮滋肾填精，补虚生髓，通络利窍。

首诊处方用生黄芪、当归、天麻、熟地黄为君药，益气养血、补肾填精；用石斛、淫羊藿、龟甲滋阴和阳，补虚通络，为臣药；丹参、防风、乌梢蛇活血通络、柔肝舒筋，石菖蒲、远志化痰开窍，为佐药。其后数诊，用药虽有变化，但是黄芪、天麻、当归以及补肾之品不可或缺，始终以益气血、补肝肾、通经脉、利清窍为用药核心所在。

黄芪，性微温味甘。《神农本草经》谓其"味甘，微温"。《本草别录》："主妇人子脏风邪气，逐五脏间恶血。补丈夫虚损，五劳羸瘦，止渴，腹痛，泄痢，益气，利阴气。"《日华子本草》："黄芪助气壮筋骨，长肉补血……"《本草备要》谓：黄芪"生用固表，无汗能发，有汗能止，温分肉，实腠理，泻阴火，解肌热，炙用补中，益元气，温三焦，壮脾胃，生血，生肌，排脓内托，疮痈圣药。痘疹不起，阳虚无热者宜之。"黄芪功用虽多，以补虚益气为第一要义。配伍当归，益气养血，滋荣筋骨肌肉,为外伤后气血亏虚,筋脉肌肉失养之首选药对。

天麻甘平柔润,专入肝经;质重而体坚,色白中见黄,其味淡而气微香,质重能降而气辛能升,味甘寓补益之力。《神农本草经》记载天麻"久服益气力,长阴肥健,轻身增年。"《开宝本草》则曰:"利腰膝、强精力,久服益气,轻身长年。"列为"上品"之药。细读历代本草文献,可知天麻具有疏风散邪、平肝止痉、化痰通络、柔肝舒筋、通血脉、补虚等功效。其主治广泛,涉及外感、内伤、外伤等病症,包括外伤后疼痛、麻木、肢体瘫痪、无力等症状亦可应用。药理研究证实,天麻对神经细胞损伤有保护作用。天麻的主要成分天麻素可抑制兴奋性氨基酸诱导的细胞死亡和凋亡,具有清除自由基的能力,对神经元具有保护作用。

黄芪配伍天麻,益气补虚,祛风通络,强壮筋骨,疏肝柔筋。配伍当归、石斛能够养血益阴,补肾生髓;配伍金银花,益气养阴,活血通络;配伍乌梢蛇、穿山甲则能搜风通络,舒筋活血;配伍熟地黄、龟甲、淫羊藿则能补肾填精,生髓荣脑;配伍麦冬、五味子益气养阴,扶助元气,强壮肌肉。

酸枣仁功效多端,但是现在临证时常被视为安神药,甚至被固定为治疗失眠的专用药,其实,古代医家认为酸枣仁功效多样。如《本草汇言》曰:酸枣仁"敛气安神,荣筋养髓,和胃运脾。"《药性解》提出:酸枣仁"主筋骨酸疼,夜卧不宁,虚汗烦渴,安和五脏,大补心脾。"《本经》则谓酸枣仁主"四肢酸疼,湿痹"。酸枣仁与黄芪、天麻、当归、石斛配伍,能养营和卫,益气生血,疏通经脉,畅利气血,治疗躯体症状之疼痛、麻木,以及由躯体症状引发的精神不适、睡眠障碍。

黄芪与金银花、乌梢蛇配伍,善于益气益阴,补虚通络。《重庆堂随笔》谓金银花"清络中风火湿热,解瘟疫秽恶浊邪,息肝胆浮越风阳,治痉厥癫痫诸症"。乌梢蛇乃血肉有情之品,能补虚填精,搜风通络。三物配伍,益气补虚,养阴填精,走窜通络。

延髓损伤,恢复慢且难。治疗须有耐心,补虚不可用蛮力,搜邪通络切忌峻烈。同时,应注意饮食与休养。

附方

1. 当归补血汤(李东垣《内外伤辨》卷中)

组成:黄芪1两,当归(酒洗)2钱。

功能主治:劳倦内伤,气血虚弱,阳浮于外,肌肤燥热,面红目赤,烦渴引饮,脉洪大而虚,口舌生疮,以及妇人经行、产后血虚发热头痛、产后无乳,或疮疡溃后久不愈合者。

2. 地黄饮(《圣济总录·卷第五十一·肾脏门》)

组成:熟干地黄(焙)、巴戟天(去心)、山茱萸(炒)、肉苁蓉(酒浸切焙)、附子(炮裂去皮脐)、石斛(去根)、五味子(炒)、桂(去粗皮)、白茯苓(去黑皮)各一两,麦门冬(去心焙)、远志(去心)、菖蒲各半两。上一十二味,锉如麻豆,每服三钱匕,水一盏,生姜三片,枣二枚劈破,同煎七分,去滓食前温服。

功能主治:补肾益精,滋心开窍。治肾气虚厥,语声不出,足废不用。

3. 芪龙胶囊

主要成分:黄芪、地龙(蚓激酶)、丹参、当归、川芎、红花、赤芍、桃仁等。

功能主治:活血化瘀,溶栓通络,益气养血。

适应证:脑血栓、冠心病、动脉硬化、糖尿病、脑栓塞、心肌梗死、高血脂、高血压、动脉硬化及血栓栓塞性疾病等。

4. 三七通舒胶囊

主要成分:每粒装 200 mg,含有三七三醇皂苷 100 mg。

功能主治:活血化瘀,活络通脉。改善脑梗死、脑缺血功能障碍,恢复缺血性脑代谢异常,抗血小板聚集,防止血栓形成,改善微循环,降低全血黏度,增加颈动脉血流量。主要用于心脑血管栓塞性病症,主治中风、半身不遂、口舌歪斜、言语謇涩、偏身麻木。

古代文献

《素问·灵兰秘典论》:"肾者,作强之官,伎巧出焉。"

《素问·逆调论篇》:"肾不生,则髓不能满。"

《素问·脉解篇》:"内夺而厥,则为瘖痱,此肾虚也。"

《灵枢·海论》说:"髓海有余,则轻劲多力,自过其度;髓海不足,则脑转耳鸣,胫酸眩冒,目无所见,懈怠安卧"。

《灵枢·热病篇》:"痱之为病也,身无痛者,四肢不收,智乱不甚,其言微知……"

《圣济总录·卷第五十一·肾脏门》:"论曰《内经》谓内夺而厥,则为瘖痱,此肾虚也,瘖痱之状,舌瘖不能语,足废不为用,盖肾脉侠舌本,肾气内夺,气厥不至舌本,故不能语而为瘖,肾脉循阴股循内联踝,入足下。肾气不顺,故足废而为痱。"

《中西汇通医经精义·上卷》:"盖髓者,肾精所生,精足则髓足;髓在骨内,髓足则骨强,所以能作强而才力过人也。"

麻木（多发性周围神经病）

◀ **导语** ▶

麻木属于感觉异常。《黄帝内经》认为感觉功能与营卫相关，其主在心。《素问·逆调论篇》提出："营气虚则不仁，卫气虚则不用，营卫俱虚不仁且不用。"《灵枢·刺节真邪篇》曰："卫气不行，则为不仁。"心有任物之用，又为营卫运行之动力。因此，营卫损伤，心主失和，神机失用，则发生麻木等感觉障碍。此外，麻木有属于形病者，有属于神病者，有属于形神俱病者。临证需要仔细检查，认真辨识。

临证思辨

病例 女，52岁，公务员。**首诊时间**：2008年4月30日。

医生：您好，请问您哪儿不舒服？

患者：我手脚麻木，有时候还感觉疼痛。

思路：麻木、疼痛属感觉异常，麻木是感觉的减退或丧失，疼痛是感觉过度的症状，二者并见又以麻木为主，考虑患者现年52岁，正处绝经之年，多种疾病可出现这些症状，如周围神经病变、糖尿病、中毒、感染、雷诺病抑或由于心理因素等，需进一步问诊、查体。

医生：这种情况有多长时间了？之前有受凉或其他原因吗？

患者：大概有7个月了吧，麻木之前也没有什么明显的原因。

医生：麻木、疼痛的感觉持续存在吗？什么时候严重一些？

患者：整天都有这种感觉，左手和左脚明显。受凉或者是夜间睡觉时麻木的感觉重一点，平常活动活动会感觉到轻松多了。

思路：患者中年女性，病程较长，病性应当属虚。麻木的发生与营卫失和、气血运行失常关系最为密切。活动后气血通畅，通则不痛、不麻；受凉则血气凝滞，夜晚卫气入血,温养失职,血行瘀滞故症状加重。此外,患者麻木的同时伴有疼痛,是为瘀滞之征。

医生:除了麻木、疼痛之外,还有别的症状吗?

患者:还觉得手脚发胀、火辣辣的。

思路:手足灼热与麻木、疼痛同属感觉异常,中医认为属于内伤发热。营卫失和,瘀阻日久,可以化热;瘀血不去,新血不生,热结阴伤,筋脉失养,故上述感觉异常症状并存。

医生:平时胃口好不好?有口干、口渴的症状吗?

患者:吃饭还可以,口也不干。

医生:睡觉好吗?

患者:入睡比较慢,每天晚上能睡6个小时左右。

医生:大便干不干?几天1次?排便的时候费力吗?

患者:大便干,排便不畅快,2~3天1次。

医生:月经还正常吗?

患者:49岁停经,至今已有3年了。

思路:饮食、睡眠、二便及月经情况能综合反映患者的整体状况及体内水液的运行状态,对中医辨证论治至关重要;患者同时存在睡眠与大便干的问题,且已绝经,与前述的"热结阴伤"相吻合。

医生:以往患过什么病吗?血压、血糖是否正常?

患者:发现"颈椎病"20多年了,没有高血压、糖尿病。

医生:我需要给你做一些检查,请配合。

患者:好的。

(记录:颅神经正常,四肢肌力、肌张力正常,生理反射正常存在,病理反射未引出。深浅感觉、共济运动等神经科查体均正常。)

思路:"颈椎病"可引起双手麻、痛等异常感觉,但足部的症状不能解释,患者没有明显的受凉、损伤病史,亦无其他疾病史,故可排除上述其他疾病的可能,诊断明确。

综合四诊资料,病情和诊疗记录如下:

【病案记录】

主诉:手足麻木、疼痛7个月余。

现病史:患者7个月前无明显诱因出现手足麻木、疼痛,以左侧为甚,症状活动后减轻,受凉、夜间休息时加重,甚则因此不能入睡;伴手足持续性发胀、烧灼感。无颈部不适,无口干口渴,饮食正常,入睡困难,一夜睡眠6个小时左右。小便正常,大便2~3日1次,粪质干,排便不畅。绝经3年。

既往病史:"颈椎病"史20余年,否认糖尿病、高血压病等病史。

体格检查:颅神经正常,四肢肌力、肌张力正常,生理反射正常存在,病理反射未引出。深浅感觉、共济运动等神经科检查均正常。

舌脉:舌质红略暗,苔薄黄,脉沉细。

中医诊断:麻木。辨证:气阴亏虚,营卫失和。

西医诊断:多发性周围神经病?

处方:生黄芪30 g,当归15 g,丹参15 g,葛根30 g,忍冬藤30 g,金银花30 g,桂枝9 g,桑叶24 g,淫羊藿15 g,黄柏12 g,豨莶草30 g,天麻15 g。12剂,水煎服,每日1剂。

煎服方法:诸药置于砂锅中,自来水1 000 mL浸泡1个小时,煎煮2次,共煎取药液约500 mL,分2次温服。避免过度劳累及感受风寒湿邪,调畅情志,适当体育活动,饮食宜清淡,忌辛辣、肥甘、味厚之品。

四虫片,5片,每日3次。

思路:患者年逾七七,天癸耗竭、肝肾亏损,气营亏虚。气虚无以生血、运血,营虚阴亏,筋脉肌肤失养以致麻木,正如《素问·逆调论》所说"营气虚则不仁";阴不制阳,阳亢化风,肝风入络,亦可致麻。病变日久,血行不畅可致瘀,故伴有疼痛。病位在肝肾,病机在气营亏虚不荣肌肤。气虚运血无力,活动能助阳气运化、推动血行,故活动后症状减轻;气主煦之,血遇寒则凝滞,入夜阳气入里,卫气潜藏,是以诸症以受凉、夜晚为甚;血主濡之,肝肾阴血亏虚,阴亏无以潜阳,阳不得入于阴,因此入睡困难;血虚则阳浮,阴亏则热扰,可有手足发胀、灼热感。大便干,排便不畅,均为营虚阴亏之象。舌质红略暗,苔薄黄,脉沉细为气阴亏虚挟热之佐证。病本在气阴亏虚、营血不足,标在瘀阻热扰。故治宜益气养血、滋阴和营为主,佐以通经活络,清热祛风;方以当归补血汤为底加减化裁。方中黄芪既能补气,又能生血、行血;当归活血补血通脉,共为君药。配丹参则活血通脉之力弥增。葛根、忍冬藤、豨莶草辛散走窜,疏邪以调卫气;合金银花、桑叶轻清之性能疏风清热、通络和营;天麻善于搜风通络;复以桂枝、淫羊藿辛温助阳气、通卫气,则诸药凉而不遏,调和营卫;黄柏苦寒,泻阴火。诸药相配,共奏益气养阴,和营通络,通行气血营卫之功。

二诊(2008年5月21日)

共服上方10剂,服药期间自觉手足发热,麻木、疼痛较前减轻,卧位时手足麻木加重;睡眠改善,入睡较前迅速,睡眠亦较深沉,白天精力尚好,体力稍差。情绪稳定,无明显口干渴。大便不干,2天排便1次,小便正常。舌质淡暗,苔薄少,脉弦滑有力。

思路:手足、睡眠、大便皆赖卫气温养,营气滋荣;女性绝经,缘于天癸告竭,躯体损坏,《素问·上古天真论》谓:"天癸竭,地道不通,形坏而无子也。"此时,唯有补肝肾、滋营血,才是求本之治,故加黑芝麻以滋补肝肾、柔肝通络。

处方:上方改桑叶30 g,加黑芝麻30 g。14剂,水煎服,日1剂。如前法。另嘱:适当注意饮食营养,以期滋化源,生营卫,润养脏腑百骸。

三诊(2008年6月4日)

述手足麻木、疼痛以掌指关节处明显伴有灼热感,症状活动后缓解,入睡前明显,但已不影响睡眠。饮食正常,睡眠良好,情绪稳定,大便不干,每日1次,小便正常。舌质偏红嫩,苔薄少,脉沉细。

思路:患者症状改善,麻木、疼痛以掌指关节处明显,伴有灼热感,是阳气渐复、卫气渐通;但舌质偏红嫩,为营虚失养。治疗仍需益气活血、通经活络。宜去辛温之品,加石斛、酸枣仁、夜交藤滋阴生津、养血活络,桑枝、乌梢蛇、连翘通利经脉关节。

处方:生黄芪30 g,当归15 g,石斛15 g,金银花30 g,天麻15 g,桑枝30 g,丹参12 g,酸枣仁30 g,夜交藤24 g,连翘24 g,乌梢蛇15 g,忍冬藤30 g。14剂,水煎服,日1剂。如前法。

四诊(2008年6月18日)

手足麻木、烧灼症状已减轻,仍感近端指间关节、足跟、足趾酸痛,以双手中指、无名指明显,活动后不减轻;睡眠良好,饮食正常,大便质干,2~3日排便1次,小便正常。舌质淡暗,苔薄黄少,脉沉细。

思路:《素问·五藏生成篇》曰:"诸筋者皆属于节。"营卫借经脉以利关节,《灵枢·本脏篇》提出:"卫气和则分肉解利,皮肤调柔,腠理致密矣。"营卫不足,阳气不通,关节不荣而兼湿,湿阻气滞而为痛。大便干,是气虚不运、阴亏不荣之象,故加防风辛润通络,用火麻仁合当归养血润肠。

处方:上方加防风12 g,火麻仁30 g。14剂,水煎服,日1剂。如前法。

五诊(2008年7月2日)

双手近端指间关节以及足跟疼痛有所加重,但麻木减轻,烧灼感已不明显;足趾麻木、疼痛较前好转,晨起双手发胀,诸症活动后减轻。睡眠、饮食、二便均正常。舌质暗红,苔薄黄少,脉弦略滑。

思路:疼痛未除,是瘀阻不畅,所谓"不通则痛"。治疗仍需益气补虚,养营益卫,兼顾逐瘀通络,故加牛膝、穿山甲,以增逐瘀通经,通利关节,舒筋除痹之力;大便已规律,去火麻仁。

处方:上方去火麻仁;加牛膝18 g,穿山甲9 g。20剂,水煎服,日1剂。如前法。

六诊(2008年7月23日)

诸症好转,关节疼痛、麻木明显减轻;左手近端指间关节处感疼痛,轻微麻木;晨起双手发胀,但程度较前减轻。睡眠改善,饮食正常,二便正常。舌质红嫩,苔薄少,脉沉细。血压110/75 mmHg。

思路:舌质红嫩、苔少、脉细为营阴亏虚;疼痛、麻木逐渐减轻,双手发胀,乃营卫因虚而不畅。治宜养营补虚,去桑枝、酸枣仁、夜交藤、防风;加枸杞子、麦冬补益阴血,桂枝辛甘和营调卫,连翘通行十二经之血凝气滞。

处方:上方去桑枝、酸枣仁、夜交藤、防风;加枸杞子 18 g,麦冬 30 g,桂枝 9 g,连翘 30 g。20 剂,水煎服,日 1 剂。

七诊(2008 年 8 月 13 日)

双手近端指间关节疼痛、麻木减轻,范围较前缩小,仍感轻微疼痛,饮食、睡眠正常,大便质不干,2 天排便 1 次,小便正常。舌质红略暗,苔薄黄少,脉沉弦细。

思路:肢体疼痛麻木症状日渐,饮食、睡眠已经正常,唯大便 2 日 1 行,益气养血通络,重用当归养血活血、辛润通络兼可润肠,加用蜂房以通络搜风。

处方:上方当归用量增至 30 g,加蜂房 20 g。20 剂,水煎服,日 1 剂。

八诊(2008 年 9 月 3 日)

右侧肢体疼痛、麻木感均已消失,仅感左侧掌指关节、肘肩关节轻微疼痛,按之痛甚;左无名指尖麻木,左足麻木、疼痛,但程度均较前减轻;饮食、睡眠均正常,大便每日一次,小便正常。舌质暗红,苔薄黄少,脉沉细。

思路:疼痛、麻木部位局限,其程度较前减轻,药与证对,治疗获效,但是营卫亏虚未复,治疗仍需益气养血通络。

处方:生黄芪 30 g,知母 15 g,丹参 18 g,桑枝 30 g,怀牛膝 18 g,天麻 15 g,夜交藤 30 g,乌梢蛇 15 g,蜂房 20 g,黄柏 15 g,丝瓜络 12 g,葛根 30 g。20 剂,水煎服,日 1 剂。如前法。

芪龙胶囊,2 粒,口服,每日 3 次。

九诊(2008 年 9 月 24 日)

左侧掌指关节麻木、疼痛均减轻,仅微感左侧掌指关节麻木伴疼痛,左肩肘关节轻微疼痛不舒,左足麻木、酸胀明显;饮食、睡眠、二便均正常。口不渴。舌质红,苔薄黄,乏津,脉沉细。

思路:肝主筋膜,肾藏精主骨而生髓。关节酸、麻、胀感,为肝肾不足,筋脉失养。治疗需益气养血,补肾壮骨,荣筋通络。

处方:上方去黄柏;加淫羊藿18 g,千年健30 g。12剂,水煎服,日1剂。如前法。

芪龙胶囊,2粒,口服,每日3次。

十诊(2008年10月22日)

病情稳定,现仅觉左手中指末端处疼痛,双手麻木缓解,双足跖趾关节处烧灼样疼痛、麻木消失,无口干、口渴;饮食、睡眠、二便均正常。舌质暗红,苔薄黄少,脉沉细。血生化及腹部B超:未见异常。

思路:患者麻木、疼痛症状局限于四肢末端关节,病程相对较长且服用中药已达半年之久,经血生化及腹部B超检查,证实无肝肾功能损害。治疗仍需益气养血、补益肝肾、和营通络。

处方:黄芪30 g,当归15 g,威灵仙30 g,牛膝15 g,黄柏9 g,天南星6 g,天麻15 g,独活15 g,酸枣仁30 g,丹参18 g,葛根30 g,桑枝30 g。7剂,水煎服,日1剂。如前法。

芪龙胶囊,2粒,口服,每日3次。仙灵骨葆,2粒,口服,每日3次。

2009年4月15日,患者因睡眠障碍来诊,述双手麻木、疼痛经以上已经痊愈。随访1年,诸症无复发。

【诊者体会】

麻木是指患者身体皮肤失却知觉或知觉异常为主症的病症。

一、麻木述要

(一)病因

麻木病因可分为外感、内伤、外伤诸方面。外感责之风寒湿热六淫诸邪,内伤有饮食、情志、劳役之损,外伤则直损肌肤经脉。

(二)病机

麻木发病不离气血营卫。营行脉中,泌津入血,以荣四末;卫或伴脉而行,或散行于四末分肉之间,营周不休;二者共奏推动、温煦、固摄、滋养之能,为人身之本。若外感六淫、饮食失宜、情志不调、劳倦久病为害,或致营卫气虚,或运行受阻,抑或是化源不足,皆可导致营卫失调,气化失司,脏腑亏虚,甚则产生痰浊、水饮、瘀血等，从而变生百病。

病机关键是营卫行涩，闭阻于内，不能滋荣肌肤筋脉。《素问·逆调论》说："营气虚则不仁。"《灵枢·刺节真邪》说："卫气不行，则为不仁。"《难经正义》说："肌肤不仁，则营卫之气绝矣。"《读医随笔·证治总论》说："凡人之身，卫气不到则冷，荣气不到则枯，宗气不到则痿痹不用。"《诸病源候论·风不仁候》说："风不仁者，由营气虚，卫气实，风寒入于肌肉，使血气行不宣流，其状搔之皮肤，如隔衣是也。"

（三）治则治法

营卫失和，导致其温分肉、肥腠理、充皮肤的功能失职是麻木的病机所在。病有虚实之分。实证主要责之邪气痹阻，经脉不利，营卫气血不通，肌肤经脉失养；虚症多因营卫气血亏虚，不能温养肌肤所致。故麻木论治，应补气调血、助气健运；临床亦应结合患者年龄、体质、致病因素、病理产物等综合治之，或祛风除湿，或化痰逐饮，久病入络则应活血化瘀，通脉和络。

二、本案分析

（一）病机

本案患者之麻木无明显致病因素，而病位在手足四末，为气血少到之处。患者时值绝经，且其病程日久，揭示了气阴亏虚、久病入络的复杂病机特点，也暗示了缠绵、难治的治疗过程。

（二）治法方药

1. 治法

本案治疗以益气养阴、活血通络为本，结合不同临床见症反映的体内气血津液的变化过程，分别予以清热祛风、养血生津、搜风通络、补益肝肾之药以调养之。

2. 方药

本案用药，始终以黄芪为君药。黄芪味甘、性温，归肺、脾二经，具益气固表、利尿脱毒、排脓、敛疮生肌之用，而补中益气为其根本之能。

黄芪与不同药物的应证组合，大致反映出本证麻木病机全貌。其中以其与当归、金银花、石斛、天麻的配伍为核心。黄芪配当归，其益气活血通脉力增，且当归入血分，阳生阴长，补血生血。金银花具有通行气血之用，《医学真传》提出："花有黄、白，气甚芳香，故有金银花之名。金花走血，银花走气，又调和气血之药也。通经脉而调气血，何病不宜？"黄芪配金银花既能清热解毒又具补益之力,二药相伍有益气养阴、活血通脉的作用。石斛益阴补中,能治疗肌肉无力。《名医别录》谓:石斛"无毒。主益精,补内绝不足,平胃气,长肌肉。"黄芪与石斛共用,可益血、除热,"逐皮肤邪热痱气,脚膝疼冷痹弱"。天麻入肝经,能搜风邪,强筋力,通血脉,益气力,与黄芪配伍扶土抑木,益气补中,并能畅达肝木生发之气,实卫助阳,即"助阳气者所以补风虚"之谓,恰合于正亏风实,虚邪贼风入络,营卫失和之病机。

附方

1. 当归补血汤(李东垣《内外伤辨惑论》)

组成:黄芪1两,当归(酒洗)2钱。上药切碎,都作一服,水2盏,煎至1盏,去渣,温服,空心食前。

主治:肌热,燥热,困渴引饮,目赤面红,昼夜不息。其脉洪大而虚,重按全无。《黄帝内经》曰:"脉虚血虚。"又云:血虚发热,证象白虎,唯脉不长实为辨耳,误服白虎汤必死。此病得之于饥困劳役。

2. 扶桑丸(《医方集解》录胡僧方)

组成:嫩桑叶(去蒂洗净,暴干。1斤。为末)、巨胜子(即黑芝麻,淘净。4两)、白蜜(1斤),将芝麻擂碎熬浓汁,和蜜炼至滴水成珠,入桑叶末为丸。

功效:除风湿,起羸,驻容颜,乌髭发,却病延年。

3. 四虫片(山东中医药大学附属医院药房自制剂)

主要成分:地龙、蜈蚣、全蝎、土鳖虫。

功用:活血通络。

4. 芪龙胶囊

主要成分:黄芪、地龙(蚓激酶)、丹参、当归、川芎、红花、赤芍、桃仁等。

功能主治:活血化瘀,溶栓通络,益气养血。

适应证:脑血栓、冠心病、动脉硬化、糖尿病、脑栓塞、心肌梗死、高脂血症、高血压病、动脉硬化及血栓栓塞性疾病等。

5. 仙灵骨葆胶囊

主要成分:淫羊藿、续断、补骨脂、地黄、丹参、知母。

功能主治:滋补肝肾,接骨续筋,强身健骨。用于骨质疏松和骨质疏松症、骨折、骨关节炎、骨无菌性坏死等。

古代文献

《素问·逆调论》:"营气虚则不仁,卫气虚则不用,营卫俱虚则不仁且不用。"

《景岳全书·非风》:"非风麻木不仁等证,因其血气不至,所以不知痛痒,盖气虚则麻,血虚则木。"

《古今医统大全》:"凡麻木多属四肢及手足之指者,此则四末气血充荣不到,故多麻木也。"

《丹溪心法》:"手足麻木者,有湿痰死血;十指麻木,是胃中有湿痰死血。"

《周慎斋遗书》:"胃有湿痰死血,妨碍阳气不得下降,故阴气渐逆而上也。"

《杂病源流犀烛·麻木源流》:"气虚是本,风痰是标……若经年累月,无一日不木,乃死血凝滞于内,而外挟风寒,阳气衰败。总须以补助气血为培本之要,不可专用消散。……夫痰本不能作麻,为风所吹,如波浪沸腾而起,阴阳失运行之柄,安得不麻。"

《证治汇补·麻木》:"其症多见于手足者,以经脉皆起于指端,四末行远,气血罕到故也。"

《读医随笔·气血津液论》:"凡人之身,卫气不到则冷,荣气不到则枯,宗气不到则痿痹而不用。"

瘖痱（酒精依赖性神经系统损伤）

◀ 导语 ▶

瘖者，口不能言。痱者，足不任身。故瘖痱以发声、肢体运动障碍为特征。运动主在肌肉，用在卫气，司在神机。临床所见瘖痱病证，有属于神经系统病变者，有属于肌肉病变所致者。发病原因多样而病机复杂，常见病因可以分为先后天两方面。后天因素常见于外感、酒食失节、情志所伤等。其中，饮酒过度，可以导致神经系统各个部位的损害。本案瘖痱，责之嗜酒无度，损伤脾胃，耗竭营卫，伤及脑髓，影响神机，损害肌肉而发病。治用清热利湿，宣通经脉，调和营卫，缓缓收功。

临证思辨

病例 男，43岁，已婚，农民。首诊时间：2001年5月9日。

医生：您好，请问您哪里不舒服啊？

患者：我四肢无力、行走困难、说话声音嘶哑。

医生：多长时间了？

患者：1个月了。

医生：是突然发病？还是逐渐形成的？

患者：慢慢发展的。

思路：逐渐发生的四肢无力、行走困难、步态不稳、声音嘶哑应当从几方面考虑：一是肌肉疾病，主要是重症肌无力；二是神经系统疾病，特别是脑干以及后组颅神经病变，抑或脑桥小脑病变。因此，需要进一步了解病史、既往史以及体格检查、理化检查。

医生：1个月前发病时首先出现的是什么症状？

患者：最初时口角麻木，然后逐渐出现的下肢无力，需要家人扶持方能行走；

不久,出现两手及上肢力量减弱;最后出现说话不方便。

思路:起病缓慢,逐渐加重,不是脑血管病的发病特征;口角麻木、下肢无力,是神经系统疾病的症状。

医生:发热吗?

患者:没有发热的病史。

医生:以前是否有糖尿病、高血压、高脂血症病史?

患者:都没有。

医生:您吸烟吗?

患者:不吸烟,但喜欢喝酒。通常每天饮用高度白酒450~500 mL,已经快3年了。

思路:否定了发热、糖尿病、高血压、高脂血症病史以及吸烟史,则大致可以排除中枢神经系统感染以及脑血管病的可能。脑桥小脑病变可能性仍然较大;如果结合大量饮酒史,则要考虑酒精引起的神经系统损害的可能。

医生:喝酒后是否能正常饮食?

患者:喝酒后一般不吃饭,特别是不吃谷类。

思路:大量饮酒,酒后不吃谷类,往往会引起神经系统营养不良。酒精对神经系统的损害,可以累及大脑、脑干、小脑、脊髓、周围神经、肌肉。那么,患者口角麻木、四肢无力、行走困难、说话声音嘶哑的临床表现就可以用多发的神经系统损害来解释。

医生:做过哪些检查?

患者:在某大学医院神经内科住院8天,今天上午刚出院。

医生:您的主治医师告知您的病情没有?

患者:有的,是酒精引起的神经损害。

思路:患者有饮酒史,又有大学医院的诊断,酒精性神经病变的诊断可以成立。

医生:平时吃饭、睡觉怎么样?

患者:睡眠很好。只是因为大量饮酒,影响食欲,胃口比较差,食量较少。此外,没有特别嗜好。

(医生望诊:患者体型瘦小、四肢肌肉不饱满。)

思路:患者时值中年,长期饮酒,湿热内生,损害脾胃,运化失常;加之长期饮食减少,气血化源不足,营卫不充,经气不利,肌肉筋脉失养,则会发生痿弱不用的病症。

医生：您的大便正常吗？

患者：大便次数少、量也不多。

医生：记忆力怎样？

患者：记忆力没问题。

医生：您的病情主要与您长期大量饮酒有关，建议戒酒。

患者：是这样啊，我已经戒酒10天了。

医生：来，请您配合我做一下神经方面的体格检查！

患者：好的。

诊断思路：四肢无力，逐步加重，属于痿证；但是，患者同时有语音重浊、构音障碍，应该属于"喑"；其步态不稳，宽基步态，四肢无力，病名曰"痱"。合称"喑痱"。

综合四诊资料，病情和诊疗记录如下：

【病案记录】

主诉：步态不稳，四肢力弱，声音嘶哑1个月。

约1个月前，感口角麻木，逐渐加重，数天后出现双下肢力弱，步态不稳，需人扶持方能行走，伴双手持物不稳，偶有枕部钝痛，声音嘶哑，无视力障碍及恶心呕吐，无高血压及糖尿病病史。

嗜酒2~3年，每日饮用高度白酒450~500 mL。

此前曾在某大学医院神经内科住院8天，初步诊断为：酒精依赖性神经系统损伤并小脑性共济失调、多发性周围神经病。住院期间应用神经营养剂、B族维生素等治疗，因治疗时间较短，病情无明显变化出院。患者今天出院后，即刻来我院门诊请中医治疗。

舌质暗，苔厚腻微黄，脉滑。

体格检查：壮年男性，宽基步态，在其女儿扶持下步入诊室。血压130/80 mmHg，神志清楚，认知功能正常。轻度构音障碍，声音嘶哑，双侧咽反射均消失；其余脑神经外观未见异常。四肢肌力Ⅳ级，肌张力不高，双侧腱反射等叩击试验(+)；浅感觉正常，深感觉障碍；双手指鼻试验不准，双侧肌收缩试验(+)，双侧跟膝胫试验(+)，Romberg征(+)。

> 实验室检查:脑脊液:蛋白1.28 g/L。
>
> 其他检查:头颅 MRI 扫描未见明显异常;EMG 检查提示:神经源性损害(周围神经病变)。
>
> 中医诊断:喑痱。辨证:酒毒内蕴,湿热壅滞,经脉不利,营卫失和。
>
> 西医诊断:酒精依赖性神经系统损伤并小脑性共济失调、多发性周围神经病。
>
> 治法:清热利湿,宣通经脉,调和营卫。
>
> 处方:土茯苓饮(自拟方)合加味二妙丸化裁。土茯苓60 g,生薏苡仁30 g,葛根30 g,牛膝15 g,炒黄柏12 g,生麻黄3 g,天麻12 g,黄芪18 g,白僵蚕12 g,金银花30 g,忍冬藤30 g。12剂,水煎服,每日1剂。
>
> 医嘱:用自来水2 000 mL浸泡土茯苓1小时,先煎20分钟,候冷去渣,用土茯苓煎液浸泡其他药物1小时,水煎2次,共取药液500 mL,分2次温服。戒酒,忌肥甘厚味。

思路:壮年男性,嗜酒日久是发病之原因。酒为熟谷之液,体湿而性热。嗜酒日久,名曰酒家,知其体内湿热蕴结。湿热阻滞,最易损伤脾胃,扰乱气机,壅滞经脉,妨碍气化。脾胃主运化,生营卫,滋养脏腑百骸,筋骨肌肉。湿热阻滞,脾胃运化失常,精微不足,营卫亏乏,百骸失养,脏腑失容。患者步态不稳,四肢力弱,责在营卫不足,失于营养。清阳出上窍,其声音嘶哑,亦责之湿热阻滞,清气不升。舌质暗,苔厚腻微黄,脉滑为湿热壅滞,经脉不利,营卫气血不得畅通之故。

二诊(2001年5月23日)

治疗2周,病情出现转机,四肢活动较前有力,言语逐渐清晰;但仍感四肢及舌体麻木,步态不稳,需他人搀扶,饮食睡眠正常,大便稀,小便少。舌质红,苔黄少津,脉沉细。

思路:病情趋安,是前期治疗已见成效。舌质转红,苔黄少津,脉沉细是湿热内蕴,营卫不和之象,清热利湿,宣通经脉,调和营卫不可稍有懈怠。然其大便稀,小便少,苔黄少津,脉细是则是湿热久结,脾运失常,阴液受损之故。治法:清利湿热之剂继进,兼顾清热养阴生津。

处方：上方改土茯苓 90 g；加防己 18 g，天花粉 18 g。12 剂，水煎服。煎服方法同前。

三诊（2001 年 6 月 2 日）

患者已能自行步入诊室，步态略显蹒跚。观其面带喜悦之色，自述四肢逐渐有力，近日已不需扶杖即可自己行走；且肌肤麻木感也在逐渐改善之中；睡眠良好，胃纳亦佳，二便正常。舌质淡，苔白腻为主，边见淡黄，脉沉弦。

思路：戒酒与清利湿热之剂并进，既能断其湿热之来路，又能开其湿热之去路，迅速散解，不复再生，经脉因而通畅，营卫是以布达，筋脉肌肉得其滋养，诸症向安。睡眠良好，胃纳亦佳，二便正常为脾胃运化恢复，气机调达，营卫调和之佳兆。舌质淡，苔白腻为主，边见淡黄，则是热邪渐去，而湿仍未尽。湿性缠绵，难以速去，尚需耐心调治。同时，益气补中，健脾助运，养血益阴，滋营和卫，荣筋壮骨，温煦肌肉之法继进。药用土茯苓、生薏苡仁、防己、炒黄柏清利湿热，配葛根、麻黄、天麻、僵蚕疏利通络，畅达阳气；黄芪补中益气，配全当归、石斛养血养阴，调补营卫，强壮肌肉；黄芪、当归与牛膝、忍冬藤则能益气通络。

处方：土茯苓 60 g，生薏苡仁 30 g，葛根 30 g，牛膝 15 g，炒黄柏 12 g，生麻黄 3 g，天麻 12 g，黄芪 24 g，僵蚕 12 g，忍冬藤 30 g，防己 30 g，石斛 15 g，全当归 12 g。12 剂，水煎服。煎服方法同前。

四诊（2001 年 6 月 27 日）

患者四肢活动正常，构音清晰。肢体麻木程度大大减轻，范围缩小，仅见于双手与双下肢。余无所苦。舌质淡，舌苔微黄，脉沉弦。

思路：病情已入坦途，守"效不更方"之古训。

处方：上方继服 12 剂，水煎服。

五诊（2001 年 7 月 11 日）

患者肌力已经正常，活动自如；手足麻木明显减轻，饮食如故，二便正常。舌质淡暗，苔腻微黄，脉沉细。

思路：麻木为络痹而营卫不畅，《素问·逆调论》曰："营气虚则不仁,卫气虚则不用,营卫俱虚不仁且不用。"方证相应,见效迅捷,但营卫不畅,络脉失和,治宜酌加通络之品。

处方：上方去忍冬藤,加丝瓜络20 g。12剂,水煎服。煎服方法同前。

六诊（2001年8月4日）

患者已能骑自行车外出,麻木仅见于肢体远端,以手腕部及手指指端为主。其精神、情绪、食欲良好,睡眠、二便均正常。体格检查：肌力正常,深浅感觉正常,共济运动协调。舌质暗,苔厚腻微黄,脉沉细。

思路：湿热相合,如油入面。症状改善虽然迅速,但湿邪不尽,热邪难除,清利湿热之治不可稍有懈怠,然病势已在消退之中,邪气呈现日益衰退之机,守除邪务尽之训,治法同前,唯减少土茯苓用量,其他药物用量依旧。

处方：土茯苓30 g,生薏苡仁30 g,茯苓24 g,防己18 g,生麻黄3 g,生黄芪30 g,天麻12 g,牛膝18 g,全当归12 g,炒黄柏10 g,桂枝9 g。12剂,水煎服。煎服方法同前。

后记：总计服用中药72剂,治疗达3个月。2002年春节后,患者介绍并陪同他人来医院就诊,自述诸症消失,已完全康复,遂自行终止治疗,可以参加各种体力劳动。

【诊者体会】

患者步态不稳,四肢力弱,声音嘶哑就诊。步态不稳,四肢力弱为"痱";声音嘶哑,言语不利名为"喑",其病属喑痱无疑。

一、喑痱浅说

（一）喑痱分类

喑痱有二,一是中风之喑痱,二是杂病之喑痱。有关喑痱病的论述最早见于《黄帝内经》。该书已经提出喑痱与中风之"痱"两种疾病。

中风之喑痱属于后循环脑血管疾病,临床常见病证,应当按照中风诊治。

风痱病是一种慢性虚损性疾病,以两手笨拙、动作失灵、取物不准、站立不稳、步履不正、行走摇摆、手足颤振、躯体晃动、动则加剧等运动失调症状为主要临床表现,也可伴有构音不清、发音难辨、思维迟钝、记忆力下降、计算力低下等言语障碍和神志障碍。

(二)喑痱病机

技巧由肾而出。肾藏精,主生长发育,而有作强之用,伎巧由此乃出。肢体功能以强为健,言语功能以灵为巧。

喑痱发病责肾。《素问·脉解篇》首次提及喑痱病,概要地描述了喑痱的临床症状包括运动障碍与言语障碍两方面,认为喑痱发病的主要机理在于肾元虚损。《素问·灵兰秘典论》:"肾者,作强之官,伎巧出焉"。肾生长发育,与灵机技巧密切相关。故杂病喑痱,病因虽然不一,但往往由于禀赋不足或禀赋异常,年老体衰,久病劳损,肾气亏虚,髓海不足,技巧失常;或因久病体虚,饮食不节等导致脾气不足,化源不充,肾无精气可藏,导致或加重喑痱病患。四肢不用,语音不利,皆是技巧失灵所致。肾虚是导致喑痱病的基本病机。在脑与肾,可兼及于脾。

(三)治则治法

喑痱的治疗原则是扶正为主,兼顾祛邪。扶正主要是培补脾肾两脏,尤其要重视填精补髓;祛邪主要是祛除本病过程中产生的痰浊和瘀血。

二、本案分析

(一)发病机理

本案喑痱,中年男性,嗜酒无度是其病因。酒体湿而性热。长期饮酒,乃至嗜酒无度,必然导致湿热内蕴,损伤脾胃,酿生湿热痰浊,妨碍气血化生。湿热痰浊壅滞,脏腑气化失司,经脉闭塞,气血不行;气血不化,营卫不足。二者皆可导致肢体筋脉肌肉失养,清窍失聪,因而发生喑痱。

(二)治法方药

本案酒毒生湿热、伤气血、抑遏营卫,以致筋脉肌肉失荣,治疗要在清利湿热,疏通筋脉,畅利气血,和调营卫,滋荣脏腑肌肉。

方中用土茯苓为君药,本品味甘淡,性平,归肝、胃经。能除湿消水,去清分浊,具有解毒、除湿、利关节等功效。《本草备要》:土茯苓"祛湿热,补脾胃"。长于解毒化湿,善解湿毒、无名毒等病症。《本经逢原》:土茯苓"入胃与肝肾,清湿热,利关节,止拘挛,除骨痛……时珍曰:用此能健脾胃,去风湿,脾胃健则营卫健,风湿去则筋骨利,故诸症多愈。"湿热酒毒为患,导致经脉阻滞,肢体疼痛、活动不利是土茯苓的重要适用证候,一般需要重用或可收效。薏苡仁味甘淡、性凉,归脾、胃、肺经。功效是健脾渗湿、除痹止泻、清热排脓;生用犹善清热利湿,舒筋脉而利关节,亦用为君药。《开宝本草》:"味甘,微寒,无毒。除筋骨邪气不仁,利肠胃,消水肿,令人能食。"《药性解》:"薏苡仁,味甘,微寒,无毒,入肺、肝、脾、胃、大肠五经。利肠胃,消水肿,祛风湿,疗脚气,治肺痿,健脾胃。"《景岳全书》:薏苡仁"味甘淡,气微凉。性微降而渗,能去湿利水。以其去湿,故能利关节,除脚气,治痿弱拘挛湿痹,消水肿疼痛,利小便热淋。"《景岳全书》又曰:"但其功力甚缓,用为佐使宜倍。"土茯苓与薏苡仁配伍,则除湿解毒,清热通络其效亦彰。但二者药力缓且弱,原本为佐使之剂,今重用、并用为君药。用葛根、牛膝、金银花、忍冬藤疏利气血,疏通经脉;炒黄柏清利湿热;白僵蚕、天麻、生麻黄通络散邪;黄芪补中益气,扶脾强中,共为臣药。黄芪与金银花、忍冬藤为伍益气通络,养阴补虚;黄芪配葛根,补中益气,振奋中焦阳气;生麻黄、天麻并调卫气,通络脉,兼为佐药。

方中麻黄用量虽小,其气辛温而性走窜,动而不居,通经络而和营卫,量小而功专。生麻黄味辛、微苦,性温。主归肺、膀胱经。《日华子本草》:"通九窍,调血脉,开毛孔皮肤,逐风,破癥癖积聚,逐五藏邪气"。《神农本草经百种录》曰:"麻黄,轻扬上达,无气无味,乃气味之最清者,故能透出皮肤毛孔之外,又能深入积痰凝血之中。凡药力所不到之处,此能无微不至,较之气雄力厚者,其力更大。盖出入于空虚之地,则有形之气血,不得而御之也。"虽为佐使,但功不可没。

本案患者病情复杂,神经系统损害较多,但患者年龄不大,病因明确,故以戒酒为首务;继以清利湿热之剂,前后五诊,处方虽稍有变动,但清利湿热自始至终不改,湿热去除,营卫通利,筋骨肌肉得以滋荣,复杂的临床症状逐步消失。酒精引起的神经系统损害临床多见,但嗜酒者众多,故宣传适量饮酒,避免酒精损害具有积极的意义。

喑痱虽然以肾虚为多见,年龄是其中的重要参考,常用处方为地黄饮子。然而,该患者年仅43岁,正值盛年,距离八八之年尚远,自然需要寻找病因,"审因论治"。临床既要守规矩,又需要知常达变。

附方

1. 加味二妙丸(《简明医彀》卷二)

苍术4两,黄柏(酒炒)2两,牛膝1两,防己1两,当归(俱酒浸)1两,川草薢1两,龟甲(酥、酒炙)1两,熟地黄(捣)1两。

2. 土茯苓饮(作者自拟方)

土茯苓30 g,生薏苡仁30 g,牛膝15 g,炒黄柏12 g。水煎服,每日1剂。

古代文献

《素问·灵兰秘典论》:"肾者,作强之官,伎巧出焉"。

《素问·生气通天论》:"因于湿,首如裹,湿热不攘,大筋短,小筋弛长,短为拘,弛长为痿"。

《灵枢·热病》:"偏枯,身偏不用而痛,言不变,志不乱,病在分腠之间。巨针取之,益其不足,损其有余,乃可复也。痱之为病也,身无痛者,四肢不收,智乱不甚,其言微知,可治,甚则不能言,不可治也",

《素问·脉解篇》:"所谓入中而喑者,阳气已衰,故为喑也。内夺而厥,则为喑痱。此肾虚也,少阴不至者厥也"。

《素问·厥论》曰:"酒气与谷气相薄,热盛于中,故热偏于身内热而溺赤也。"

《诸病源候论》"风痱之状,身体无痛,四肢不收,神智不乱,一臂不随者,风痱也。时能言者可治,不能言者不可治"。

《千金要方》"中风大法有四,一曰偏枯,二曰风痱,三曰风懿,四曰风痹。夫诸疾卒病,多是风。"

《奇效良方》:"……二曰风痱者,身无疼痛,四肢不收,智乱不甚,言微有知可治,甚则不能言者不可治"。

《证治汇补》曰:"恣饮则生痰益火""好酒之人,湿热内积,生痰动火。"

《罗氏会约医镜》:"酒为湿热之最。"

抽动秽语综合征

◀ 导语 ▶

抽动秽语综合征是儿科临床常见病症。小儿纯阳之体，原本易于化热生风。若饮食失宜，养育不当，时常外感，以致阳化风动，内风遂起，产生一系列抽动症状。抽动诸症，其动越之象属风、病在肝，可受心神调控，短时抑制。因而提出抽动症"识证从风，治求心肝"的论点。清热开郁，泻火安神，凉肝息风是常用治法。治疗以去除致病因素，同时合理应用平肝药与虫类药。

临证思辨

病例 男，16岁，学生，山东青岛市人。首诊时间：2005年6月18日经本院医师介绍，由其母陪同由青岛来济南就医。

医生：怎么不舒服？

患者：我总是不时地清嗓、摇头，自己控制不了。

思路：不自主地清嗓、摇头，属于运动障碍疾病，引起儿童异常不自主运动的常见疾病有抽动秽语综合征、小舞蹈病、肝豆状核变性等，应当进一步问诊、仔细查体。

医生：这种情况是从什么时间开始出现的？当时都有什么样的表现？

患者：大概是在5年前，那时候病情重一些，经常不时地吆喝一声，或者挤眼睛、头摇晃、胳膊抽动，十分痛苦。

医生：做过什么检查吗？

患者之母：做过一系列检查，没有发现异常。

思路：患者表现为多种运动性抽动和发声性抽动，具有反复发作、症状相对固定、突然发生、自行停止等特征，是典型的抽动症表现，应该属于"风病"的范畴。

医生：一般都是在什么情况下出现这些症状呢？

患者：通常在精神紧张或者劳累的时候会出现。

医生：平时学习、做事情能够集中注意力吗？学习成绩好吗？

患者：集中注意力比较困难，上课经常走神，因此学习成绩不如以前了。

思路：抽动症症状常在情绪紧张、焦虑或者疲劳时更加明显，入睡后症状消失，常伴有上课注意力不集中，并引起学习成绩下降，是心神失调。调畅心志，宁心安神，应当有助于改善症状，稳定病情。

医生：在这之前得过其他病吗？

患者之母：患者出生时，曾经发生过颅内血肿，当时住院38天；还有，12岁时，因为感冒高热曾经发生过抽风。

思路：感冒发热病史、外伤史（出生时颅脑血肿）等都是引起抽动症的可能因素。

医生：都在哪些医院诊治过？用过什么药物吗？

患者之母：在青岛市儿童医院看过病，医生处方中有安坦、安定、氟哌啶醇、维生素B_6等，即便吃这些药的时候病情也是时好时坏，不吃药后病就更重了。目前已经47天没吃这些药了，最近吃中药，感觉病情好像又加重了。

思路：通过病史与治疗用药，可以大致了解到，患者曾经被诊断为抽动症并服用了常规药物，但疗效不理想，提示应当避免重走老路。

医生：平时胃口好不好？吃肉、甜食、辛辣的食品多吗？

患者：吃饭挺好，这些食物吃得不算多。

医生：睡觉好吗？有口干、口渴的症状吗？

患者：睡觉还行，口不干。

医生：大便干不干？几天解一次？解的时候费力吗？

患者：大便不干，好解，一般每天都能解。

医生：我需要给你做一些检查，请配合。

患者：好的。

（记录：颅神经正常，四肢肌容积、肌力、肌张力正常，生理反射正常存在，病理反射未引出。深浅感觉、共济运动等神经科检查均正常。）

综合四诊资料，病情和诊疗记录如下：

【病案记录】

主诉:不自主吭嗓、摇头5年,加重1月余。

现病史:患者5年前出现不自主吆喝、摇头、挤眼、胳膊抽动等动作。服青岛儿童医院自制药物,以及安坦、安定、氟哌啶醇、维生素B_6等,症状时轻时重,停药即加重。现已停服西药47天,改服中药治疗,但症状有所加重,嗓中发出怪声,头肩摇动。口不干,饮食正常,睡眠良好,二便正常。患者不能长时间集中注意力,学习成绩下降。

既往病史:患者出生时因颅内血肿住院38天;12岁时曾因感冒高热致抽风发作一次。

体格检查:颅神经正常,四肢肌容积、肌力、肌张力正常,生理反射正常存在,病理反射未引出。深浅感觉、共济运动等神经科检查均正常。

舌脉:舌质红,有裂纹,苔薄黄,脉沉细弦。

中医诊断:肝风(阴亏风动)。

西医诊断:抽动秽语综合征。

处方:细生地18 g,麦冬30 g,白僵蚕15 g,蝉蜕15 g,天竺黄15 g,丹参15 g,川贝母9 g,连翘24 g,淡竹叶9 g,天麻15 g。12剂,水煎服,每日1剂。

煎服方法:嘱患者先将川贝母打碎,同其他药一起放入冷水中浸泡2小时,煎2次,共取药液约500 mL,分2次温服。适当参加体育活动,合理安排作息时间,避免劳累和过度紧张;保证充足睡眠,保持轻松心境,避免情绪波动;饮食以清淡为宜,忌辛辣、肥甘、味厚之品。

思路:患者禀赋不足,素为阴虚之体,水亏则木摇,阴虚则热扰。吭嗓、摇头、挤眼、耸肩、胳膊抽动等症状均为风阳内动之象。内风乃身中阳气之变动,阴亏阳亢,阳气上扰则见风象。阳气者,烦劳则张,所以患者在紧张、劳累、精神压力大、思考多、心烦之时症状会发作或加重。症状以动为主,病在肝经;诸症常因情绪不稳而诱发,睡眠中消失,则与心神不宁有关,其病涉及心、肝二脏。舌质红,中裂纹,苔薄黄,脉沉细弦是阴液亏虚,热扰风动之象。究其根源,一在阴虚,一在热扰。治当滋阴清热以治其本,平息肝风以治其标。仿景岳先生二阴煎之意,以生地、麦冬养心肝之阴;丹参、川贝母、连翘、淡竹叶、天竺黄清郁热;丹参归心肝经,养阴定志安神;贝母、连翘辛苦微寒,辛则能宣,二药尤善开郁;淡竹叶善祛心经之热,并能因引热下行,给邪以出路;白僵蚕、蝉蜕、天麻潜阳息风;僵蚕辛咸而凉,能凉肝息风;蝉蜕其气清虚而味甘寒,可息肝风而清肝热;天麻长于息风,其味甘质润,又兼补益之功。

二诊(2005年8月24日)

服上方13剂后,7月10日通过电话调方,去连翘、淡竹叶,加重楼12 g、白头翁9 g,继服5周。现在患者病情较前好转,无吭嗓、甩臂、挤眼症状,仍有头摇动、耸肩,每遇紧张、劳累时出现。体力良好,情绪稳定,食欲、睡眠良好,二便正常。舌质淡红,有裂纹,苔薄白,脉缓滑。

思路:"心者,阳中之太阳,通于夏。"时值盛夏,阳气亢奋;诸症为心肝郁热生风,夹痰夹虚之象。治当清肝泻热与养阴柔肝并施。用珍珠母、白头翁、重楼、蝉蜕、桑叶清热凉肝,息风止痉;生白芍、炙甘草养阴柔肝;天麻、天竺黄、川贝母化痰息风。

处方:珍珠母20 g,白头翁12 g,重楼12 g,生白芍15 g,霜桑叶15 g,炙甘草9 g,蝉蜕15 g,川贝母9 g,天麻15 g,天竺黄12 g。12剂,水煎服,每日1剂。调护措施同前。

三诊(2005年10月5日)

服药后病情明显好转,耸肩已消失,头摇亦减轻,无吭嗓、挤眼、甩臂等症状。患者情绪良好,无心烦。饮食量少,睡眠亦佳,二便正常。舌质红,舌前部光红无苔,舌根部薄黄,脉沉细弦。

思路:头摇等诸症减轻,为药已中的。舌红无苔、脉细而弦,显示肝经火热渐退,但阴虚之象未复。治疗以清热息风,而养阴增液又当大力而为之,故用增液汤加酸枣仁、生牡蛎以养阴清热、柔肝息风。

处方:天冬24 g,麦冬24 g,生地黄15 g,玄参15 g,酸枣仁30 g,生牡蛎24 g,竹叶9 g,丹参15 g,白鲜皮18 g,珍珠粉2 g(冲服),僵蚕15 g,蝉蜕15 g,天麻15 g。12剂,水煎服,每日1剂。医嘱同上。

四诊(2006年2月1日)

患者病情稳定,但在学习压力大以及看电视或者用脑较多时仍常发作,其症状或仰头,或张口,或眨眼,唯发作次数较前已明显减少。精神、体力放松时诸症减轻。情绪稳定,心情良好。食量小,但食欲基本正常,睡眠可,二便正常。口不干。舌质淡红,苔薄微黄,脉弦细。

思路:发作次数减少,而舌色转淡,舌苔渐生,此为阴伤液耗已逐步恢复,而郁热渐去之象。治疗仍以养阴清热息风为主,去竹叶,加茯苓,以增强宁心安神之力。

处方:天冬24 g,麦冬24 g,生地黄10 g,玄参10 g,酸枣仁30 g,生牡蛎24 g,丹参15 g,茯苓15 g,白鲜皮12 g,珍珠粉2 g(冲服),僵蚕15 g,蝉蜕15 g,天麻15 g。12剂,水煎服,每日1剂。

五诊(2006年10月6日)

经上述治疗,患者点头、耸肩均无发作,亦未发生吭嗓、挤眼。只是在劳累、心烦等情绪不稳定时会出现左手手指不自主乱动,可自我控制。且劳累时感觉颈项强硬,仰头放松可缓解。入睡困难,需0.5~1小时始能入睡,且睡眠浅而易醒。白天精力体力良好,饮食及二便正常。舌质红,舌体瘦,舌上有裂纹,苔薄少,脉沉弦细。

思路:患者摇头、耸肩、吭嗓、挤眼等抽动症状基本消失,舌脉仍为阴虚热扰之象。症状虽已缓解,但阴亏热扰尚在,提示欲改变人的体质实属不易。患者入睡难而易醒,为阴亏肝旺,仿《金匮要略》酸枣仁汤滋阴血以安心神,加竹叶、丹参清散郁热以除虚烦,俾肝之阴血充足,郁热散尽,则魂归其舍,心神安宁而能入寐。

处方:天、麦冬各24 g 百合30 g,知母15 g,丹参18 g,酸枣仁30 g,茯苓24 g,竹叶9 g,僵蚕15 g,珍珠母24 g,天麻15 g,炙甘草9 g。12剂,水煎服,每日1剂。

2008年11月,患者之母电话告知,摇头、吭嗓等抽动诸症消失近2年,并于2007年入伍,成为现役军人。

【诊者体会】

抽动秽语综合征发于18岁以前的青少年,是少年儿童的多发病、常见病。

通常在 5～12 岁发病,90% 在 10 岁以前第 1 次发病,男性明显多于女性。据报道,本病在中国的患病率为 1%～7%。

一、临床特点

就临床表现而言,属于中医"风病"范畴。《素问·至真要大论》曰:"诸风掉眩,皆属于肝"。但是从其发病与症状发作的关系看来,又与心神不宁密切相关。由此,提出"识证从风治从心肝"的观点,用以指导临床,取得了一定的疗效。

二、病因病机

(一)病因

1. 素禀异常

先天不足,脾肾不充,脏腑薄弱;素禀胆小、谨慎,性格内向,不善交流,善惊易恐,稍有扰动,内风即起;或素禀阳气旺盛,里热蕴滞,微有激惹,风阳即动;脏腑损伤,阴阳失调,阳化风动。

2. 饮食损伤

饮食肥厚、煎炸炙煿、膨化食品、碳酸饮料摄入过多,生痰生湿助热,痰食蕴热内扰,脏腑气机逆乱,生风抽动。

3. 家庭环境与教养失当

独生子女,家庭环境各异,三代同室,教育方法不同,宽松不一,要求有别,以及父母性格、行为差异,儿童往往无所适从,易于导致气机郁滞,气滞血瘀,气滞生痰,郁久生热,以致郁热、痰热、瘀热内结,扰乱脏腑,引动内风。

4. 疾病影响

小儿脏腑薄弱,阴阳皆柔弱,调摄不慎,易于患病。小儿外感最为多见,病则易于引动内风;复因饮食不慎,伤食助热。或患有鼻与咽喉等上气道疾患,易于累及肺气与呼吸,影响气机升降,痰浊瘀热内结,导致肺气不利,引发抽动与发声。

5. 学习工作压力过大

小儿好动好玩,然而目前学龄期儿童往往学习时间长、课业量大,因学习任务重而压力增大,活动减少,睡眠不足,阳气郁积,化热化火内扰形神。成年人则工作任务大,长时间使用电脑、手机;出差多,作息不规律;或加班增多,心境不快,阳气郁滞,气机不顺,久而化热,扰神生风。

(二) 病机

抽动症症状特点属风病,病位主要在肝。

1. 发病责风

(1) 本病症状以动越为主,动皆属风。所谓风胜则动,故抽动障碍属于风病,其责在风。

(2) 动皆属阳。阴静阳躁,阳盛则动,故动属阳。《素问·阴阳应象大论》:"阳之气,以天地之疾风名之。"阳气内动,变则化风,故抽动障碍属阳病。

(3) 动责之肝。肝藏血,主筋膜。肝气失和,风阳内动,因而化风。《素问·至真要大论》提出:"诸风掉眩,皆属于肝。"肝气失和,肝阳变动,风自内生。《临证指南医案·中风》华岫云按语:"今叶氏发明内风,乃身中阳气之变动。"阴虚失养,肝木横逆,肝风内动;木旺风生,土衰木横,内风自起。故肝风内动,有虚实之异,肝热、肝火、湿热、痰热、瘀热皆属实证;阴虚、血虚、气虚属于虚证;土虚木旺属虚实夹杂证。

(4) 心阳旺盛,心神不宁。诸阳属心,心为阳中之太阳。阳主变动,小儿阴阳薄弱,脏腑娇嫩,各种病理因素,扰动脏腑气机,阳浮不静,心神不宁,形神因而不和。

(5) 肺气不利,肝失疏泄,发声异常。肺为发声之本,声由气生,气自肺出。出气发声属于疏泄,疏泄在肝。肝气不畅,肺气失和,气机不调,出入不利,发声异常。言为心声,肝主为语,脾为呼,心气不和,心阳旺盛,或肝火扰乱,或脾有蕴热,秽语乃作。

2. 气痰瘀热火是常见的致病因素

娇嫩易损,邪结伤正。小儿脏腑娇嫩,稚阴稚阳,童性率真,悲喜无时,悲则郁怒,喜则阳动,各种因素皆可导致气郁、生痰、成瘀、化热、化火,引动肝风,扰乱心神。

3. 阳气妄动,心神不宁,形神失和

形神失和,志意不调。阴平阳秘,精神乃治。邪气内扰,脏腑不和,阴阳失和,气机失调,阳气变动,心肝失调,形神失和,形神不和,发生抽动。

4. 病在心肝

(1) 风动而不居。抽动症的各种症状,皆以动越不羁为特征,动皆属风。故诸般症状以风证常见,病属于肝。其次,抽动症的症状往往短时固定,但常有阶段性变化,且变化常常较快。第三,抽动症的症状大多见于肩部以上,风性轻扬,易于上扰,因此,摇头、眨眼、吭嗓、耸肩、甩臂等症状均发生在肩以上的部位。第四,抽动症症状常在感冒后加重。风为百病之长,感冒多以风为主,风兼其他邪气致病,故感冒后抽动症症状常常趋于加重。第五,《素问·宣明五气篇》曰:"五气所病……肝为语。"秽语实由肝失疏泄,肺气失宣,以致发生异常之故。

(2)病从心起,动由神使。抽动症患儿常有易动难静的个性特征与不易受约束的心理特征。加之在中国独生子女较多的现状,形成祖父母、外祖父母、父母六个成年人看护一名儿童的特殊家庭环境,儿童常常受到过分溺爱,容易形成娇生惯养的个性,从而不易约束。第二,在这种环境下,极易出现教育理念的差异,从而使儿童无所适从。第三,抽动症的症状可以为意识暂时控制。提示抽动症动虽属风病,而动由神使。第四,言为心声,秽语常由心神失和,言不由己所致。

显然,抽动症虽然以风性变动不居为临床特征,但病位不离肝木与心神,治疗当从心、肝二脏入手。

三、治疗原则

治疗抽动症须从风着眼,从心、肝着手。

治心要在宁神与清心。心藏神,神使诸窍。抽动症的摇头、眨眼、吭嗓、耸肩、秽语等清窍不宁症状,由心神失和所致。所谓心乱则风动,心静则神安。处方注意宁心安神,酸枣仁、茯苓、桔梗皆可随症而使。心气不舒,常易化热,加之儿童纯阳之体,饮食肥厚,最易产生郁热,常用郁金、川贝母、白茅根、连翘、丹参、淡竹叶开郁清热。郁热伤阴,常需加麦冬、沙参、玄参养阴宁心。

治肝之法大要不离平肝与疏肝两方面,但重在疏达不在重镇平肝。动越之症因心而起,平肝不能治其本,重镇反而抑遏生生之机,因此,疏肝与平肝需要兼顾。疏肝常用川贝母、郁金、蝉蜕、薄荷、菊花等;平肝则用天麻、菊花、蝉蜕、僵蚕、钩藤、珍珠母。儿童纯阳之体,升发活泼之机可疏而不可遏,故重镇平肝不可抑遏生发之性。

四、本案分析

患者5年前出现不自主吃喝、摇头、挤眼、胳膊抽动等症状,且在当地儿童医院诊治,抽动症诊断明确。但是经中西药物治疗乏效,其症状有所加重,嗓中发出怪声,头肩摇动。

(一)发病分析

患者自幼体质薄弱,阴虚水亏。阴虚则内热自起,木摇风动。吭嗓、摇头、挤眼、耸肩、胳膊抽动等症状均为风阳内动之象。内风乃身中阳气之变动，阴亏阳亢，阳气上扰则见风象。阳气者，烦劳则张，所以患者在紧张、劳累、精神压力大、思考多、心烦之时症状会发作或加重。症状以动为主，病在肝经；诸症常因情绪不稳而诱发，睡眠中消失，则与心神不宁有关，其病涉及心、肝二脏。舌质红，中裂纹，苔薄黄，脉沉细弦是阴液亏虚，热扰风动之象。究其根源，一在阴虚，一在热扰。

（二）治法方药

阴虚内热，内风动越，治宜滋阴清热，平息肝风。处方有细生地黄、麦冬、白僵蚕、蝉蜕、天竺黄、丹参、川贝母、连翘、淡竹叶、天麻。方用生地黄、麦冬养阴清热；配丹参、川贝母、连翘、淡竹叶、天竺黄清心肝之热而安心神；丹参归心肝经，养阴定志安神；川贝母、连翘辛开，郁金寒以清热；淡竹叶清心泻热，引热下行外达。僵蚕、蝉蜕、天麻平肝息风，善治动越之风。此后数诊，症状变化，但是病机总是阴虚肝旺，风阳内动，治疗不离养阴平肝，清热泻火，宁心安神。

附方

1. 二阴煎（《景岳全书》卷五十一）

生地 2~3 钱，麦冬 2~3 钱，枣仁 2 钱，生甘草 1 钱，玄参 1 钱半，黄连 1~2 钱，茯苓 1 钱半，木通 1 钱半。如痰胜热甚者，加九制胆星 1 钱，或天花粉 1 钱 5 分。水 2 盅，加灯心草 20 根，或竹叶亦可，煎 7 分，食远服。

主治：水亏火盛，烦躁热渴而怔忡惊悸不宁，心经有热，水不制火，惊狂失志，多言多笑或疡疹烦热失血。劳伤，心脾火发上炎，口舌生疮。

2. 酸枣仁汤（《金匮要略》）

酸枣仁 2 升，甘草 1 两，知母 2 两，茯苓 2 两，川芎 2 两。以水 8 升，煮酸枣仁，得 6 升，纳诸药，煮取 3 升，分温 3 服。

主治：虚劳，虚烦不得眠，盗汗。

古代文献

《素问·太阴阳明论》："伤于风者，上先受之。"

《素问·风论》："风者，善行而数变。"

《素问·阴阳应象大论》："东方生风，风生木，木生酸，酸生肝，肝生筋，筋生心,肝主目。其在天为玄,在人为道,在地为化。化生五味,道生智,玄生神。神在天为风,在地为木,在体为筋,在藏为肝,在色为苍,在音为角,在声为呼,在变动为握,在窍为目,在味为酸,在志为怒。怒伤肝,悲胜怒;风伤筋,燥胜风;酸伤筋,辛胜酸。"

《素问·五脏生成篇》:"故人卧血归于肝,肝受血而能视,足受血而能步,掌受血而能握,指受血而能摄。"

《素问·宣明五气篇》:"五气所病……肝为语。"

《素问·至真要大论》:"诸风掉眩,皆属于肝。"

《证治准绳·幼科》:"水生肝木,木为风化,木克脾土,胃为脾之腑,故胃中有风,瘛疭渐生。其瘛疭症状,两肩微耸,两手下垂,时腹动摇不已……"

小儿睡眠中痫证发作

◀ 导语 ▶

阳入于阴则寐。睡眠是以阴气用事为主导的阴平阳秘状态。睡眠中发作的疾病,多属于阴阳失和,阴不制阳,阳气妄动,扰乱神机。小儿稚阴稚阳,而为纯阳之体。其病易热易变,若有邪气扰乱,易致热邪内生。入夜稚阴不能制约内盛之邪热,因而易于发生睡惊症、夜啼,亦可于睡眠中发生痫证。痫证是发作性生风失神的病证,通常以肝经火热、痰浊内扰,风气内动为发病机制。临证需要仔细问诊,配以必要的检查。

临证思辨

病例 男,10岁。山东烟台市人,学生。首诊时间:2006年10月4日。

患儿家长:医生好!我是孩子的父亲。

医生:您好!您的孩子有困难需要我帮助吗?

患者家长:是的。我的孩子今年6月份受到惊吓之后,睡眠中经常发生四肢抽搐。

思路:睡眠中抽搐,可以见于多种疾病,应该仔细询问。

医生:请您详细叙述发病经过好吗?

患儿家长:好的,医生。自受惊后,主要症状是睡眠四肢强直、抽搐;伴有两眼上视,口吐白沫,喉中发出异常声音。

医生:每次发作持续多长时间?

患儿家长:持续3~4分钟缓解。

医生:还有其他症状吗?

患儿家长:主要是流鼻血。

医生:发作之后,有什么表现?

患儿家长:发作之后四肢肌肉酸痛,疲乏。

思路:发作的主要表现为四肢强直、抽搐,双目上视,口吐白沫,口中发出异常声音;发作之后四肢肌肉酸痛,疲乏。需要考虑癫痫的可能。癫痫往往可以找到原因。

医生:您的孩子是否顺产,有无产伤?

患儿家长:足月顺产,没有产伤。

医生:是否有脑炎、脑部外伤病史?

患儿家长:没有脑炎病史。但是3岁时头部外伤(车撞),当时行头颅CT检查未见异常。

思路:脑部外伤是导致癫痫的常见原因。需要继续了解癫痫发生的频率与程度。

医生:仅在夜间吗?共发作几次?每次发作症状都一样吗?

患儿家长:自6月份至今发作4次,有3次发生于夜间睡眠,1次发生于午休时。后3次发作程度轻于第一次,无口吐白沫,抽搐幅度小。

医生:看过医生没有?

患儿家长:分别去过烟台和北京的大医院就医。

医生:做过检查吗?是否用药治疗?

患儿家长:行头颅CT、MRI、脑电图检查,均未见异常。

医生:哦。患儿生活习惯怎样?

患者家长:挑食比较严重;大便干结,每日排便1次。

医生:学习成绩怎样?

患儿家长:学习成绩良好。

医生:小朋友,伸出舌头让我看看,好的,谢谢你。让我为您诊脉……

医生:我要给您进行神经科体检。

综合四诊资料,病情和诊疗记录如下:

【病案记录】

主诉:睡眠中发作性抽搐4个月。

现病史:今年6月份始因受惊后出现睡眠中发作抽搐,主要症状是双目上视,四肢强直、抽搐,口吐白沫,喉中发出异常声音,每次持续3~4分钟缓解;伴有流鼻血。发作之后四肢肌肉酸痛,疲乏。自6月份至今共发作4次,平均每月1次,其中3次发生于夜间睡眠中,1次在午睡时。后3次发作程度轻于第一次,抽搐幅度较小,并且没有口吐白沫。挑食明显,大便经常干结,每日排便1次。曾于烟台、北京的大医院就诊,经头颅CT、MRI、脑电图,均未见异常,因而不能做出诊断,故未予西药治疗。家长放心不下,转而请中医诊治。

既往史:足月顺产。3岁时头部被汽车撞伤史,头颅CT扫描无异常发现。

发育正常,营养良好,学习成绩良好。神经科检查未见明显异常。

舌质淡红,苔薄白,脉沉细弦。

诊断:痫证。辨证:阴虚失润,瘀血结滞,痰浊内阻,肠燥不荣,肝旺生风。

治法:养阴润燥,化痰活血,平肝息风。

处方:珍珠母20 g,天麻12 g,蝉蜕12 g,僵蚕12 g,天竺黄12 g,丹参12 g,连翘15 g,炙甘草9 g,麦冬24 g,茯苓15 g,竹叶6 g。12剂。水煎服,每日1剂,分早、晚2次服温用。

思路:小儿脏腑未充,脑髓不满,幼年时期,脑部外伤,检查虽无异常,但是受到撞击之后,脑髓可以震荡,以致气血不畅,影响脑髓神机发育。惊吓之后,气机逆乱,神机失和,可以诱发痫证发作。观其脉症,知其阴精不足,失于滋润,肝失滋润则肝阳化风,肠失滋润则便干燥结。睡眠为阴气用事,阴虚不足,阳气入阴之时,不能制约阳气,阳气妄动,则发生痫证。本例为阴虚与痰浊瘀血并存,治疗以养阴柔肝与化痰活血并用,兼以平肝息风。

二诊(2007年2月27日)

连续服用上方12剂后停服。2006年10月曾经自行服用北京同仁堂安宫牛黄丸2粒,病情一直稳定,没有再发生抽搐。2007年1月25日白天情绪略激动,夜间入睡后不久即发生四肢抽搐,两目上翻,口吐白沫,口中发出异常声音,持续3～4分钟,患儿自述发作时能听见父母说话声;发作后面红、疲惫,未予治疗。现患儿一般情况尚好,精神情绪、精力、体力可,饮食、睡眠、二便正常。注意力集中。舌质红暗,苔薄白,脉沉细弦。

思路:安宫牛黄丸虽能清热化痰醒神,开窍息风止抽搐,但味苦性寒,不利于阴虚之体。少儿阴阳未至和平,白天情绪激动,阳气易于亢奋,阴阳失去平秘,入夜阳不交阴,故易发作抽搐,治当抑阳扶阴,平肝柔筋。更加注意精神调摄,饮食不可过用辛辣肥厚,以防生热助邪。仍予养阴柔肝,清热化痰,平肝息风法。

处方:麦冬20 g,百合24 g,生白芍12 g,天麻12 g,珍珠母24 g,僵蚕15 g,丹参15 g,竹叶6 g,北沙参20 g,蝉蜕15 g,连翘15 g,炙甘草9 g。14剂。水煎服,1剂分2日服用,每日晚餐后1小时服用1次。

三诊(2007年3月31日)

此间未再发生抽搐。前日发生头晕,视物旋转,持续20～30分钟,自行缓解;眩晕发作时无耳鸣及恶心、呕吐,无视觉异常。睡眠正常,体力尚好,上课时注意力集中。有时急躁易怒,无口渴,饮食、二便正常。舌质红,苔薄微黄,脉沉细弦。

思路:眩晕偶作,考虑仍是阴虚风动所致。急躁易怒,舌质红,苔薄微黄,脉沉细弦,是其证据。治疗仍需养阴安神,化痰平肝法。

处方:上方去竹叶;加钩藤24 g,酸枣仁20 g。14剂,水煎服,2日1剂,每日晚餐后服用1次。

四诊(2007年5月2日)

抽搐未再发作。4月27日晚睡眠中突然坐起,无其他异常动作,持续十余分钟后继续入睡。白天精神、体力俱佳,学习成绩良好。饮食减少。舌质略红,苔薄白为主,脉弦细。

思路:"阴平阳秘,精神乃治。"患儿素即阴虚,不能胜其阳,则睡眠中抽搐发作,或者睡眠中异常运动。此次于睡眠中突然坐起,无其他异常动作,持续十余分钟后缓解,应该属于非觉醒性异态睡眠。是小儿阴阳稚嫩,阴虚不能制阳,心神不宁之故。阴液充足才能制约阳气,肝木柔和方无妄动之虞。治以养阴安神,柔肝息风。

处方:麦冬30 g,百合24 g,天麻12 g,白僵蚕15 g,炙甘草9 g,竹叶9 g,丹参12 g,鸡内金12 g,炒谷芽15 g,竹茹15 g,酸枣仁24 g,沙参18 g。14剂。水煎服,2日1剂,每日晚餐后1小时服用1次。

五诊(2007年6月2日)

抽搐未发作,亦未再发生头晕、头痛。上课及课后完成作业时常精力不集中;平时无异常动作及眼神;仍然挑食,纳少口干。睡眠较前安稳,二便正常。舌质红尖甚,苔薄白微黄,脉细缓。

思路:病情趋安。注意力不能持续集中、口干为阴虚热扰,养阴安神自不待言,加重楼清热凉肝,安神定志。

处方:上方去竹叶,加重楼9 g。14剂。水煎服,2日1剂,每日晚餐后1小时服用1次。

六诊(2007年7月13日)

抽搐未发作,仅有1次上课时间段发生左口角处跳动2次,按揉后自行缓解。睡眠安稳,情绪稳定,脾气仍急躁;对学习有兴趣,已能集中精力上课;仍然挑食、纳少;二便正常。舌质红,苔薄白,脉弦略滑。

思路:抽搐眩晕未发作,病如坦途;睡眠安宁,情绪稳定,学业正常,表明患儿日益接近正常。唯脾气仍急、挑食、食少,恐与父母教养有关,药物仅可辅助,更需在生活中逐步予以矫正。治法仍以养阴安神,柔肝息风为主。病情已经稳定,可以逐步减少药物用量。

处方:麦冬24 g,百合24 g,生白芍15 g,炙甘草12 g,天麻15 g,茯苓20 g,石菖蒲10 g,蝉蜕15 g,天竺黄12 g,郁金18 g。10剂。1剂分2日服用,每晚温服1次,间隔1天,继服。

七诊(2007 年 8 月 29 日)

服药期间,患儿未再发生抽搐或肌肉抽动。约 2 周前发生腹泻,3 天后痊愈。自 3 天前开始出现胃脘部胀痛,微恶心,无呕吐及泛酸嗳气,无腹泻及发热。食欲差,纳少,口干,眠可,二便调。舌质红,苔薄白中根微黄,脉弦细。

思路:病情稳定,7 个月未发生抽搐。其胃脘部胀痛、恶心、食欲差、纳少,应该与腹泻有关,泄泻病位在脾胃,《柳选四家医案·环溪草堂医案》曰:"呕为胃病,泻为脾病。脾胃居中,主土而司升降。脾宜升,不升则泻;胃宜降,不降则呕。"胃痛胀满、恶心,是胃热郁滞,气机失和之故。口干仍属阴虚。舌质红,苔薄白中根微黄,脉弦细,乃肝胃不和之象。治宜疏肝和胃,理气止痛,兼以柔肝养阴。

处方:柴胡 15 g,黄芩 9 g,桂枝 6 g,生白芍 12 g,茯苓 24 g,半夏 6 g,天麻 15 g,炙甘草 12 g,天花粉 15 g,茵陈 12 g。6 剂,水煎服,3 日 1 剂,尽剂停药。

八诊(2008 年 2 月 2 日)

自 2007 年 9 月停药至今,未再发作抽搐及肌肉抽动。3 天前外感发热,经输液治疗发热好转。刻诊:咳嗽,痰少难咳,咽干不痛,无头痛、头晕,食欲不振,白天精神可,上课有时精力难以集中,睡眠磨牙。二便正常。口干。舌质红,苔薄白,脉弦细数,寸关微浮,右脉为甚。

思路:抽搐 1 年未发作,停药已经半年,患儿基本无异常,只需保证睡眠时间,稳定情绪,控制饮食,无须再以药物治疗。发热后咳嗽,咽干,舌质红,脉弦细数微浮,乃发热外感,予以疏风清热之治。

桑菊合剂 250 mL。每次口服 15 mL,每日 3 次,尽剂停服。

随访 2 年,病情无反复。

【诊者体会】

睡眠障碍是小儿神经科最常见的疾病。据有关文献报道,1~5 岁儿童中 25%~30%患有睡眠障碍,高峰年龄 3~8 岁。其临床表现多种多样。如夜惊、梦魇、梦游症以及睡眠中发作性异常运动等。其中睡眠中发作性异常运动有被误诊为癫痫性肌阵挛或其他癫痫发作的可能。临床医生需要了解小儿睡眠中常见的非痫性异常运动，以提高与癫痫发作的鉴别诊断。

一、小儿癫痫的诊断问题

研究认为，儿童癫痫发作的时间受生理节奏的影响，癫痫发作间期放电在睡眠中比清醒时更为常见，特别是在非快速眼动睡眠期，因此，临床要求常规脑电图评价要包括睡眠描记以提高脑电图癫痫样放电、增加检出阳性率。

额区癫痫发作通常难于被常规脑电图发现。有学者通过视频脑电图检查，发现很多额区睡眠期发作仅表现为轻微的面部抽动和肢体抽动或强直，因此，对于睡眠期发作的儿童建议应该进行视频脑电图检查。另外，颞叶癫痫较易在夜间发作，有研究报告，在记录到的一组癫痫患儿504次发作中有颞叶癫痫发作6次，其中33.3%出现于睡眠中。总之，对于睡眠期发作癫痫的诊断相对更为困难。美国睡眠障碍协会推荐，对于根据临床病史怀疑癫痫发作但是常规脑电图检查未见异常的患者，推荐使用视频脑电图结合多导睡眠监测来诊断其夜间行为。

本例患儿10岁，有头部外伤以及受惊吓史，发作主要临床表现是四肢抽搐、两眼上视、口吐白沫，发作后有四肢肌肉酸痛、乏力。各种影像检查以及常规脑电图检查未见异常。由于没有脑电图的证据支持，不能确定癫痫诊断，因而不能使用抗癫痫药物。但是，患儿具有上述症状，符合中医痫证的诊断标准，因此，可以诊断为痫证。

二、小儿生理特点

小儿生理特点不同于成人，因此，认识小儿痫证，首先应该复习小儿的生理特征。

小儿脏腑娇嫩，稚阴稚阳，而为纯阳之体。阳主动，纯阳之体，形神未致合一，易于生风。阳气易于动越，导致肝风内动。脏腑娇嫩，痰浊易于滋生，阳气易动，积痰内伏，成为儿童痫证发病率高的病理生理基础。

三、病因病机

痫证是发作性生风失神的疾病。其发病主要责之七情失调、先天禀赋异常、脑部外伤以及六淫之邪侵袭、饮食失调或患他病之后，导致脏腑受损，引起积痰内伏；复因劳累过度，生活、起居失宜，进而导致气机逆乱，触动积痰，引动内风，壅塞经络，闭塞心窍，上扰元神，发生痫证。其病位在脑髓，病变脏腑以心肝为主,病涉五脏,病久则累及脾肾。积痰内伏,脏腑功能失调是痫证发病的基本病理因素。发作时的病机主要是痰浊或痰热阻闭心窍,肝风内动。窍闭则神昏不知人,肝风内动则抽搐强直发作。

各种原因导致积痰内伏,构成痫证内在的发病基础;复因过劳、饮食、受凉、外感等导致气血逆乱,触动伏痰,风痰上扰而发病。其中,闭塞清窍则失神,壅阻经脉则生风。

睡眠中痫证的发作机理:阳入于阴是睡眠发生的核心机制,构成以阴气用事为主的阴平阳秘状态。小儿脏腑娇嫩,形气未充,或素蕴风痰,因于惊恐扰乱神机,导致阳气亢奋不能内收,阳不入阴,风痰内扰,闭窍生风,导致痫证发作。

四、临床表现特点

痫证的临床表现主要有以下两方面,一是失神,表现为元神失控,意识丧失,或不语不动,呆木无知;二是生风,表现为两目上视,口吐涎沫,四肢抽搐,项背强直,或局部肌肉抽动,或手中物件掉落等。本例是睡眠中发生四肢抽搐、两眼上视、口吐白沫,符合中医痫证的诊断标准。

五、治法

痫证应根据发作期与平时分别予以治疗。发作时肝风痰火、痰浊为患,失神生风,治标为急,需要清肝泻火,豁痰息风,开窍定痫。平时痰伏体内,或者正气亏虚,治疗宜标本兼顾。治标以消除伏痰为要,常用化痰息风法;治本以补虚为主,如益气养血,健脾化痰,滋补肝肾,宁心安神。

睡眠属阴,若阴虚不足,小儿纯阳之体,阳入于阴之时,难以制约阳气,阳气妄动,内风扰动则发痫证。本案病机阴虚与痰浊内伏、瘀血阻滞并存,治宜养阴柔肝息风与化痰活血并用。首诊方用麦冬养阴安神;珍珠母、天麻平肝息风;蝉蜕、白僵蚕息风止痉;天竺黄、竹叶、茯苓化痰清热;连翘清火凉肝;丹参凉血活血;炙甘草配茯苓缓肝宁心,柔肝安神。诸药合用,具有养阴柔肝,平肝息风,化痰开窍,活血安神,息风止痉之力。二诊时患儿白天情绪激动,阳气易于亢奋,入夜阳不交阴,肝阳化风,故抽搐时作,仍需抑阳扶阴,平肝柔肝。此外,应重视形神调摄,以防生热助邪,借以配合药物治疗。仍予养阴柔肝,清热化痰,平肝息风法。处方集麦冬、百合、生白芍、北沙参于一体,增强养阴柔肝之力;平肝息风之品继用。此后抽搐未发作,继以养阴柔肝,宁心安神,化痰息风治疗,终获全功。

肝风内动,治疗需要平肝息风,常用重镇之品,对儿童而言,临证需要刻刻注意,切勿过度。因小儿为纯阳之体,生机活泼,生长发育,全赖阳气鼓舞,若重镇无度,真阳必受戕伤,生机反被抑遏,伤其生生之气。故本案虽然始终强调平肝息风,但是重镇之品仅用珍珠母一味,四诊时,抽搐发作停止,即刻停用珍珠母;平肝息风也仅仅使用天麻、僵蚕、蝉蜕等柔和无毒之物,谨防伐其真元而坏其生机。这是治疗小儿肝风病症需要刻刻不忘之处。

附方

1. 定痫丸(《医学心悟》卷四)

组成:明天麻1两,川贝母1两,胆南星(九制者)5钱,半夏(姜汁炒)1两,陈皮(洗,去白)7钱,茯苓(蒸)1两,茯神(去木,蒸)1两,丹参(酒蒸)2两,麦冬(去心)2两,石菖蒲(石杵碎,取粉)5钱,远志(去心,甘草水泡)7钱,全蝎(去尾,甘草水洗)5钱,僵蚕(甘草水洗,去嘴,炒)5钱,真琥珀(腐煮,灯草研)5钱,辰砂(细研,水飞)3钱。

制备方法:用竹沥1小碗(约300 mL),姜汁1杯(约200 mL),再用甘草4两熬膏,和药为丸,如弹子大,辰砂为衣。

用法用量:每服1丸,1日2次。

功用:涤痰息风。

主治:男、妇、小儿痫症或癫狂。

2. 桑菊止咳合剂(山东省中医院自制剂)

组成:桑叶、菊花、桔梗、生甘草、连翘、杏仁、薄荷等。

用法:口服,每次10~20 mL,每日3次。小儿酌减。

功能:疏风清热,宣肺止咳。

主治:风热犯肺,咳嗽。

古代文献

《素问·生气通天论》:"故阳气者,一日而主外,平旦人气生,日中而阳气隆,日西而阳气已虚,气门乃闭。"

《素问·阴阳应象大论》:"阳之气,以天地之疾风名之。"

《素问·奇病论》曰:"人生而有病巅疾者……病名为胎病,此得之在母腹中时,其母有所大惊,气上而不下……故令子发为巅疾也。"

《三因极一病证方论·癫痫叙论》指出:"癫痫病,皆由惊动,使脏气不平……或在母胎中受惊,或少小感风寒暑湿,或饮食不节,逆于脏气。"

《丹溪心法·痫》:"无非痰涎壅塞,迷闷心窍"。

《医述·癫狂病》引《临证指南》:"天地一阴阳也,阴阳和则天清地凝,一有偏胜,遂有非常之变。人身亦一阴阳也,阴阳和则神清志宁,一有偏胜,则有不测之疴。……古人集癫、狂、痫,辨以为阳并于阴,阴并于阳。……医者唯调其阴阳,不使有所偏胜,则郁逆自消,而神气得反其常矣。"

内伤发热（冠心病心绞痛冠状动脉内支架置入术后）

◀ 导 语 ▶

　　冠脉支架植入已成为临床常用治疗技术。冠脉支架虽可保持冠脉畅通，但是对被植入者而言，局部总有异物刺激；此外，也可引起被植入者心理不适或者压力，由此影响患者精神情绪，引起心理变化。加之原有疾病病机并不会因为支架置入而消除，因而，患者既存在躯体症状，也存在精神损害，是以发生多种不适。本案内伤发热，即由此引发。

临证思辨

　　病例　男，74岁，已婚，农民。首诊时间：2007年6月23日。

　　医生：您哪里不舒服？

　　患者：我的胸口发热，下半身发凉。

　　思路：胸口局部发热，应当属于内伤发热的病症。但从临床角度，首先应当排除肺心、纵隔与胸壁病变的可能，此外还要考虑自主神经功能紊乱等其他疾病，应进一步问诊。

　　医生：有没有做过心电图等心脏的检查？

　　患者：我患有冠心病多年。另外，血压也高。

　　医生：有没有做过血糖、血脂的检测？冠心病是怎样治疗的？

　　患者：血糖、血脂还正常。2年前因为心绞痛做过手术，放了个支架，现在不痛了。目前还服用硝苯地平、辛伐他汀、鲁南欣康（单硝酸异山梨酯）、阿司匹林等药物。另外，还有腰椎间盘突出的毛病。

　　思路：通过病史可以明确诊断冠心病心绞痛，虽然已经行冠状动脉内支架置入术，胸痛消失，但是仍有遗留临床症状。需要考虑的是，目前症状是冠心病本身的临床表现，还是支架置入后的继发症状。

医生：平时吸烟、饮酒吗？

患者：现在还吸烟、饮酒。

医生：每天吸几支烟？1天大约喝多少酒？

患者：每天差不多吸1包烟；饮酒没有规律，大约每次1斤白酒(500 mL)，平均一周两次吧。

思路：吸烟、饮酒、男性，均是高血压病的危险因素。

医生：现在除了胸口发热，还有其他不舒服吗？

患者：胸口发热明显，胸口以上其他地方也发热，甚至后枕部也发热，而且胸口以上出汗，睡眠中或活动后较为明显。胸口以下，特别是右腿发凉，左腿也发凉，不如右边明显。右上肢还发麻。

思路：胸口以上发热、汗出，以睡眠中或活动后明显，这与心绞痛发作规律相同。因为患有冠心病，所以，对患者胸口以下，特别是双下肢发凉，以及右上肢发麻，应该考虑外周循环不畅的可能。

医生：大便正常吗？排便是否通畅？

患者：以前大便干燥，3~4天才解1次，不好解；现在注意多吃蔬菜了，每天1次，有时候略微干燥，好解。

医生：吃饭的时候口重吗？喜欢吃肉吗？

患者：对啊！菜不咸不香，当然喜欢吃肉啦。手术后大夫嘱咐过要少吃，最近吃得少了。

思路：中国北方内陆地区的农民大多都口重，除了饮食习惯外，由于平时从事较重的体力劳动，出汗多也有关系。然而，高盐饮食、过多的肉食或者高脂饮食都与高血压病、冠心病密切相关，应该嘱咐患者注意。

医生：睡觉怎样？平日口渴吗？

患者：睡觉还行，就是每天早晨起来的时候口干比较明显，平时喝水比较多。

医生：还有没有其他不舒服？平时脾气大不大？

患者：(笑)有点脾气(家属补充说患者脾气很大，动不动就发火)。再就是浑身疼，具体说不出哪个部位，痛的不是很严重。

医生：我帮您检查身体。

患者：好的。

(记录：轻度桶状胸，听诊双肺呼吸音略粗，未闻及干湿性啰音。心率68次/分，律齐，各瓣膜听诊区未闻及病理性杂音。右上肢浅感觉正常。其他神经科检查正常。)

综合四诊资料,病情和诊疗记录如下:

【病案记录】

主诉:胸口以上发热、以下发凉1年。

现病史:患者近1年经常感觉胸口以上发热,汗出多,以枕部明显,睡眠中或劳累后即发作,无胸闷、心慌,无头痛、头晕。胸口以下发凉,无汗,右下肢明显,右上肢时有麻木,口干多饮,饮食睡眠尚可。尿频,夜尿3~4次,大便调。性格急躁,周身痛,痛无定处。

既往史:既往冠心病史、心绞痛病史2年,已行支架置入术治疗。腰椎间盘突出病史数年。现服用硝苯地平、辛伐他汀、鲁南欣康(单硝酸异山梨酯)、阿司匹林等治疗。

个人史:吸烟饮酒多年,吸烟1包/日;饮酒(白酒)0.5 kg/次,大约每周2次。性格急躁易怒,嗜食厚味。长期从事体力劳动。

体格检查:轻度桶状胸,听诊双肺呼吸音略粗,未闻及干湿性啰音。心率68次/分,律齐,各瓣膜听诊区未闻及病理性杂音。右上肢浅感觉正常。其他神经科检查正常。血压125/100 mmHg。

舌质红,中裂纹,苔黄腻,脉弦滑。

中医诊断:内伤发热。辨证:痰热内蕴证。

西医诊断:(1)冠心病(冠脉支架置入术后);(2)高血压病(3级,极高危)。

治法:豁痰清热,兼顾气阴。

处方:礞石滚痰丸加味。青礞石24 g,黄芩12 g,酒大黄6 g,沉香粉6 g,焦槟榔15 g,厚朴15 g,麦冬30 g,炮附子6 g,苦桔梗12 g,泽泻24 g,牛膝15 g。6剂,水煎服,每日1剂。

煎服方法:嘱诸药冷水浸泡1小时,武火煎沸,文火煎煮15分钟,倒取药液后,再煎一次,共取药液约500 mL,分2次温服。避免劳累,饮食宜清淡为宜,忌甘味与肥厚之品。

思路:患者老年男性,既往冠心病、心绞痛病史2年,已行支架术治疗。同时长期吸烟饮酒史,烟为燥热之最,酒为湿热之体。嗜烟嗜酒,以致形成湿热酿痰之体质。痰热内蕴则见阳气偏盛之体质特征。嗜烟嗜酒助热动气,火热以湿痰瘀血为窠臼,盘踞胸中,气血之行受阻,心脉痹阻,故见胸闷胸痛;介入治疗后,胸痛消失,说明心脉已通;但因气血之壅滞未除,体质之痰热未尽,蕴蒸于上,是以患者仍感胸以上发热,伴见汗出。右下肢发凉,右上肢麻木,周身疼痛,为痰热内阻,经脉失和,气血不布所致。面红,口干多饮,舌质红、裂纹,苔黄腻,脉弦滑,是痰热内盛且已伤阴之象。

治疗以礞石滚痰丸为主,以祛除实热盘踞之老痰;加槟榔、厚朴以配酒大黄、桔梗,调畅气机,使上下通调;泽泻甘寒,除湿佳品,其性降下行,下气不助热,加入涤痰泻热诸药之中既能除痰,又能降气以降火;治痰当先治气,桔梗配牛膝,利气宣肺,降气活血,升降并调,俾化痰立足于不败之地;痰火盛极,药过苦寒,则恐凝滞气机,故配伍辛热开破之附子,振奋阳气,通达气机,既能畅利气机,又能温通下焦,布阳气于周身。痰火内盛,阴液必亏,故用甘寒之麦冬养阴生津,清热除烦,则化痰而少伤阴之虞,养阴而无滋生痰湿之虑。方中炮附子、麦冬既是治疗之要药,又是防患未然之先手。

总之,患者素来急躁,心肝阳气不宁,里热难免,舌质红,苔黄腻是其征;高年胸痹,多属虚证,舌质红,有裂纹,口渴、夜尿频,则阴虚可知;但苔黄腻,脉弦滑则是阴虚于里,痰热郁滞,气机郁遏,胸中阳气郁滞,不得宣达,故胸口以上发热,而胸口之下发凉。治法当以清热化痰,开郁结而畅气机,兼顾益阴安神。仿礞石滚痰丸意化裁。

二诊(2007年7月7日)

服药6剂,感觉两下肢皮温较前升高,枕部时有烘热汗出,如水淋漓;肩背部肌肉酸胀不适,受凉后右上肢易麻木,右下肢酸胀。饮食正常,睡眠多数时间尚好,但偶有入睡困难。初服上方时大便稀,现大便已恢复正常;小便和调,夜尿次数减少,每晚1次,周身疼痛较前减轻。口干多饮。另述双足无汗2年。舌质淡偏暗,苔薄白,边齿痕,脉沉滑。

思路:双下肢发凉减轻,提示气机蕴结渐得布化,气血渐通,阳气有舒展之机;其颈后汗出,肩背酸胀,则无不由于痰热内蕴而外蒸,气机受阻,阳气不能畅达所致。舌质淡暗,苔薄白,边见齿痕,脉沉滑为痰湿内盛、阳气郁遏之象,以其热象大减,故改用温胆汤化痰祛湿。牵牛子即黑白丑,《本草备要》谓其"大泻气分湿热。"能化痰逐水,通利气机。痰热虽减,但却未尽,故化痰清热,畅利气机仍是势在必行。痰热已减,气机日渐畅通,气化已见复苏之机,而阴虚仍无恢复之象。化痰清热不可稍缓,而畅利气机与益阴安神岂能疏忽,但用药可以从缓。

处方:半夏 9 g,陈皮 15 g,竹茹 15 g,川贝母 9 g,茯苓 30 g,麦冬 30 g,泽泻 15 g,炒枳实 15 g,厚朴 12 g,炙甘草 12 g,牵牛子 6 g。6 剂,水煎服,每日 1 剂。

三诊(2007 年 7 月 11 日)

仍感胸以上发热,头汗多,颜面油光;胸以下发凉,周身时有窜痛,发作无时,部位不定,右侧肢体时有麻木。饮食正常,睡眠较差,大便日 1 行,粪质偏干;小便色黄,仍口干多饮。舌质紫红,边齿痕,苔淡黄腻,脉细滑数。

思路:时值盛夏,天暑蒸迫,内蕴痰热与外迫炎暑交蒸,故多汗而胸热难解。湿与热合,如油入面,胶结难除。痰瘀同为有形之实邪,较之于湿,危害更甚,与热相合,更是难化。胸以上发热,头汗多,颜面油光,均为痰热熏灼之征;而小便黄,口干多饮,苔薄黄腻,脉细滑数,却已现阴伤之兆。痰热内蕴既久,难以快速消退。化痰养阴不可有误。正如缪仲淳先生在《先醒斋医学广笔记》中所说:"治痰先清火,清火先养阴,最忌燥剂。"法当益阴液以滋脏腑为先,阴液充足,气化有度,气机畅达,则内能治热,外可御暑。用药宜轻清疏利,甘凉滋润。

处方:天冬 15 g,麦冬 15 g,百合 30 g,生地黄 15 g,沙参 30 g,地骨皮 24 g,白薇 15 g,黄芩 9 g,石膏 20 g,炒栀子 6 g,淡豆豉 9 g,竹叶 6 g,连翘 15 g。6 剂,水煎服,每日 1 剂。

四诊(2007 年 9 月 22 日)

胸部以上发热已消失,饮食正常,睡眠良好,周身窜痛已明显减轻。仍感右侧肢体阵发性麻木,时感右下肢乏力;小便频,夜尿较多,3～4 次/夜。口干多饮,大便正常。舌质红,舌边有齿痕、中裂纹,苔黄腻,脉弦滑数。

思路:诸症向安,但痰热未尽,而舌脉已见伤阴之象。时值仲秋,炎暑已去,然痰热未尽,阴虚未复。治当乘势而上,不可稍有懈怠,继以清热化痰图之。方中用青礞石、黄芩、川贝母、天竺黄豁痰清热;由于阴液已伤,故化痰之外,当重养阴,加天冬、麦冬、天花粉以生津止渴。小便频,而舌红苔黄腻,脉弦滑,则是痰热内结,气化不畅之故,清热化痰,畅利气化仍是首务。礞石滚痰丸合当归贝母苦参丸为主,其中苦参"主治心腹结气……溺有余沥,逐水"(《神农本草经》),苦能燥湿降泄,寒能清热,可使热邪由小便而去。清化益阴之法继进。

处方:青礞石24 g,黄芩9 g,川贝母9 g,天冬15 g,麦冬24 g,天竺黄12 g,丹参15 g,怀牛膝15 g,全当归15 g,天花粉15 g,苦参6 g。6剂,水煎服,每日1剂。

后记:2008年12月10日,其胞弟来诊,告知其兄长胸以上发热诸症已愈,迄今已1年余,未曾复发。

【诊者体会】

内伤发热是指以内伤为病因,脏腑功能失调,气血阴阳失衡为基本病机的以发热主要临床表现的病症。一般起病较缓,病程较长,热势轻重不一。临床上多表现为低热,或自觉发热而体温并不升高,但有时可以是高热。

本案患者因冠心病心绞痛病史2年余,行支架介入治疗后发生胸部以上发热,从西医考虑,可能是支架置入后引起的不适或不良反应。属于中医"内伤发热"范畴。由于已经影响到患者的日常生活,因而需要积极治疗。

一、病因非一,病机复杂

导致内伤发热的原因颇多。饮食失节,情志失调,劳欲过度,久病不愈,年老体虚,皆可致脏腑失调,气血不利,气机不畅,阴阳失和,可以导致发热。

病机多端,有虚实之异。由于内伤发热主要责之气滞、血瘀、湿阻、痰结壅遏气机,或因气血阴阳亏虚,阴阳失调而发病,因此,发热只是其共同的临床症状,而气滞、血瘀、湿遏、痰阻或气虚、血虚、阴虚、阳虚才是其各自病机特征。

病久伤正,缠绵难愈。内伤发热邪结正虚,阴阳失和,持续不解;或反复发作,经治不愈,中气虚衰,正虚邪甚,互为兼夹,缠绵不解,预后堪忧。

二、治则治法

治分虚实,实者宜泻,虚损当补。有邪为实,治宜开郁、活血、除湿、化痰为先。无邪多虚,治当区分气血阴阳亏虚,分而治之,益气、养血、滋阴、温阳。正虚邪实互为夹杂者,则宜兼顾。

切忌一见发热便妄用苦寒或发散之品。实证,可酌用清热之品;虚证,除阴虚发热可酌配清退虚热之品外,皆应以补为主。

三、本案分析

（一）病机

痰热阻滞气机为基本病机。"百病多由痰作祟"。患者老年男性，素有烟酒嗜好，烟为火热之气，酒乃水谷之液。久嗜烟酒，内热必甚，热酌湿蒸，痰热内蕴。"气有余便是火"，其发热面赤，大便干结，舌质红，舌苔黄腻，脉弦滑数，即是痰热内蕴之故。病久不愈，痰结热甚，入络难化，根深痼结。

（二）治法

痰热内结，气盛发热，治宜清泄痰热，开郁利气。

（三）方义

痰结热甚，根深痼结，非寻常化痰方药所能轻易为之。故首诊选礞石滚痰丸为基本方，配伍畅利气机，养阴滋液之品，虽着眼于清热化痰，却着手于畅利气机。用青礞石、酒大黄为君药，青礞石重坠下气，开结豁痰，《本草纲目》曰："青礞石气平味咸，其性下行，阴也，沉也，乃厥阴经之药。肝经风木太过，来制脾土，气不运化，积滞生痰，壅塞上中二焦，变生风热诸病，故宜此药重坠。制以硝石，其性疏快，使木平气下，而痰积通利，诸证自除。"酒大黄苦寒泻热降浊，下气降火。沉香、焦槟榔、厚朴降逆下气，气降则湿浊痰热郁火自降，为臣药。苦桔梗、泽泻、牛膝降气降浊，调和气血；黄芩清热泻火，麦冬养阴清热，炮附子辛温，通阳气防寒凝，为佐使药。麦冬于泻热化痰之中兼以养阴，附子于苦寒清热降火之时兼顾通阳，是本方配伍巧妙之所在。纵观全方虽以化痰为宗旨，却以养阴为后盾，既可取效于眼前，又能立于不败之地。

虽先后4诊，每次皆适当调整处方，但其用药皆不离清热化痰，开郁安神，畅利气机，养阴增液步调。以求步步为营，层层递进，渐次获效。

四、证治心得

（一）治痰治热利气为要

痰因津液停滞而成，热因气机郁结而化。因此，治痰、治气皆当治气，治气首重调畅气机。气机调畅，津液畅达，郁可以解，痰可以化，内生之火热因而消除，此为本案首诊除用沉香之外，配伍厚朴、槟榔、桔梗、牛膝、泽泻之用意所在。

（二）痰火证治，重视养阴

痰热证治疗之不易，而如何能兼顾化痰与养阴，使化痰不伤阴，养阴不碍痰热，既是两难，也可相得益彰，本案治疗获效，其中奥秘，尚需通过临床实践不断探索。

(三)调神以助安形

形神相关,神能御形。冠脉支架植入总是异物,可以引起各种不适。此外,因为支架植入也可以引起心理的不适与纠结,或可导致心理障碍,由此引发躯体症状。因此,本案首诊用青礞石、黄芩、沉香、桔梗总在豁痰清热,开郁宁心,是躯体疾病也要重视从心调治,因而《素问·灵兰秘典论》曰:"主明则下安,以此养生则寿,殁世不殆,以为天下则大昌。主不明则十二官危,使道闭塞而不通,形乃大伤。"

附方

滚痰丸(《玉机微义》卷四引《养生主论》方;《痘疹金镜录》名礞石滚痰丸):大黄8两,黄芩8两,沉香半两,青礞石(硝煅)1两。

古代文献

《丹溪心法》曾曰:"善治痰者,不治痰而治气,气顺则一身之津液亦随气而行。"

《濒湖脉学》:"痰生百病食生灾。"

《景岳全书·杂证谟·痰饮》:"痰即人之津液,无非水谷之所化,此痰亦既化之物,而非不化之属也,但化得其正,则形体强,营卫充,而痰涎本皆血气;若化失其正,则脏腑病,津液败,而血气即成痰涎。此亦犹乱世之盗贼。""诸家治痰之法,多有治其标者,虽不可执,亦不可废也……热痰火痰,宜青黛、黄芩、天花粉、连翘、石膏,火炎上者,用流金膏。老痰,宜海石、瓜蒌、贝母,兼火盛胶固者,节斋化痰丸。实痰火痰,滚痰丸最效,但不宜多用……硝石、礞石,大能消痰结,降痰火。"

《先醒斋医学广笔记·中风》:"治痰先清火,清火先养阴,最忌燥剂。"

《松崖医径》:"痰饮者,为患百端。"

《医理辨证》:"凡病不可名目者,痰饮病也。"

虚劳多汗症

▶ **导语** ◀

久病多虚,虚而不愈则成虚劳。高年之人,元气本已不足,卒发中风,损伤元气;复因盛夏酷暑蒸迫,耗气伤阴,元气越发困顿,气阴亏虚,形体不充,腠理不固,多汗不止;脏腑精气汇聚于上以充脑髓而生神机,气阴亏虚,脑髓不足,元神失和,则神颓、懒言、紧张恐惧。高年体虚,久病伤正,汗出不止,但当大补元气,固护腠理,充脑髓、生神机为首务。

临证思辨

病例 女,78岁,退休工人。住济南市。首诊时间:2016年10月9日。

医生:您好!

患者:医生,你好!

医生:请问您怎么不舒服?

患者:我夜间出汗多,身体消瘦。

医生:多长时间了?

患者:3个多月了。

思路:夜间多汗,盗汗为多,多汗消瘦需要排除结核、甲亢、风湿病等常见病。

医生:发热吗?

患者:没有。

医生:咳嗽吗?

患者:不咳嗽。

医生:出汗多吗?

患者:多,严重时能把衣服被子浸湿了。

医生:体力怎样?

患者:没有力气,懒得动。

医生:容易饥饿吗?

患者:不。

医生:吃饭多吗?

患者:没食欲,不想吃。

思路:体温正常、不咳嗽,暂时不考虑结核病;没有饥饿感,食量少,不像甲亢引起的高代谢症状。

医生:您的体重下降快吗?

患者:3个月内体重下降15公斤。

思路:需要排除肿瘤引起的消瘦。

医生:做过肿瘤标志物检查吗?

患者:做过许多检查,没有发现问题,具体不清楚。

医生:盗汗是怎样引起的?

患者:7月初,突发右半身麻木,去某大学医院就诊,经头颅MRA检查,诊断为"腔隙性脑梗死",住院治疗半个月,右偏身麻木痊愈。出院后逐渐出现盗汗。

思路:病起于脑梗死之后,应该先从脑梗死的原因查起。

医生:您以往健康状况怎样?

患者:我的病太多了,慢慢说给你听。首先,我睡眠不好,情绪低落大概有10年了,近3个月明显加重。

医生:看过吗?

患者:在精神卫生中心诊断为"轻度抑郁症",服西药(具体不详)病情略改善。

思路:抑郁症患者动力不足,会表现为食欲不振,疲乏无力。

医生:您的情绪怎样?能打起精神吗?

患者:还可以,没有明显的情绪低落。

医生:您还有其他疾病吗?比如,高血压、糖尿病、高脂血症等?

患者:第二就有高血压、冠心病史20多年,糖尿病10多年。

思路:高血压、糖尿病、高脂血症等是脑梗死的重要危险因素。脑梗死、糖尿病可以引起神经功能障碍,由此导致盗汗。此外,糖尿病、脑梗死都可能引发衰弱综合征,表现为衰弱、体重下降、肢体无力、行走缓慢等,同时也可以继发抑郁症。

医生：您现在还有其他不舒服吗？

患者：懒言懒动，悲伤容易哭，精神紧张，害怕。

医生：睡觉好吗？

患者：入睡困难，甚则彻夜不寐。每晚服用劳拉西泮半片(0.5 mg)。

医生：睡眠时间长嘛？

患者：每晚睡眠8小时。

医生：白天精神好吗？

患者：白天还是困倦思睡。

医生：打呼噜吗？

患者：轻微打鼾。

医生：被憋醒过吗？

患者：没有。

医生：记忆力怎样？

患者：不好。

医生：怎么不好？

患者：近期的事儿记不住，转眼就忘。

思路：近事易忘，是认知功能损害的表现。通常与脑梗死、糖尿病关系密切。

医生：您的大便怎样？

患者：大便干，无便意，1周排便1次。

医生：小便怎样？

患者：正常。

医生：您口渴吗？

患者：口干，饮水少。另外口气重。

医生：血脂高吗？

患者：血脂高5年了。

医生：吸烟、喝酒吗？

患者：都没有。

医生：请让我给您检查一下……再看看舌苔、脉象。

综合四诊资料，病情和诊疗记录如下：

【病案记录】

主诉:盗汗、消瘦3个月。

现病史:7月上旬,患者突发右半身麻木,去某大学医院就诊,经头颅MRA检查,诊断为"腔隙性脑梗死",住院治疗半个月,右偏身麻木痊愈。出院后发生盗汗,甚则浸湿衣被,体温正常。食欲不振,食量减少;3个月内体重下降15 kg,肢体无力,懒于活动。睡眠差,情绪低落病史10年,近来明显加重,曾于省精神卫生中心诊断为"轻度抑郁症",服西药(具体药物记不住)病情略改善。刻诊:睡中汗出湿衣,食少消瘦,懒言懒动、悲伤欲哭、紧张害怕,记忆力减退,近事易忘。入睡困难,甚则彻夜不寐,服用劳拉西泮0.5 mg,一夜睡眠8小时,但白天仍困倦嗜睡。大便干,无便意,1周排便1次,小便正常。口干饮水少,口气秽。轻微鼾眠,否认憋醒。

既往史与个人史:高血压、冠心病20余年,糖尿病10余年,高血脂5年,无烟酒史。43岁绝经。

当前服用药物:劳拉西泮、达美康(格列齐特)、伏格列波糖、倍他乐克(美托洛尔)、波依定、万爽力、速效救心丸、阿司匹林。

体格检查:血压138/73 mmHg(未服药)。消瘦,颅神经、四肢无异常。舌质暗红,苔薄白,布裂纹,脉沉细无力。

中医诊断:(1)汗证;(2)虚劳。辨证:气阴亏虚,形神失和,营卫失调。

西医诊断:(1)糖尿病;(2)肌少症和衰弱综合征;(3)自主神经功能紊乱。

治法:益气养阴,养心安神,开胃进食。

处方:人参6 g,生黄芪20 g,当归12 g,麦冬24 g,熟地黄15 g,陈皮12 g,炙甘草12 g,紫苏梗15 g,酸枣仁30 g,砂仁12 g。7剂,水煎服,每日1剂,分两次温服。

思路:高年女性,脏腑亏虚,阴精元气俱不足,本属常态。加之43岁绝经,且久患高血压、糖尿病、高脂血症,则血管损害在所难免。本次发病在7月上旬,天暑下迫,必然伤元气耗阴液,气阴损伤,鼓动无力,气血不畅,脉络涩滞,是以发生右侧肢体麻木,此即《金匮要略》所谓"邪在于络,肌肤不仁"。虽年高体虚,但邪浅病轻,治疗及时,症状得以痊愈。唯元气不足,阴精耗损,难以速复。盗汗、消瘦、乏力、懒动、食少、难寐、神颓、害怕、紧张、便干费力,皆是元气不足推动无力,阴精不充濡润无能之故。气虚不摄,阴虚不藏,是以盗汗;气虚失于鼓舞,脏腑百骸失养,气化失司,懒言懒动,食少便难;气阴亏虚,形神失养,神机失用,神颓不宁。舌质暗红,苔薄白,布裂纹,脉沉细无力是气阴亏虚,脉络涩滞,气血不和之象。治宜大补元气,益阴填精,振奋脏腑气机,滋养形体,养心安神。用人参、黄芪、炙甘草补中益气,固表止汗;人参、麦冬、熟地黄、炙甘草益气养血、养心安神;酸枣仁、当归养血宁心;陈皮、苏梗、砂仁理气和中,开胃气以增进饮食。高年久病,胃纳呆滞,用药宜轻灵,切忌盲目激进,以免欲速不达。诸药合用,能补益元气,养阴健脾,滋生营卫,充养肌肤,顾护腠理。

二诊(2016年10月16日)

上方尽剂,病情向安。食欲改善,食量略有增加;已有便意,大便2日1行,排便通畅。精力明显改善,情绪转佳。白天仍嗜睡,每晚6时许入睡,盗汗缓解,唯饭后仍多汗。小便正常。口秽减轻。舌质紫暗,中裂纹,苔薄微黄腻,脉滑有力。血压130/70 mmHg。仍服用助眠西药。

思路:食欲改善,食量稍增,精力趋佳,情绪良好,有便意且排便通畅、便次增多,此皆佳兆。食欲改善、口气减轻,知其胃气和降;饮食增加,营卫化源渐旺,气血日渐充盈,脏腑得养,神机振奋,因而精力转佳、情绪良好。说明补益元气,益阴安神治法已初见成效,元气渐复,脏腑气化有力,营卫渐充,唯饭后多汗,加浮小麦固表止汗。

处方:上方加浮小麦20 g,7剂,水煎2次,分2次温服。

三诊(2016年10月30日)

上方尽剂,病情进一步改善。饭后多汗仍明显,汗后身冷。白天精力改善,情绪平稳,活动量增加,活动时间延长。饮食渐增,二便正常,口气秽,无口干苦,饮水少。睡眠仍需口服劳拉西泮。舌质暗红,苔薄白,脉滑略浮。血压121/73 mmHg。

思路:饭后多汗,汗后身冷,由气虚不固,控摄无权。饭后卫气入胃,肤表阳气不足,因而多汗。精力、情绪良好,运动增多、时间延长,饮食渐增,二便正常,为元气渐复,脏腑功能日益向安。口气秽,乃胃气尚有不和。舌质暗红,苔薄白,脉滑略浮,为气虚不固,阴火内扰,神机不宁。增黄芪用量以补中益气,加麻黄根、五味子以敛汗,与黄芪合用益气固表;加黄柏清热降火,与人参、黄芪、炙甘草配伍补元气降阴火。

处方:上方改黄芪30 g;加麻黄根15 g,黄柏9 g,五味子9 g。7剂,水煎2次,分2次温服。

尽剂,患者病情改善,体力、精力恢复,饭后出汗大减,饮食增多,体重略增,停服中药,调摄精神,调理饮食,适当运动,避风寒。

嘱其病情变化,可以随诊。

【诊者体会】

本案年近80岁,久病在身。夜间盗汗、饮食减少、体重迅速下降、精神不振、睡眠困难等,属于中医"汗证""虚劳"范畴。

一、关于诊断

从其糖尿病、高血压、脑梗死病史及其消瘦、乏力、多汗等临床表现,考虑诊断肌少症与衰弱综合征。

目前,对肌少症的诊断尚无统一标准。一般认为"肌少症"是以广泛的骨骼肌质量及骨骼肌肌力下降为特征。其特征为随着增龄,骨骼肌肌纤维的质量(包括体积和数量)、力量降低,肌耐力和代谢能力下降以及结缔组织和脂肪增多,由此导致老年人机体功能和生活质量下降,不良事件风险增加,甚至死亡,肌少症在老年人群发病率为10%~20%,随着年龄增长,发病率增高[贾静,刘谦,刘琦,等.关注老年骨骼肌减少症.实用老年医学,2017,(2):181~183]。

衰弱综合征是一种常见的老年综合征,介于健康和失能之间,包括健康、衰弱前期、衰弱3种状态。糖尿病由于其严重的心脑血管、肾脏及眼底病变等并发症,威胁人们的健康。衰弱和糖尿病在流行病学特点、病因和发病机制以及对老年人预后的评价等方面具有诸多联系[聂双双,李海鹰,王双.衰弱综合征与老年糖尿病.实用老年医学,2017年,31(3)]。因此,本案在卒中后出现明显的消瘦、体弱乏力,应该属于衰弱综合征。

二、病因病机分析

(一)病因

1.年老体虚,元气不足,脏腑功能减退,气化无力,气机不畅,气血运行无力。

2.饮食减少,营卫生化不足,脏腑气化乏源,气虚则卫外不固,精气不充。

3.盛夏季节,暑热外迫,以致多汗,汗出之后,阴伤气耗,不断加重,易损难复。暑热易伤元气,多汗必致阴亏。

4.糖尿病日久,脏腑亏虚,元气不足,生化乏源,气血不充,精气渐衰,固摄失常,躯体失养。

(二)病机

1.中风发病有邪实正虚之别

正虚责之气阴亏虚,气血不足,脉络不畅。突然发生的肢体麻木病属中风。年老体虚,久病消渴,脏腑损伤,元气耗损,气血生化不足,鼓舞与卫外无力,脉络不畅,络脉痹阻,因而发生肢体麻木。《金匮要略》提出:"邪在于络,肌肤不仁。"营卫不充、津液损耗,鼓舞无力,血液不足,脉络不得充盈,气虚血少脉络涩滞,脑髓失养,元神失控,是以右侧肢体麻木。

2.多汗责在气阴亏虚

久病损伤,气虚固摄无力,阴火内生,复加阴虚生内热,津液不藏,因而汗出不止。

3.久虚不复,致成虚劳

气虚阴亏,多汗少食,营卫不畅,津液减少。营能化血,津液入脉,二者皆是血液的重要组分。本案疲乏无力,懒言懒动,饮食减少,体重下降,属于"虚劳"范畴。究其病因,责在一体多病,久病致虚,久虚不复。精神不振,懒于动作,饮食少进,化源不充,营卫不足,必然加重虚劳损害。肌肉瘦削,体重下降,当属虚劳之肉极。

4.汗出过多,耗损气阴

汗为心液,其根在津,其藏在脉,其主在心。《丹溪心法》曰:"心之所藏,在内者为血,发外者为汗,盖汗乃心之液。"汗源于血,化于气,汗出过多,首先耗伤阴血,继则损伤元气,久则气阴俱损。《素问·阴阳应象大论》曰:"阳化气,阴成形。"本案形体消瘦,体重迅速下降,皆是阴精损伤,精气不充之故。

三、治法方药

(一)治法

形体之充必赖阴血,腠理固秘全在阳气。阳能化气,阴主充形。欲充其形体,当滋阴血,阴血之生,求之于水谷而化在元气。温养元气,才能资生营卫,营卫充盛,始能化生气血,营卫气血周流脏腑百骸,则如《素问·汤液醪醴论》所说

"精自生,形自盛,骨肉相保,巨气乃平"。

补中气,生营卫是治疗之本。本案主诉为多汗,出汗责之气阴亏虚,心液不藏,病本属虚。虚损劳伤是其本源,其责全在脏腑气血亏虚。本案以多汗为主诉,病本在气阴亏虚。治疗之法,宗《黄帝内经》"虚则补之""劳者温之"之意。《素问·阴阳应象大论》提出:"形不足者,温之以气;精不足者,补之以味。"补虚是本案治疗之首务,然而气阴亏虚,脏腑俱损,从何着手?《灵枢·终始》明确指出:"少气者,脉口人迎俱少,而不称尺寸也。如是者则阴阳俱不足,补阳则阴竭,泻阴则阳脱。如是者可将以甘药,不可饮以至剂,如此者弗灸。不已者因而泻之,则五脏气坏矣。"饮食是化生营卫之基础,营卫是气血之源泉,胃能纳化水谷,脾主输化营卫。因此,本案证治必从中焦脾胃着手。

(二)方药分析

1. 补益中焦,益气固摄

补脾胃以健运中焦,化营卫始能生成气血。首诊应用人参、黄芪、炙甘草大补元气,补气健脾,建中培元,为君药;麦冬、熟地黄味甘能益阴填精,养血安神,为臣药;酸枣仁、当归养血补虚,养心安神,为佐药;陈皮、紫苏梗、砂仁和胃理气,并能增进饮食,为佐使药。诸药合用,大补元气,健脾益气,益阴养血,宁心安神,固表止汗。

2. 大补元气,人参为主

人参,味甘、微苦,性微温,入脾、肺、心经。功能大补元气,益气救脱为其独有之功,而益气健脾,补中升阳,亦为其长。以其能益气补虚,气旺则能生津、化血、行血,因而,用人参又有益气养阴、益气生津、益气生血、益气行血诸般功效。《神农本草经》谓人参"主补五脏,安精神,定魂魄,止惊悸,除邪气,明目,开心益智"。人参为补气第一要药,举凡五脏气虚所生诸病症,随症配伍,皆其所宜。《药品化义·人参》:"劳役过度,饮食不思,怠惰嗜卧,四肢不收,精神困倦,恶寒懒怯,面黄肌瘦,气短虚烦,此系元气下陷,用此升阳益气。"《本草崇原》说:"人参气味甘美,甘中稍苦,故曰微寒……故主补人之五脏。脏者藏也。肾藏精,心藏神,肝藏魂,肺藏魄,脾藏智。安精神,定魂魄,则补心肾肺之真气矣。夫真气充足,则内外调和,故止惊悸之内动,除邪气之外侵。"人参补虚疗损之功效独特,随症配伍,应用广泛。

(1)人参配黄芪、炙甘草。三药均为补气佳品,其功用各有所长。黄芪益气固表,蜜炙则补中益气之力弥增,又能升举清阳;生用则能行血利水,生肌托疮。

炙甘草甘温,性缓,补中益气,健脾缓急。中焦脾胃气虚,运化无力,气血化源不充,此时人参、黄芪、炙甘草三药配伍临证最为常用,且为药力最佳之补气药队。李东垣先生以善于补脾胃著称,其《脾胃论》《内外伤辨》等著作中,大凡补中益气每以人参、黄芪、炙甘草并用。

(2)人参配麦冬。麦冬甘寒,既能养阴,又能补气。《伤寒论》炙甘草汤以人参与麦冬配伍,开人参、麦冬、炙甘草治疗心病之先河。《本草纲目》引张元素语:"麦门冬治肺中伏火,脉气欲绝者,加五味子、人参二味,为生脉散,补肺中元气不足。"业师卢尚岭教授临证善用麦冬补气。卢老强调,麦冬甘平,长于补心气肺气,且补而不燥、不腻,价格低廉,药源丰富,较之人参甘温刚燥,尤有长处。凡心肺气虚,不论舌质红、淡,舌苔燥、腻有无;亦不论是否水肿,均可放胆应用生脉散,并当重用麦冬。人参与麦冬配伍是临证治疗心肺气虚、气阴两虚证的核心药对。

(3)人参配伍熟地黄。熟地黄味甘性温,以养血滋阴,充填肾精为主要功用。明代医家张介宾对熟地黄功用认识及应用有独到见地。《景岳全书·本草正》曰:"熟地黄,味甘微苦,味厚气薄,沉也,阴中有阳。《本草》言其入手足厥、少阴经。大补血衰,滋培肾水,填骨髓,益真阴,专补肾中元气,兼疗藏血之经。此虽泛得其概,亦岂足以尽是之妙。"人参配熟地黄气味俱全,甘温厚重,益气补中,培本固元,填补精血,《景岳全书·新方八阵》大补元煎以人参、熟地黄为君药,张介宾先生称其"治男妇气血大坏,精神失守危剧等证。此回天赞化,救本培元第一要方。"张氏自注:"人参补气补阳,以此为主,少则用一二钱,多则用一二两;山药炒,二钱;熟地黄补精补阴,以此为主,少则用二三钱,多则用二三两。"

(4)人参配熟地黄、麦门冬。三物合用医家称为"三才"。如,《儒门事亲》三才丸(人参、天门冬、熟干地黄)、《温病条辨》三才汤(人参、天冬、干生地黄),用于治疗治疗真阴伤损,其处方灵感源自炙甘草汤。亦恰于《灵枢·终始》所说的"如是者可将以甘药,不可饮以至剂。"甘温补元气,甘润益阴血,合用能大补气阴,以无形之元气,助化有形之阴精。

(5)黄芪配当归。当归善于养血,是治疗血虚之第一要药。二者配伍能补中益气,养血补虚,兼能行血。《内外伤辨》当归补血汤即由黄芪、当归两药配伍组方,是益气生血之基本方。

3.理虚疗损,建中为上

脾胃为后天之本,营卫气血之化源。虚损劳伤,脏腑亏虚,气血不足,需要补中建中,滋生营卫,才能化生气血,充养脏腑形骸。因此,理虚疗损,要在健运中焦,助脾胃滋化源,营卫充足,气血化源有继。

4. 年老体衰,用药轻灵

高年久病,胃纳呆滞,用药宜轻灵,切忌盲目激进。

附方

1. 炙甘草汤(《伤寒论》)

组成:甘草4两(炙),生姜3两(切),人参2两,生地黄1斤,桂枝3两(去皮),阿胶2两,麦冬半升(去心),麻仁半升,大枣30枚(擘)。

功效:益气补虚,滋阴养血,通阳复脉。

主治:伤寒,脉结代,心动悸。

2. 当归补血汤(《内外伤辨》)

组成:黄芪(1两),当归(酒洗,2钱),上件㕮咀,都作一服,水2盏,煎至1盏,去渣,温服,空心食前。

功效:益气生血。

主治:治肌热,燥热,困渴引饮,目赤面红,昼夜不息。其脉洪大而虚,重按全无。又治血虚发热,证象白虎,唯脉不长实有辨耳,误服白虎汤必死。此病得之于饥困劳役。

古代文献

《本草正》:"夫地黄产于中州沃土之乡,得土气之最厚者也。其色黄土之色也,其味甘土之味也。得土之气,而曰非太阴阳明之药,吾弗信也。唯是生者性凉,脾胃喜暖,故脾阳不足者,所当慎用。至若熟则性平,禀至阴之德,气味纯净,故能补五脏之真阴,而又于多血之脏为最要,得非脾胃经药耶?且夫人之所以有生者,气与血耳,气主阳而动,血主阴而静。补气以人参为主,而芪、术但可为之佐;补血以熟地为主,而芎、归但可为之佐。然在芪、术、芎、归,则又有所当避,而人参、熟地,则气血之必不可无。故凡诸经之阳气虚者,非人参不可;诸经之阴血虚者,非熟地不可。人参有健运之功,熟地禀静顺之德。此熟地之与人参,一阴一阳,相为表里,一形一气,互主生成,性味中正,无逾于此,诚有不可假借而更代者矣。"

难治性吸入性肺炎

◀ 导语 ▶

吸入性肺炎多见于有意识改变,或患有慢性衰弱性疾病,或吞咽功能异常,或全身麻醉,使用口咽或气道仪器者。肺部感染是吸入导致的主要并发症。临床主要表现为咳嗽、反复发热等。有形邪气入肺,肺气受损,肃降失常,以致咳嗽、发热;体质衰弱者,治疗既难,常常因此致命。本案患者年高体衰,吞咽不利,以致发热咳嗽反复发作,责在肺胃,《素问·咳论篇》有"此皆聚于胃,关于肺"之说。发热日久,纳少衰弱,治从补益气阴,和胃化痰,宣肃肺气,获效迅捷。

临证思辨

病例 男,75岁。退休职工。家住泰安市。现在济南某省级医院ICU治疗。首诊时间:2015年12月21日晚。

患者不能言语,通过家人及主诊医师了解病情。

反复发热近3个月,3次进入ICU。本次从泰安市某医院转来该院ICU已经1个月,用尽各种治疗方法,抗生素已经用至顶级,病情趋于稳定,但是体温一直未能恢复正常,血白细胞计数17.2×10^9/L。家人带临床资料去北京,请相关专家会诊,认为目前没有更好的治疗方案。患者咳痰、虚弱、意识状态不稳定,主诊医师建议中医中药配合治疗,以求促进康复。因而邀余往诊。

综合四诊资料,病情和诊疗记录如下:

【病案记录】

反复发热近3个月,3次进入ICU。本次由当地医院转来该院ICU已经1个月,经治疗病情趋于稳定。

刻诊：体温37.8℃，面罩吸氧，呼吸浅促，不能咳痰，每天吸痰7~8次，数日不大便。神志欠清，嗜睡，呼之有反应，但不能作答。

体格检查：血压116/82 mmHg；心率100次/分。两肺呼吸音低，可闻及干湿性啰音。

辅助检查：氧饱和度95%；WBC $17.2×10^9$/L。

舌质红、近绛，苔黄无津，脉滑细浮数无力。

中医诊断：(1)发热；(2)喘证；(3)虚劳。

西医诊断：(1)吸入性肺炎(重症)；(2)慢性消耗状态。

治法：补益气阴，通腑化痰，清热开窍，扶正固脱。

处方：人参10 g(单煎)，麦冬45 g，五味子12 g，炙甘草15 g，瓜蒌15 g，北沙参20 g，金荞麦根24 g，桔梗9 g，酒大黄3 g，人工牛黄粉1 g(冲服)，山茱萸24 g。5剂，每日1剂，水煎2次，取300 mL，分2~3次鼻饲。

思路：3个月前，诊者曾陪同患者进餐，当时观察到患者行动迟缓，反应迟钝，时有强笑，进食较慢，需要家人辅助，偶尔会发生吞咽呛咳。因此，考虑其反复发热、咳痰可能与吞咽障碍引起的误吸有关。肺为娇脏，不耐邪扰。有形之浊邪入肺，阻滞肺气，因而咳嗽；肺气失宣，痰自内生，正邪搏击，是以发热。痰热阻滞，呼吸不利，咳吐黄痰；痰热蒙覆，神志不清；痰热壅阻气机，大便不畅；痰热耗气伤阴，精神不振，无力言语。《素问·六节藏象论》曰："天食人以五气，地食人以五味。五气入鼻，藏于心肺，上使五色修明，音声能彰。五味入口，藏于肠胃，味有所藏，以养五气，气和而生，津液相成，神乃自生。"痰阻气机，呼吸不畅，清气不入，浊气难出，因而喘憋气促。舌质红、近绛，苔黄无津，脉滑细浮，系由痰热内结，损伤气阴所致。痰热内蕴，气阴损伤，邪气内闭，元气有欲脱之势。此时，扶正才能留人，留人方能治病。治拟补益元气，养阴生津以扶正；泻热通腑，化痰开窍，祛邪以治其标。肺与大肠相表里，欲泻其肺，先通其腑，腑气通畅，痰热下泄，气机调达，肺气宣肃，壅肺蔽窍之痰热始得消散。用生脉散以益气养阴；人工牛黄粉清热豁痰，开窍醒神；酒大黄通腑泻热；沙参清肺养阴，配瓜蒌、桔梗、金荞麦根清肺热，化痰浊，解热毒；肾虚不固，纳气无力，用山茱萸补肾填精，纳气以助呼吸，炙甘草补中益气，兼能调和药性。

二诊(2015年12月26日)

服药5剂。体温正常,神志已清,应答自如,呼吸有力,已能咳痰,每日吸痰2～3次。大便稀,保留导尿。血压110/80 mmHg,心率95次/分。舌质淡、舌体痿,苔薄黄乏津。脉细数。辅助检查:血氧饱和度100%;WBC 11.1×10^9/L。

思路:体温正常,呼吸有力,神志清楚,诸症渐趋稳定,病情已有转机。已能咳痰,每日吸痰次数减少至2～3次。大便稀则大肠传道通畅,肺中痰热渐减,肺气因而宣肃,咳痰日益减少。舌质淡、舌体痿,苔薄黄乏津,脉细数,仍是气阴亏虚,痰热蕴结之故。综合脉症,知其气阴虚损渐复,痰热有渐化之机。补气益阴不可稍缓,豁痰清热仍需坚持,大便质稀则无须大黄,但仍需通腑。上方去酒大黄、桔梗、金荞麦根,改瓜蒌18 g,以化痰热润肠通腑;加当归、百合养阴滋肺润肠,冬瓜子、川贝母清肺化痰,利气化浊。

处方:人参10 g(单煎),麦冬45 g,五味子12 g,炙甘草12 g,百合30 g,全瓜蒌18 g,全当归20 g,沙参20 g,山茱萸24 g,冬瓜子30 g(捣),川贝6 g,人工牛黄粉2 g(冲服)。7剂,水煎400 mL,每日2～3次,鼻饲。

三诊(2016年1月10日)

1月5日从重症监护室转入呼吸科病房。意识清晰,自主呼吸,语言清晰有力;已不咳嗽,咳痰减少,不需吸痰;四肢自主活动,能抬手打招呼、告别。大便日1行,质软,成形,自主排便。保留导尿。已停用抗生素6天。舌质红,略嫩,苔薄黄少,脉微浮数。血压137/74 mmHg,心率85～95次/分,呼吸24次/分,血氧饱和度波动在90%～94%,WBC 8.4×10^9/L。

思路:病情日趋安宁,神志清楚,自主呼吸,语言清晰有力,转入普通病房继续治疗。咳痰减少,大便质软成形,舌质红,略嫩,苔薄黄少,脉微浮数。此为气阴亏虚日益恢复,痰热尚未尽化。治疗仍需益气阴,化痰热,唯其邪热日渐减退,清热化痰之品可以稍减。痰热久结,肺阴损伤,在所难免,其主气司呼吸功能减退,加之高年体衰,肝肾阴虚,纳气无力,因而血氧饱和度偏低。益气养阴继进,化痰清肺可以稍缓。再加熟地黄、石斛滋肾养阴,金荞麦根、白果仁、半夏化痰清热。

处方：人参 10 g（单煎），麦冬 60 g，五味子 12 g，炙甘草 9 g，金荞麦根 24 g，桔梗 12 g，北沙参 20 g，全当归 12 g，川贝母 9 g，熟地黄 30 g，山茱萸 20 g，白果仁 10 g，霍石斛 18 g，半夏 9 g。7 剂，水煎服，每日 1 剂，分 2 次鼻饲。

四诊（2016 年 1 月 16 日）

停用抗生素 13 天。精神、体温均正常。每天咳痰 2 次，量少，色黄；已停导尿，二便正常。舌质淡暗，略胖，苔薄白腻，脉虚数。血压 125/76 mmHg，心率 95～100 次/分，氧饱和度 95% 以上。

思路：停用抗生素，体温正常 13 天，诸症继续改善，精神、体温均已恢复正常，二便无异常。咳痰已明显减少，舌质淡暗，略胖，苔薄白腻，脉虚数。气阴亏虚，热减痰阻，气机不畅仍为病机所在。用生脉散益气补虚，玉竹、北沙参滋阴润肺，山茱萸、山药补肾培本，川贝母、桔梗、车前子、金荞麦根清肺化痰，半夏、陈皮利气化痰。再加鲜竹沥化痰养阴，滋燥润肺。

处方：人参 10 g（单煎），麦冬 45 g，五味子 12 g，桔梗 15 g，车前子 15 g（包煎），川贝母 9 g，山茱萸 24 g，山药 15 g，金荞麦根 30 g，玉竹 18 g，清半夏 9 g，陈皮 18 g，北沙参 24 g。15 剂，每日 1 剂，水煎 400 mL，分 2～3 次鼻饲。鲜竹沥 30 mL，鼻饲，每日 3 次。

2016 年 1 月 19 日，其子电话告知：已于昨天出院，返回当地医院继续治疗。目前正在康复中。

五诊（2016 年 3 月 12 日）

春节前出院回家。上方共服 15 剂，病情大有转机。刻诊：精神体力日趋恢复，交流自如，拔除胃管，自主进食，睡眠正常。大便通畅，2 日 1 次，小便正常。舌质红暗、近绛，苔黄、微剥，脉左细弱，右微浮滑。

思路：症状平复，精神、饮食、睡眠、大小便基本正常。举家欣喜。老年患者，久病卧床，元气损伤，体力不支，多坐少动，脉细虚数，皆气虚阴亏，宜补之象。舌质红而近绛，苔薄黄则是阴虚血热内蕴。气虚阴亏，气血运行无力，仍需补益，继以生脉散加枸杞子、沙参、川贝母为主；其血分蕴热，可仿温病热入心营之清营汤用金银花、郁金、竹叶、黄连清透之。病情稳定，故改为 2 日 1 剂。

处方：西洋参 12 g(单煎)，麦冬 45 g，五味子 12 g，炙甘草 10 g，桔梗 15 g，川贝母 9 g，枸杞子 20 g，北沙参 20 g，金银花 24 g，石斛 18 g，淡竹叶 12 g，郁金 12 g，黄连 3 g。7 剂。水煎，1 剂分 2 日服用。

患者坐在轮椅上就诊，自主活动较少，嘱其适当运动，特别是下肢活动。以防不测。

【诊者体会】

根据患者病史以及发病经过，本案反复发热、咳嗽、咳痰，应该属于吸入性肺炎。

一、吸入性肺炎

（一）发病原因

吸入性肺炎多见于以下情形：(1)有意识改变；(2)患有慢性衰弱性疾病；(3)吞咽异常，如咽部、食管结构异常，神经肌肉疾病；(4)全身麻醉，使用口咽或气道仪器者。

（二）肺部感染特点

肺部感染是吸入导致的主要并发症。常见的有肺炎、节段性肺炎、支气管肺炎、肺脓肿和肺脓胸。上叶后段和下叶上段是最常见的受累部位。

（三）本案分析

本案系老年患者，行动迟缓，有吞咽障碍，进食缓慢。进食过程中时常发生呛咳，因此，其咳嗽、发热反复发作是由误吸导致吸入性肺炎引起。

吞咽障碍不能改善，时常吸入，以致反复发热、咳嗽，最终引起呼吸困难，发展为危及生命的重症肺炎。反复吸入，导致肺感染的原因不能根除，是以患者反复发热。

中医对本案的诊断是：(1)咳嗽；(2)内伤发热；(3)喘脱；(4)虚劳。

二、本案病因病机分析

（一）病因

1. 脑髓损伤，技巧失灵

本案关键在于吞咽障碍。吞咽是饮食入胃的必由之路，胃主受纳饮食水谷，故吞咽首先与胃相关。食管上端在喉咙之后，口腔的食团或饮水等需要在会厌软骨完全覆盖喉咙之后才能进入食管。吞咽是由神机控制与协调的精细动作，若髓海受伤,神机失用,灵机受损,咽喉、会厌失调,吞咽障碍,口腔食物或分泌物误入喉咙、气管,并可坠入肺内。

2. 有形之邪损伤肺脏

肺为清虚之脏。陈修园《医学三字经》指出"《内经》云:五脏六腑皆令人咳,不独肺也。然肺为气之市,诸气上逆于肺,则呛而咳。是咳嗽不止于肺而亦不离于肺也。"

肺气失于宣肃,气逆作咳。肺主肃降,胃主和降,肺胃气逆,是以发生咳嗽。《医学三字经》说:"气上呛,咳嗽生。肺最重,胃非轻"。又说"《内经》虽分五脏诸咳,而所尤重者,在聚于胃关于肺六字。盖胃中水谷之气,不能如雾上蒸于肺,而转溉诸脏,只是留积于胃中,随热气而化为痰,随寒气而化为饮。胃中既为痰饮所滞,则输肺之气亦必不清,而为诸咳之患矣。"

(二)病机

1. 邪气损肺

有形之物坠入肺中,肺气壅滞,宣肃失常,一则咳嗽;一则生痰,积痰生热,痰热内蕴,咳嗽不止,发热难退。

2. 胃失和降,异物阻肺

胃主受纳饮食水谷,胃气失和,饮食不能顺利入胃,或逆而入肺,有形之物入肺,肺不能耐,因而作咳。《素问·咳论》:"五脏六腑皆令人咳,非独肺也……此皆聚于胃,关于肺"。

3. 久病伤肺,气阴耗伤

异物入肺,气逆作咳;邪阻气滞,津停为痰,痰郁化热,耗伤气阴,痰热蕴积,正虚邪结,其病反复发作,经久不愈,正虚日益加重。

(三)反复发热咳嗽之缘由

1. 异物入肺

肺气失宣,肃降失常,肺气损伤,邪由肺生。邪蕴日久,生痰化热,痰热郁肺,阻滞气机,壅塞肺气,是以反复咳嗽、咳痰不止,甚则发生呼吸困难。

2. 邪阻伤正

痰热内蕴,久则损伤肺气,耗伤肺阴。气阴亏虚,邪气蕴伏,痰阻络痹,经久不愈,反复发作。

三、证治解析

（一）治法与调护

1. 扶助气阴，化痰清热，畅利气道，助肺呼吸。咳嗽发热反复发作，经久不愈，耗伤气阴，故需清热化痰，以畅利气道；益气养阴，扶正固本。

2. 补肾填精，生髓充脑，协调机窍，调整吞咽功能，减轻吞咽障碍，是本案治疗关键。"肾者作强之官，伎巧出焉。"吞咽、发声皆为精细动作，属于技巧之类。反应迟钝、动作迟缓、吞咽障碍等皆属技巧失灵，其责在肾。因此，补肾生髓充脑，可以协调作强之官。

3. 做好护理调护，尽力避免或减少误吸。

（二）方药分析

1. 首诊

患者反复发热咳嗽与吞咽呛咳有关。因吞咽障碍造成误吸，有形之物入肺，阻滞肺气，肺失宣肃，气机不利，津液输布失常，聚而生痰，气郁痰结化热，痰热蕴肺，致成发热、咳嗽。吞咽障碍，时或误吸，痰热久蕴，则发热咳嗽不愈；痰热伤阴耗气，气阴损伤，呼吸功能减退，是以呼吸无力、不能言语；痰热上扰清窍，加之清气不足，元神因而失养，以致嗜睡不语；痰热壅阻气机因而便秘。故治疗要在扶正固本。法以补益元气、养阴生津为主，泻热通腑、化痰开窍辅之。用人参大补元气，扶正救脱；重用麦冬补益心肺之气，与人参合用则补气之力弥增，气旺津液乃生，津足则能化阴。仿《辨证录》人参大黄汤之意，用大黄通腑泻热，则痰热有下行外达之机；《温病条辨》记载：治疗热入心包用安宫牛黄丸豁痰开窍，清心凉营，其中"脉虚者人参汤下"，故用苦寒之人工牛黄清热豁痰，开窍醒神，四药并用为君。五味子五味俱全，以酸为主，《神农本草经》谓之"益气"，其酸又有收敛之力，与人参、麦冬合用，大补元气，益气养阴，收敛固脱，恰合本案元气亏虚，热伤气阴之病机。《医学衷中参西录》记载山萸肉"味酸性温。大能收敛元气，振作精神，固涩滑脱"。故用山茱萸补肾填精，收敛精气，助肾纳气以利呼吸；与五味子合用则敛肺纳气之力弥增，用为臣。甘寒之沙参养阴清肺，兼能化痰；用瓜蒌、桔梗清热化痰，宣肺止咳，桔梗配伍金荞麦根清肺解毒，用为佐。炙甘草补中益气，兼能调和药性，为使。诸药合用以达扶助气阴，通腑化痰，清热开窍之目的。

2. 后续诊疗

二诊时，服药5剂，生命体征正常，大便稀，血氧饱和度100%，白细胞计数接近正常。咳痰次数多,每日吸痰2~3次。保留导尿。舌质淡、舌体痿,苔薄黄乏津。病有转机,其咳痰次数多,脉细数,故仍需补气益阴,豁痰清热,首诊方去酒大黄、桔梗、金荞麦根,加冬瓜子、川贝母甘寒化痰清肺,利气降浊;用当归、百合养血补虚,养阴润肺。

三诊时,患者已经转入呼吸科病房。咳嗽已去,咳痰减少,体温正常,舌质红、略嫩,苔薄黄少,脉微浮数。此为气阴日复,痰热未尽。高年体虚,肝肾俱虚,乃是其本。益气养阴与化热清肺并进。用药宜甘润,忌苦寒苦燥。熟地黄、石斛、白果仁滋肾润肺,金荞麦根、半夏清肺化痰。

此后四诊、五诊,患者体温正常,诸症日渐向安,饮食、睡眠、二便正常,咳痰减少。舌质淡暗、略胖,苔薄白腻,脉虚数,仍以气阴亏虚,痰热瘀阻,气机不畅为病机所在。继续以生脉饮加入清肺化痰、畅利气机之品善后。

(四)痰热蕴肺,则生变端

痰热蕴结于肺,能变生诸多证候。如,痰热下壅大肠气机则为肺腑同病,痰热腑实;痰热阻肺,浊气上逆,蒙蔽清窍,则为痰热闭窍。

1. 大肠气机不通。肺与大肠相表里,痰热壅滞于肺,肺气不得宣肃,大肠气机因而不畅,肠腑气机不通。《温病条辨》提出:"阳明温病,下之不通……喘促不宁,痰涎壅滞,右寸实大,肺气不降者,宣白承气汤主之。"大肠气机不通,上则壅塞肺气,因此,通腑与宣肺互为其用。

2. 痰热蒙蔽清窍。痰热蕴肺,壅滞不解,易于犯及清窍,蒙蔽心神,心神受伤,危及生命。《重订通俗伤寒论》提出:"热陷心包,非痰迷心窍,即淤塞心孔。"故治宜清化痰热,开窍醒神。治疗当参吴鞠通《温病条辨》所说"邪闭心包,神昏舌短,内窍不通,饮不解渴者,牛黄承气汤主之。"

3. 本案气阴亏虚,脏气不足,有欲脱之势,故治疗必需益气救脱,培元固本。因而,首诊即重用人参、麦冬配酒大黄、人工牛黄粉为君。配大剂山茱萸补肾固元防脱。如此则气阴乃得扶助,正虚渐次恢复,痰热渐化,腑气通畅,病情迅速向安。

4. 通腑泻热,化痰开窍,用量宜小,且应中病即止,毋使其过,以防伤正。

附方

人参大黄汤(《辨证奇闻·伤寒》)

组成:人参1两,大黄1钱。

用法：水煎服。

功效：益气救脱，通腑泻热。

主治：冬月伤寒，邪盛而烁干津液，谵语发潮热，脉反微涩者，一剂得大便，而气不脱即生，否则死矣。

后记：五诊后，上方尽剂，患者安宁无事。3个月后的一天晚间，患者突发胸闷，家人看天色已晚，遂决定天亮后就诊。然而，患者当晚猝死于家中。考虑久坐少动，发生肺栓塞的可能性较大。

古代文献

《医学三字经》："肺为脏腑之华盖，呼之则虚，吸之则满。只受得本然之正气，受不得外来之客气。客气干之，则呛而咳矣。亦只受得脏腑之清气，受不得脏腑之病气。病气干之，亦呛而咳矣。"

《明医杂著·咳嗽》："中翰鲍羲伏，患阴虚咳嗽，服清气化痰丸及二陈、芩、连之类，痰益甚，用四物、黄柏、知母之类，腹胀咽哑，右关脉浮弦，左尺脉洪大。余朝用补中益气汤加山茱、麦门、五味，夕用六味地黄丸加五味子，三月余，喜其慎疾得愈。"

《金匮翼·虚劳统论》："虚劳，一曰虚损。盖积劳成虚，积虚成弱，积弱成损也。虚者，空虚之谓。损者，破散之谓。虚犹可补，损则罕有复完者矣。"

《金匮翼·虚劳统论》："治损之法莫善于《难经》，谓损其肺者益其气。损其心者调其荣卫。损其脾者调其饮食，适其寒温……使无偏也。"

中风后肺炎案

▶ **导语** ◀

卒中后感染临床常见。高年中风,卧床不起,更易发生肺部感染。高年是中风发病的危险因素,肝肾亏虚,脏腑精气不充,气血失和,易发中风。正气亏虚,卫外不固,邪易外感,也易内生。年高体衰,肌肉衰减,呼吸不利,无力咳嗽排痰,以致痰聚于肺,肺气受损;清气不入,浊气难出。此时,应大力培补后天脾肺,充后天以养先天,食药咸宜,尤为稳妥。

临证思辨

病例 男,91岁。离休干部。住济南市。首诊时间:2016年11月19日。

患者因突发左侧肢体无力6小时急诊入院。经头颅 MRI 检查,确诊为"脑梗死"。住院治疗过程中,发生呼吸道感染,咳嗽、咳黄痰,疲乏多汗。请中医会诊。患者无力讲话,由其长女(该院医师)叙述病史。此次会诊之前,曾电话问询中药治疗事宜,当时根据患者临床表现,建议服用生脉饮、鲜竹沥。

医生:老人家发病多长时间了?

家人:10月下旬,已近4周。

医生:是怎样发病的?

家人:清晨发现其左侧肢体无力,随即急诊入院。头颅 MRI 检查发现脑白质内多发缺血梗死灶,给予常规治疗。

医生:治疗效果怎样?

家人:3天后病情未继续加重,肢体无力现已基本稳定。

医生:语言怎样?

家人:能听懂问话,但讲话无力,不愿主动讲话。

医生：有头痛、头晕吗？

家人：眼花视物不爽。

思路：脑梗死诊断明确，治疗正确，患者病情逐渐稳定。眼花不爽考虑仍然是脑供血不足之故。还要了解其他情况。

医生：治疗过程中，有其他问题吗？

家人：近半月来，始终咳嗽、咳痰色黄。

思路：脑梗死发病后患者长时间卧床，发生呼吸道感染的概率很高。咳嗽、咳黄痰由痰热蕴肺，肺失宣降之故。

医生：体温正常吗？

家人：体温略高。

医生：还有其他症状吗？

家人：时常出汗，没有精神，右侧肢体不愿活动，基本不会主动讲话。

思路：供暖季节，室温明显升高，患者穿衣多、盖厚被，考虑是出汗多的原因之一。年高体衰，加之出汗多，耗气伤阴在所难免，因而神倦疲惫，懒言懒动。

医生：口渴吗？

家人：口鼻干燥。

医生：吃饭怎样？

家人：饭量明显减少。

医生：大便正常吗？

家人：大便无力。

思路：精神不振、懒言少动，口鼻干燥，大便无力，此为气虚阴亏之象。多汗少食，化源不充，形体因而消瘦。此外，还应该询问平素健康状况。

医生：老人家以往身体怎样。

家人：身体状况还可以，生活基本自理。

思路：患者91岁，生活能够自理，说明既往身体健康状况不错。需要了解基础疾病。

医生：以往血压、血脂、血糖正常吗？

家人：基本正常，偶尔血压高些，不需服降压药。

医生：入院后体重有变化吗？

家人：明显消瘦。

思路：应该了解血生化、电解质等。

医生：血生化怎样？

家人：这是近期的检查报告单。

医生：好的。血浆白蛋白减低，血钾、钠偏低，血糖正常，血红细胞减少、血红蛋白低于正常。

思路：营养状况不佳、电解质紊乱、贫血应该与近期饮食减少有关。再了解以往嗜好，了解中风的其他危险因素。

医生：老人家吸烟吗？

家人：不吸烟。

医生：喝酒吗？

家人：年轻时偶尔饮酒，近20年基本不喝酒。

医生：运动多吗？

家人：几年以前，可以自己外出运动。近年来，多数是在院子里或室内慢走。

医生：精神情绪怎样？

家人：正常。

医生：发病前记忆力怎样？

家人：基本正常。

医生：请允许我给老人家做体格检查。

[记录：皮肤多汗，形体消瘦，精神不振，不欲言语，构音清晰，颅神经检查未见异常；左侧肢体肌力4级弱，腱反射(＋＋)，病理征未引出。右侧肢体肌力4级强。两肺呼吸音低，散在少许湿性啰音，未闻及干性啰音。]

综合四诊资料，病情和诊疗记录如下：

【病案记录】

主诉：左侧肢体无力，头目不爽近1个月。

现病史：突发左侧肢体活动无力，头目不爽，头颅MRI检查结果：脑梗死。住院治疗，肢体无力趋改善，头昏、视物不爽。近半月来，咳嗽咳痰色黄，时时出汗，神倦乏力，自主语言较少，口鼻干燥，饮食减少，大便无力。

体格检查：血压138/78 mmHg。形体消瘦，精神不振，皮肤多汗。两肺呼吸音低，散在少许湿性啰音，未闻及干性啰音。不欲言语，语音低微，构音清晰。颅神经检查未见异常；左侧肢体肌力4级弱，腱反射(＋＋)，病理征未引出。右侧肢体肌力4级强。

舌质红,苔薄黄,乏津,脉滑微浮无力。

中医诊断:(1)中风;(2)咳嗽;(3)虚劳。辨证:气阴亏虚,痰热瘀浊内结,血滞络痹,扰乱神机。

西医诊断:(1)脑梗死;(2)肺炎;(3)营养不良。

治法:补益元气,化痰清热,活血通脉,兼以补肾纳气。

处方:红参9 g(先煎),麦冬45 g,五味子12 g,熟地黄24 g,丹参15 g,山茱萸20 g,砂仁15 g,桔梗12 g,川贝母5 g,陈皮15 g,三七粉3 g(冲服)。7剂,水煎服,每日1剂,分2~3次,温服。

生脉饮口服液10 mL,每日2次,口服。

鲜竹沥30 mL,每日2次,口服。

思路:突发半身无力,此为中风。耄耋之年,体虚神衰,在所难免。正如《灵枢·天年》所说:"八十岁,肺气衰,魄离,故言善误。九十岁,肾气焦,四脏经脉空虚。"脏腑亏虚,真元匮乏,化源不充,气化无力,气血因而不充,元神失养,神机不振,肢体无力,不欲言语。饮食减少;加之时值供暖季节,室温高而干燥,以致多汗伤阴,气阴日益耗损。肺热因而内生,热灼津液,痰热内结,是以咳嗽咳黄痰。舌质红,苔薄黄,乏津,脉滑微浮无力,为气阴亏虚,痰热内结之征。高年久病,气阴亏虚为本,瘀阻经脉、痰热内蕴为标。治当补虚培元以固本,清热化痰,活血通脉以治标。

二诊(2016年12月18日)

上方共服用21付,连续服用鲜竹沥至今。服后无不适。此间2次发生肺内感染,应用抗生素治疗,已经停用抗生素6天。

病室内温度较高,加之患者衣多被厚,出汗明显。咳嗽、咳痰色黄,饮食增多,大便少、略干。舌质暗红,苔薄微黄近褐,舌中剥苔,少津,脉浮滑无力。

思路:年老体虚,室温高,衣被过厚,因而多汗。多汗则必耗气阴助热。阴虚内热,肺失滋润,清肃之令失常,气机不畅,故咳嗽、咳痰。阴伤热结,气机不利,因而大便干且难解。舌质暗红,苔薄微黄近褐,少津,脉浮滑无力,为痰热夹瘀内蕴,阴伤气耗之象。治宜益气养阴,清肺化痰,润肠通便。

处方:西洋参10 g(单煎),麦冬45 g,五味子12 g,炙甘草9 g,百合24 g,北沙参 30 g,石斛 15 g,白果仁 9 g,玉竹 15 g,瓜蒌 20 g,桔梗 12 g。7 剂,水煎服,每日 1 剂。

三诊(2016 年 12 月 24 日)

上方服用 6 剂。刻诊:患者咳嗽,咳白色黏痰,入夜常有气喘,吸入平喘药即好转。仍然汗出阵作,主要见于头面、颈后、胸前,两前臂与双手汗出绵绵。精神改善,睡眠安稳,食量近常,每日大便 1~2 次,质软通畅。舌质暗红,苔黑且厚,脉细滑无力。

思路:气阴不足,无气以动,故卧床不起;气虚不固则多汗,由此加速气阴耗伤,是以肺虚不固,御邪无力。气虚卫外不固,阴虚内热易生,外邪易感,故咳嗽不已,咳痰不止,多汗不愈。其睡眠、精神好转,食量稳定,大便软且通畅,则是病情趋安之佳兆。舌质暗红,为内有瘀热;苔黑且厚,责之浊热内结,考虑与近期反复应用抗生素有关。脉细滑无力则是气阴亏虚,热邪内结。其治法益气养阴不可稍缓,方用人参、麦冬、五味子、石斛、玉竹、沙参益气阴,补虚损;用白果仁、竹茹配沙参清肺化浊;当归、山茱萸补肾纳气,且当归善治"咳逆上气";砂仁、炙甘草和中利气,纳气归元。

处方:红参 10 g(单煎),麦冬 45 g,五味子 12 g,炙甘草 9 g,当归 12 g,山茱萸 30 g,石斛 15 g,白果仁 9 g,沙参 15 g,玉竹 15 g,竹茹 15 g,砂仁 12 g。7 剂,水煎服。每日 1 剂,分 2 次温服。生脉饮继服。

四诊(2017 年 1 月 2 日)

上方服用 7 剂,同时服生脉饮 10 mL,每日 3 次。胃纳甚健,精神情绪良好。睡眠增多,白天坐着就能入睡,发病以来一直如此。出汗减少,咳嗽减轻,仍咳白色黏痰,偶有黄色痰块,睡前咳痰较多。偶有喘鸣,依赖吸入止喘药。大便每日 1~2 次,成形。舌质暗红,苔厚色黄白相间,脉滑无力。

思路:纳增寐多,精神情绪亦佳,咳嗽减轻,痰白而黏,病情日趋安宁。咳嗽咳痰,且伴喘鸣,是蕴肺之痰热未尽。治当益气养阴,清肺化痰。

处方:西洋参 10 g(单煎),麦冬 45 g,五味子 12 g,炙甘草 9 g,百合 24 g,北沙参 30 g,石斛 15 g,白果仁 9 g,沙参 15 g,玉竹 15 g,瓜蒌 20 g,桔梗 12 g。7

剂。水煎服,每日1剂,分2次温服。

五诊(2017年1月18日)

1月2日晚间突发哮喘,白细胞计数正常,为此应用抗生素10天,此外应用喘定,并雾化吸入博利康尼等,哮喘发作时吸入舒利迭。停药后即刻出院。

刻诊:患者出院已7天。血压、体温均正常,精神良好,食欲、食量近常。微咳,入夜较频繁,吐白色黏痰,或干咳,喉中似有痰,但难以咳吐。入夜微喘,喉中哮鸣声,近5天吸入舒利迭,哮喘未发作。双肺下野可闻及湿性啰音。舌质暗红,苔薄黄而少,乏津,脉细浮无力。

思路:此因气阴亏虚,内热郁结,痰浊蕴肺。入夜卫气在里,阳气内藏,卫阳与内蕴之痰热抟击,呼吸因而不利,是以哮病发作。《证治汇补·哮病》曰:"哮即痰喘之久而常发者,因内有壅塞之气,外有非时之感,膈有胶固之痰,三者相合,闭拒气道,抟击有声,发为哮病。"肺气不利,气机不畅,喘鸣时作,夜寐难安。治疗仍需益气养阴,补肾纳气,兼以清热化痰,降气定喘。用西洋参、麦冬、五味子、沙参补虚益气,养阴清热;地龙、仙鹤草、白果仁清肺化痰,化浊止咳;熟地黄、山茱萸、当归补肾纳气,润肺止咳;浮小麦、五味子敛肺固表止汗。

处方:西洋参6 g(单煎)、麦冬30 g,五味子12 g,炙甘草9 g,地龙12 g,当归12 g,熟地黄20 g,山茱萸15 g,仙鹤草30 g,白果仁9 g,沙参15 g,浮小麦30 g。7剂,水煎服。每日1剂,分2次温服。

另嘱:(1)荸荠、海蜇(去盐)、鲜银杏(去皮)适量,煮至烂熟,食用;(2)每天吃鸭梨1~2个。

六诊(2017年2月22日)

服上方28剂。患者总体状况满意,情绪良好,血压、体温正常,胃纳甚健,大小便正常。白天睡眠多,坐着会打瞌睡,躺倒即呼呼大睡;体力较差,乏力明显。出汗减少,仍然头汗阵作,两臂多汗。咳嗽、咳痰均已明显减轻,已20天未用平喘药,早晨叩背后咳黄痰,白天仍然咳嗽,咳吐白黏痰。左肺呼吸音低。舌质暗红,舌苔边剥、中黄微褐且厚、乏津,脉细数无力。

生化检验:白蛋白37.4 g/L,氯和钠含量正常,血红蛋白114 g/L。

思路:乏力神倦,思睡多睡,头及手臂汗多如水,咳嗽、咳痰减轻,喘鸣未作。高年久病,机体虚衰,脏腑损伤,元气衰惫,虽饮食如常,却精神不振,时时瞌睡。舌质暗红,舌苔边剥、中黄微褐且厚、乏津,为痰热内蕴;神倦思睡,多汗如淋,脉细数无力乃气虚不充,元神失养,腠理不固。治宜补益元气,养阴润肺,兼清热化痰,气旺则能鼓舞气化,温养清窍,神机因而振奋,用生脉散加黄芪、炙甘草补益元气,配百合、沙参、石斛、玉竹养阴润肺,生石膏、竹叶、桔梗清热利肺,石膏配半夏清肺化痰,黄芪配五味子、浮小麦益气固表,收敛止汗。

处方:西洋参10 g(单煎),麦冬45 g,五味子12 g,炙甘草9 g,百合24 g,北沙参20 g,石斛15 g,玉竹15 g,苦桔梗12 g,浮小麦30 g,生石膏20 g,黄芪30 g,竹叶12 g,半夏9 g。7剂,水煎服,每日1剂,分2次温服。

七诊(2017年3月6日)

上方服7剂,病情稳中趋安,精神明显好转,食量增加,血压150~130/60~70 mmHg,体温正常。每天由家人扶持活动两次,最多能走到100余步,偶尔会打软腿。咳嗽减少,咳痰费劲,晨起叩背,能咳出少许黏稠黄痰。近3个月未用抗生素,整个2月份未使用平喘药,近几天夜间有哮鸣声,用过2次平喘药。出汗较前已明显减轻。吃菜较多,两餐间食用适量水果、酸奶。近1周无故大便干,大便费劲。昨天未排便,今晨排便尤为困难,用开塞露后,排便用时1小时,大便带血。舌质暗红近绛,舌苔边剥、中厚褐中见黑,脉沉细无力。

思路:从发病至今,卧床已近半年,病久元气耗损,阴液大伤,久咳伤肺,卫外不固,气化失司,以致肢体无力,艰于行走,时时咳嗽、咳痰。阴虚肠燥失润,气虚传送无力,是以便干且难。舌质暗红,苔中厚褐中见黑,为瘀热夹痰阻滞。脉沉细无力乃气阴不足之象。治以补益元气,养阴润燥,清热化痰,顺气导浊。

处方:红参10 g(单煎),麦冬20 g,五味子12 g,黄芪30 g,炙甘草9 g,百合24 g,北沙参20 g,玉竹15 g,枳壳6 g,桔梗9 g,川贝母9 g,橘红12 g,知母12 g。7剂。水煎服,每日1剂,分2次温服。

八诊(2017年3月20日)

上方共服14剂,病情稳定,精神、饮食、二便近常。咳嗽、喘鸣未作。前胸、后背和头汗极多,下肢无汗。舌质暗红,近绛,苔薄黄,脉沉细无力。

思路:诸症向安,精神、饮食、二便近常,咳嗽、喘鸣未作,实为佳兆。多汗依旧,舌质暗红,近绛,苔薄黄,脉沉细无力,责之气虚卫外不固,阴虚内热蒸迫。治宜补气阴,固卫表,退虚热,止虚汗。

处方:西洋参10 g(单煎),麦冬45 g,五味子12 g,黄芪20 g,炙甘草9 g,百合24 g,北沙参20 g,石斛15 g,沙参15 g,玉竹15 g,桔梗12 g,浮小麦30 g,地骨皮20 g。7剂。水煎服,每日1剂,分2次温服。

九诊(2017年4月21日)

服上方28剂,病情明显好转,偶有出汗,咳痰减少,早晚拍背,能咳少许黏液痰,色微黄。睡眠较多,夜间入睡较晚,入睡慢,白天还能睡7~8小时。大小便正常,夜尿较多;食欲良好、不挑食。血红蛋白以及血浆白蛋白又有升高,每天在他人扶持站立和行走。舌质暗红,近绛,苔薄黄,脉沉细无力。

思路:历经近5个月的中药治疗,始终以红参、西洋参为主,全力大补元气,配合麦冬、五味子、黄芪益气养阴,患者病情逐渐好转并趋康复。目前身体状况达到发病以来的最佳状态,精神、饮食、睡眠均平安,咳嗽近失,咳痰减少,喘鸣未作。血红蛋白、血浆白蛋白升高,且能站立、行走。舌质暗红,近绛,苔薄黄,脉沉细无力。年迈之躯,元气本已不足,加之久病缠身,损伤元气在所难免。虽全力补养,但其恢复也颇为艰难。唯持之以恒,希冀徐徐收功。

处方:红参12 g(单煎),麦冬30 g,五味子12 g,炙甘草9 g,百合24 g,北沙参20 g,瓜蒌15 g,桔梗9 g,川贝母9 g,橘红15 g,地骨皮15 g,海浮石9 g,炒莱菔子12 g。7剂。水煎服,每日1剂,分2次温服。

9月30日电话随访,患者一切近常。

【诊者体会】

本案有两个特点,一是患者系高龄老人,二是卒中后感染。

卒中后感染包括卒中相关性肺炎与尿路感染。本案咳嗽、喘鸣、咳痰是呼吸道感染,但是与卒中相关性肺炎不同的是,本案发生在1周之后。

一、病机分析

(一)中风病因病机

年老体虚,肝肾亏损,气阴不足,鼓舞无力,气血不达,脑髓失荣,极易发生中风。对此,《景岳全书》提出"积损颓败"使然的观点。患者肢体无力,懒于言语,精神困顿,皆由元气亏虚,气血不运,脑髓失养,神机不振,肢体无气以动。元气亏虚,肝肾不足,五脏俱虚,髓海失养是本案病机所在。

(二)咳嗽与哮病病因病机

五脏亏虚,气阴不足,脏腑失养,卫外不固,外邪易感,内邪易生。元气不足,脏腑气化失常,痰自内生;肺阴亏虚,肺失滋润,痰热内生。

供暖季节,室温过高,出汗增多,而空气干燥,易损肺阴,以致热生于内,痰热蕴肺,肺气失和,气机滞塞,痰阻气壅,气动痰鸣,是以咳嗽、咳痰,乃至喘鸣。此犹《素问·金匮真言论》所说:"夫精者身之本也。故藏于精者春不病温。"《温病条辨》则曰:"温病之人,多是下焦精气久已不固。"

高年久病,元气不充,肾不纳气,呼吸受累,喘促无力,喘鸣反复发作。肾元亏虚,气阴不足,脏腑功能失常为发病之本。

(三)衰弱是本案突出特点

患者年高体虚,久病消耗,饮食少进,以致形体消瘦,低蛋白血症、血红蛋白降低、营养不良、肝酶升高,存在于病程的不同阶段。患者元气亏虚,脏腑气化无力;阴虚肺燥,痰热内蕴,互为影响,纠结难解。病本在元气不足,标在痰热瘀阻,肺气不利,脑脉塞滞,脑髓神机损伤。《素问·六节藏象论》曰:"天食人以五气,地食人以五味。五气入鼻,藏于心肺,上使五色修明,音声能彰。五味入口,藏于肠胃,味有所藏,以养五气,气和而生,津液相成,神乃自生。"饮食减少,喘鸣咳痰,呼吸不利,以致后天之精气不足。

二、治法方药解析

(一)治法

本案病机主要责之气阴亏虚,痰热瘀浊内结,血滞络瘀,脑髓失养,神机不振,故治疗以补益元气,养阴清热,化痰利气,畅利脉络为主,兼以补肾纳气。

(二)处方分析

首诊用人参大补元气,补五脏元气之不足,配麦冬、五味子益气养阴,补虚收敛;人参、麦冬、五味子配伍熟地黄、山茱萸,又能补益肺肾,培本固元,纳气归元。丹参、三七活血通络;桔梗、川贝母清肺化痰,畅利气机;陈皮、砂仁利气和中。诸药合用,补气养阴,清热化痰,畅利肺气,活血通络,培元纳气。

二诊:室温高、衣被厚,加之气虚不固因而多汗,多汗又致阴伤气耗,阴虚则内热,肺失滋润,肃降失常,故咳嗽、咳痰。改用西洋参与麦冬、五味子、炙甘草配伍益气养阴,用百合、北沙参、石斛、玉竹养阴清热,白果仁、瓜蒌、桔梗清肺化痰。

此后数诊,主要症状是咳嗽、咳黄痰、喘鸣、多汗、疲乏无力、思睡多睡等。诸症皆由元气不足,阴虚痰热内结,阻滞肺气,困遏神机。因而,治疗始终以补益元气,养阴润肺,化痰宁神为主。

(三)调治要点

1. 从首诊直至最后1次就诊,始终以生脉散为基础,唯或用红参,或用西洋参,酌加养阴润肺、化热清热、培土生金、补肾纳气药物组方。

2. 整个治疗过程始终未用苦寒药物,意在避免苦燥伤阴、寒凉伤阳,克伐生机。高年虚损,尤当审慎。

3. 所用药物,多是药食咸宜之类,如人参、西洋参、麦冬、五味子、炙甘草、百合、北沙参、玉竹、山茱萸、熟地黄、桔梗、银杏、川贝母、橘红、陈皮、砂仁、莱菔子、浮小麦、黄芪等。

4. 治疗需要耐心、细心、悉心。处方周到,用药平和,不施克伐,扶正固本贯穿始终。

5. 家庭照料十分重要,饮食调理缺一不可。

附方

生脉散(《内外伤辨》)

组成:人参6~15 g,麦门冬30~60 g,五味子6~12 g。

治法:水煎服。

功效:益气补虚,养阴生津,敛阴止汗。

主治:(1)夏季暑热外感或温热病热邪内盛,耗伤气阴证。汗多乏力,神疲体倦,短气懒言,口干而渴,舌质红,苔少或无苔,脉虚数。(2)热邪犯肺,或痰热蕴肺,伤及气阴,气虚阴亏,症见咳喘气短,多汗乏力,懒言懒动,口干口渴,舌质红,苔少且燥,脉细数无力。

古代文献

《证治汇补·哮病》:"哮虽肺病,而肺金以脾土为母,故肺中之浊痰,亦以脾中之湿热为母,俾脾气混浊,则上输浊液,尽变稠痰,肺家安能清净?所以清脾之法,尤要于清肺也。"

《证治汇补·哮病》:"皮毛者,肺之合也。肺经素有火邪,毛窍常疏,故风邪易入,谓之寒包热。"

《医学心悟·论补法》:"谚有之曰:药补不如食补。我则曰:食补不如精补,精补不如神补。节饮食,惜精神,用药得宜,病有不痊焉者寡矣!"

《内外伤辨》:"夏月宜补者,补天真元气,非补热火也,夏食寒者是也。故以人参之甘补气,麦门冬苦寒泻热,补水之源,五味子之酸,清肃燥金,名曰生脉散。孙真人云:五月常服五味子,以补五脏之气。"

雷头风（颞动脉炎致失明）

> **导语**
>
> 　　颞动脉炎以头痛、发热、颞动脉触痛或搏动减退为主要表现。按其临床所见，与雷头风相似。雷头风一病，古代医家已有明确记载。如，《金匮翼》曾经提出"雷头风者，头痛而起核块，或头中如雷之鸣"。本病可以导致失明，因此，对患者影响极大。西医主要依赖激素治疗，服药时间长，因而可能有毒副作用。中药以清震汤加减治疗，见效相对迅捷，且疗效稳定。

临证思辨

病例　女，53岁，已婚，退休教师。山东省东营市人。首诊时间：2004年11月10日。

医生：您好，请问您哪儿不舒服？

患者：我右眼视力突然下降，迅速失明1个多月了。

思路：视力下降并迅速发生失明，首先应该想到是视神经或视网膜的病变，也可能是血管的原因。需要详细了解病史。

医生：发病时首先是视力下降吗？

患者：不是，最先是右颞部与太阳穴附近的搏动性跳痛，头痛剧烈并伴有烧灼的感觉；7天以后才出现右眼视力下降，进而光感消失，直至失明。

思路：首发症状是头痛，而且是亚急性起病，首先应该考虑感染性疾病或血管病变。

医生：做了哪些检查？

患者：在当地医院做了眼底血管造影，显示双眼糖尿病视网膜病变（1期）并右眼后部缺血性视神经病变。

医生：您患有糖尿病吗？

患者：是的，病史已经有 10 多年了。

思路：糖尿病史 10 年余，突然发生视力下降乃至失明，而且，有眼底血管造影结果证实，患者"糖尿病视网膜病变"的诊断似乎可以成立。但是突然头痛的症状与"糖尿病视网膜病变"之间是否有关？

医生：去其他医院看过没有？

患者：曾经去过山东省立医院，那里的医生同意"糖尿病视网膜病变"的诊断。而且，两家医院的医生对预后作了最坏的判断。

医生：您都经过了哪些治疗？

患者：按照糖尿病视网膜病变进行的治疗，曾服用复方樟柳碱注射液等，效果不明显。

医生：糖尿病视网膜病变是难治性疾病，请您不要着急。我需要进一步了解病情。请问您现在除了失明外，还有其他症状没有？

患者：现仍右颞部头痛，并连及眼眶。由于对治疗效果不满意，同时对病情预后的担心，现在情绪不稳定，胸闷不畅，口干疲乏。头痛在夜间尤为明显，导致入睡困难。因当地和省医院均已断定右眼难以复明，无奈之际，于是求助于中医治疗。

医生：谢谢您的信任，请您放心，我会尽最大努力的。我想再了解有关病情的一些问题，您头痛的性质发生过变化没有？

患者：基本没有变化。现在仍然感觉右颞部剧痛。

思路：患者头痛在先，视力下降在后，因此，右颞剧痛应该与右眼失明之间有联系。需要进一步检查，排除颞动脉炎的可能。颞动脉炎一般发生在中老年人，老年人较为多见，本例年龄仅 53 岁，就颞动脉炎发病年龄而言，相对较为年轻。

医生：在最初头痛的时候，有过发热没有？

患者：没有发热的病史。

医生：检查过血沉、白细胞吗？

患者：检查内容都在当地医院的住院病历中，具体情况我不太清楚。

思路：颞动脉炎初期，可以出现发热，同时血沉加快，白细胞增多。需要检查了解血沉、白细胞的变化。但病程已经 1 个月了，检查结果也可能阴性。

医生：我可以检查一下吗？

患者：好的。

（记录：进行神经系统体格检查。右眼失明，无光感。右颞动脉搏动消失，触痛明显。其他未见明显异常。）

思路：进一步证实患者右侧颞动脉炎的可能。

医生：为了帮助诊断，您需要检查血常规、血沉。

患者：好的。请您根据需要检查吧。

（医生吩咐助手申请血常规、血沉检查。）

医生：请您伸出舌头让我看看……好的。再诊脉。

医生：下面请您去检验科做血常规、血沉检查好吧？

患者：好的，医生，回见。

检阅实验室报告：血常规、血沉均在正常范围。

综合四诊资料，病情和诊疗记录如下：

【病案记录】

主诉：突发右眼视力下降至失明1月余。

现病史：1个月前出现右颞侧及太阳穴搏动性疼痛，疼痛剧烈伴烧灼感，7天后出现右眼视力下降，光感消失，直至失明。当地医院检查，眼底血管造影示：双眼糖尿病视网膜病变（1期）并右眼后部缺血性视神经病变。现仍右颞部头痛，连及眼眶，曾服用复方樟柳碱注射液、灵光注射液、弥可保、地塞米松等，效果不明显。因当地医院以及济南某省级医院眼科均已断定右眼难以复明，于是求助于中医。

刻诊右颞部剧痛，口干，饮食、二便正常，体力差，胸中不畅快，因头痛而致入睡困难。

既往史：糖尿病史10余年，空腹血糖维持在7~8 mmol/L。

体格检查：右眼失明，无光感。其余颅神经正常，右颞动脉搏动消失，触痛明显。四肢肌容积、肌力、肌张力正常，生理反射正常存在，病理反射未引出。深浅感觉、共济运动等神经科检查均正常。

实验室报告：血常规、血沉正常范围。

舌质淡红，舌苔黄腻，脉沉细。

中医诊断：(1)少阳头痛；(2)雷头风。辨证：湿热挟毒，上攻头目，脉络瘀滞，清气不达，闭阻清窍。

西医诊断:(1)颞动脉炎(右);(2)糖尿病;(3)双眼糖尿病视网膜病变(1期)。

治法:清热解毒,利湿通络,疏理气血,明目止痛。

处方:土茯苓 90 g(先煎代水),升麻 15 g,荷叶 12 g,苍术 9 g,羚羊角粉 1 g(冲),当归 18 g,川芎 9 g,天麻 15 g,浙贝母 15 g,珍珠粉 2 g(冲)。7 剂,水煎服,每日 1 剂。

上药以冷水 1 500 mL 浸泡 2 小时,先煮土茯苓 20 分钟,候冷去滓,取汁代水煎诸药,取水煎液 500 mL,分早晚两次,餐后温服。饮食宜清淡,忌肥甘厚味;保持情绪稳定,按时作息。

思路:糖尿病虽然可以发生视网膜病变,引起失明,但通常不会发生持续而剧烈的颞部疼痛。因此,基本可以排除糖尿病视网膜病变引致的头痛失明。其主要病史为右颞侧及太阳穴搏动性疼痛,疼痛剧烈伴烧灼感,7 天后出现右眼视力下降,光感消失,直至失明。体格检查:右颞动脉搏动消失,触痛明显。虽然血常规、血沉检查正常。但是,颞动脉炎的诊断成立。本案头痛是整个病情的焦点,右颞动脉触痛是病位所在,右眼失明是关键之一,也是造成诊断偏移的关键所在。患者头痛在颞侧,属于少阳头痛;头痛而起核,则属于"雷头风"。"雷头风"病因病机复杂,但多因湿热酒毒循经上攻,阻结少阳经脉,瘀结而有形,故触之可及、按之疼痛;经脉闭塞,不通则痛。《灵枢·邪气脏腑病形》曰:"其精阳气上走于目而为睛。"湿热痹阻,经脉不通,气血不布,清窍失荣,故而失明。《杂病源流犀烛》曾曰:"更有雷头风者,头痛而成核块,头面肿痛,憎寒壮热,或头中如雷之鸣,宜清震汤。用升麻、苍术、荷叶各四钱,食后服。"治疗应当清利湿热,通络止痛。清震汤加味,重用土茯苓化湿解毒,并应注意明目,加珍珠粉(冲服)。

二诊(2004 年 11 月 17 日)

患者:上方服药 3 剂之后,右颞部剧痛基本消失,偶感一丝隐痛,以太阳穴为主,睡眠改善,入睡迅速,口干消失,大便正常。右眼仍失明,无光感。颞动脉触痛已经消失,但未触及颞动脉搏动。舌质暗红,舌苔薄黄,脉沉弦细。

思路:此湿热渐化,而阴亏之象已现。治疗仍当清化湿热,活血通络,兼顾养阴。

处方:前方加石斛 15 g,枸杞子 15 g。14 剂,水煎服,每日 1 剂,煎服调摄方法同上。为增强活血化瘀、通脉止痛之力,另给予:灯盏花注射液 80 mL 加入 250 mL 生理盐水中静脉点滴,每日 1 次;胞磷胆碱 0.75 g 加入 250 mL 生理盐水中静脉点滴,每日 1 次,连用 10 天。

三诊(2004 年 12 月 1 日)

患者头痛完全缓解,已经 10 天未发生头痛,睡眠良好;于 1 周前的一早醒来时感觉眼前有光感,已能感觉到窗帘所透过的光线,患者喜出望外;此后右眼视力逐渐改善,两人相对时,已能看清对方面孔,分清五官,并可看到室外较远处的树枝,但如透过薄雾之朦胧感,此为经脉渐通,阳气布达,清窍得荣之象。由此而对治疗的信心大增。现在精神情绪明显好转,睡眠亦佳,大便正常。舌质淡红,苔薄白,脉沉弦。右颞动脉无触痛,已能触及搏动。

思路:药已中的,湿热渐得清化,经脉通畅,气血日益畅达,病入坦途。须知湿热相合,如油入面,难以速除;古代医家尚有"久病入络""久痛入络"之说。清利湿热仍需坚定不移,而通利经脉、疏利气血,决不可少有迟疑,同时需要兼顾益阴养血,荣络通窍,柔肝明目。

处方:土茯苓 30 g,升麻 15 g,蝉蜕 15 g,菊花 15 g,羚羊角粉 1 g(冲),全当归 20 g,川芎 12 g,天麻 15 g,枸杞子 15 g,珍珠粉 2 g(冲),水红花子 15 g。12 剂,水煎服,每日 1 剂。

四诊(2004 年 12 月 18 日)

自三诊至今,患者已 20 余天未发生头痛,视力进一步提高,仍感觉右眼视物模糊,矫正视力为 0.4;睡眠较前略差,清晨早醒,但精神情绪好,二便正常。舌质淡红,苔薄微黄,脉弦略数。

思路:药已中病,且湿热渐化,高年阴血不足最当虑及,加之久患糖尿病,其阴血亏虚,不可不顾。法以益阴养血,活血通络为主,兼清化湿热。

处方:熟地黄 18 g,全当归 20 g,菊花 15 g,丹参 15 g,石菖蒲 12 g,珍珠粉 2 g(冲),酸枣仁 30 g,天麻 15 g,葛根 15 g,枸杞子 15 g,珍珠母 24 g,水红花子 15 g。18 剂,水煎服,每日 1 剂。并嘱:尽剂后停服中药。

此次就诊,为全家 4 人驱车 200 多公里,专程赶来济南,向我表示感谢。

2005 年 4 月其妹因头痛求诊,询问患者病情稳定,视力基本恢复正常。

五诊(2009 年 2 月 18 日)

自 2004 年 12 月 18 日就诊视力恢复后,病情一直未出现反复。近期头痛又发作,以两侧太阳穴为主,右侧较重,持续约 1 分钟,每于心烦时发作,1 周发作 2 次,伴视物模糊。担心病情反复,来诊。神疲乏力,食欲良好,睡眠多梦,二便正常。血压 150/95 mmHg。触诊:两侧颞浅动脉搏动不明显,无明显触痛。舌质红,苔薄黄腻,乏津,脉沉细。

思路:患者因有上次发病后的诊疗经验,本次头痛、视物模糊,惧怕病情复发,遂积极就诊,实在是积极之举。有"雷头风"病史,今两颞疼痛,视物模糊,神疲乏力,睡眠多梦,舌质红,苔薄黄腻,乏津,脉沉细。证属少阳头痛,病机为湿热蕴结,少阳之脉闭塞不畅,不通则痛。治疗宜清热化湿,疏理气机,通络止痛,养阴安神,方以清震汤化裁。

处方:土茯苓 45 g,雷公藤 10 g,天麻 15 g,珍珠粉 3 g(冲服),金银花 30 g,石斛 20 g,枸杞子 20 g,女贞子 18 g,荷叶 9 g,升麻 12 g,苍术 9 g,玄参 20 g。18 剂,水煎服,每日 1 剂。病情变化,随时就诊。

【诊者体会】

患者久患糖尿病,以致在发生失明之后,首先被诊断为糖尿病性视网膜病变,并按此治疗,但无寸效,且头痛经久不愈。右颞部剧痛,渐至失明,且右颞动脉搏动消失,触痛明显,这是颞动脉炎的典型临床表现,虽然眼底血管造影发现患者存在"双眼糖尿病视网膜病变",但就病史而言,应该属于误诊,其后的治疗结果可以为证。

颞动脉炎是大血管的慢性疾病,一般称作巨细胞动脉炎(giant cell arteritis,GCA),属于系统性、坏死性血管炎,主要累及由主动脉弓发出的动脉血管,通常首发于颞动脉,故又称为颞动脉炎。好发于老年人。50 岁以上人群的患病率约为 1/1 000,女性发病多于男性。颞动脉炎病因学和发病机制不明。临床表现差异明显,取决于动脉炎症的范围,但典型症状包括严重头痛(特别在颞部和枕部),主要是颞部疼痛及触痛、头皮压痛,视觉障碍(一时性黑蒙,复视,盲点,上睑下垂和视物模糊)。间歇颌面部运动异常,咬肌、颞肌和舌肌咀嚼时的疼痛具有特征性。≤20%病人可发生由于视神经缺血引起的失明。总之,以颞部疼痛及触痛、间歇颌面部运动异常、视觉障碍三联征是典型表现。

一、病名释义

颞动脉炎头痛剧烈,可触及肿胀之颞浅动脉,与古代医籍记载的"雷头风"近似,按经络循行言之当属少阳头痛。

二、病因病机

糖尿病病程日久,脏腑不调,气化失司,气血不利,营卫失和,病久入络病程缠绵,患者先头痛而后失明,舌质淡红,舌苔黄腻,脉沉细,为湿热挟毒,上攻头目,闭阻清窍,湿热痹阻,气血不利,清窍失养,故而失明。

三、治法方药

湿热瘀阻,络气不利,清气不升,清窍失荣为本案病机核心。治当清利湿热,疏理气血,利窍通络,明目止痛。颞侧疼痛,病属少阳分野,湿热多源自脾胃受损,运化失司,升降失常,清阳之气不展,清窍失荣。故治疗虽应疏利少阳经脉,而除湿仍当求之脾胃。拟清震汤加味以清宣升散、除湿化瘀、清热解毒。欲通其络,必除其湿。除湿有两途,一曰扶脾,一曰渗利,故重用土茯苓为君药。土茯苓味甘淡,性平,归肝、胃经。功效是解毒、除湿、利关节;长于解毒化湿,善解湿毒、无名毒,历代多用作解毒除湿药,治疗淋证、杨梅疮等湿热病症;同时土茯苓还可用治头风痛、厥头痛。雷头风肿赤是湿热夹毒之表现,治应清解疏利,土茯苓最为对证。但土茯苓体轻气薄,此等重证,非重用不能收效。故初诊土茯苓每剂用量达90 g,《本草备要》认为:土茯苓"甘淡而平。阳明主药,胃、大肠。健脾胃,祛风湿,脾胃健则营卫从,风湿除则筋骨利,利小便,止泻泄。治筋骨拘挛,杨梅疮毒,杨梅疮,古方不载。明正德间起于岭表,其证多属阳明、厥阴而兼及他经……湿郁而为热,营卫不和,则生疮肿。经云:湿气害人,皮肉筋脉是也。土茯苓淡能渗,甘能补,患脓疥者,煎汤代茶,甚妙。忌茶。"土茯苓除湿解毒,善治湿毒疮肿。颞动脉炎局部肿胀,头痛难忍,属于肿毒之类。故用土茯苓解毒除湿,畅利经脉,醒脾和胃,又为古今医家治疗头痛特别是顽固性头痛的常用药物。升麻味辛微甘,性微寒,归肺、脾胃、大肠经,功能清热解毒,升举阳气,疏散透达,《名医别录》载曰可治"头痛寒热,风肿诸毒"。苍术味辛苦,性温,归脾、胃、肝经,辛香燥烈,苦温燥湿以祛湿浊,辛香健脾以和脾胃,《名医别录》言其"主头痛,消痰水"。荷叶味苦涩,性平,色青气香,其形状如仰盂,其象属震(震仰盂,震为雷),能升助胃中清阳之气上行,配合甘温辛散之药,升发散邪,且能固胃气使邪不传里。《素问·通评虚实论》曰:"头痛耳鸣,九窍不利,肠胃之所生也。"诸药多归脾胃经,燥湿健脾,祛风化痰,通络止痛,善引脾胃清阳之气上升,阳气升则火不郁,头痛自止。

现代药理研究亦证实土茯苓有解毒镇痛作用。配合清震汤之清宣疏散为臣,加川芎活血行气、祛风止痛为治头痛要药,辛散上达巅顶,散邪气,疏经脉,又乃少阳引经之品。以当归活血止痛,《本草纲目》言其"治头痛,心腹诸痛"。天麻乃风药,疏利经络,调理气血,缓急止痛。浙贝母苦泄清热毒,开郁散结。少阳与厥阴为表里,少阳湿热壅滞,肝经气血为之不利,以致痛甚而失明,故用羚羊角粉、珍珠粉冲服以清热解毒、凉肝明目。珍珠粉味甘、咸,性寒,归心、肝经。功效是镇心定惊、明目退翳、解毒生肌,《本草拾遗》谓其"主妇人劳损,下血,明目,除湿,止消渴"。恰合本案病机。

诸药合用,则湿毒渐解,瘀化热清,经脉通利,气血上达,头痛止而目复明。

颞浅动脉炎常见于老年人,从其临床表现看,与中医所说的雷头风相近。雷头风多属湿热挟风上扰,故治疗以清热利湿,疏风通络为要。于古方清震汤中加土茯苓、天南星、蜂房、细辛常能取效。但重用土茯苓是本案获效的处方特色。

附方

清震汤(《素问病机气宜保命集》)

组成:升麻、苍术各1两,干荷叶1张,为末。

用法:每服5钱,或水煎服。

主治:治雷头风,症见头面疙瘩肿痛、头痛、头胀、头中或有响声等。

古代文献

《素问·通评虚实论》:"头痛耳鸣,九窍不利,肠胃之所生也。"

《杂病源流犀烛》:"更有雷头风者,头痛而成核块,头面肿痛,憎寒壮热,或头中如雷之鸣,宜清震汤。"

《医碥》卷三"头痛而起核块,或头中如雷鸣……"

《赤水玄珠·头痛门》:"夫此病未有不因于痰火者,盖痰生热,热生风故也。"

核块疙瘩皆有形可征,痰火上升,壅于气道,兼于风化,则自然有声,轻则或如蝉之鸣,重则或如雷之响,故以声如雷而为名也;或以其发如雷之迅速也。设如前论,尽作风热治之,恐认标而忘其本也。"

《金匮翼·卷五·头痛统论·雷头风》:"雷头风者,头痛而起核块,或头中如雷之鸣。盖为邪风所客,风动则有声也。亦有因痰热者,盖痰生热,热生风也。其法轻则散之,甚则吐之下之。"

《灵枢·邪气脏腑病形》:"十二经脉,三百六十五络,其血气皆上于面而走空窍,其精阳气上走于目而为睛……"

膀胱咳

> ◀ 导 语 ▶
>
> 膀胱咳,首见于《黄帝内经》。《素问·咳论篇》曰:"肾咳不已,则膀胱受之,膀胱咳状,咳而遗溺。"由是可知,膀胱咳起于久咳之后,其症状是咳而遗溺,故属内伤、慢病。膀胱为州都之官,藏津液,气化乃出。肾与膀胱相表里,久病年高,肾气亏虚,气化失常,固摄失职,以致咳而遗溺。本病多见中老年女性。中年之后,肝肾减亏,肾气不足,故发生膀胱咳。古代文献记载用五苓散、春泽汤治疗本病。若属肾虚不固者,则不应拘泥于成见,要在随证治之。

临证思辨

病例 女,53岁,职员,住济南市天桥区生产路。首诊时间:2008年12月4日。

医生:您哪里不舒服?

患者:我咳嗽半个月了。

医生:发热吗?

患者:不发热。半月前感冒了,出现鼻塞、咳嗽、咳痰、咽痛等症状。

医生:怎样治疗的?

患者:口服左氧氟沙星、桑菊感冒片等药物治疗,症状减轻,现已无咽痛及发热、鼻塞、流涕等症状,但仍咳嗽。

思路:外感后,出现鼻塞、咳嗽、咳痰、咽痛等症状,应该是外感咳嗽。外感咳嗽首先应当辨别风寒、风热属性。辨别寒热应当从是否口渴以及咳痰的颜色以及舌苔脉象来识别。

医生:还有其他症状吗?比如有无口渴、痰是什么颜色的?

患者：睡眠中常感觉咽痒，口干，继而作咳；咳痰，色黄，量不多，易咳。

医生：还有其他不舒服吗？

患者：感觉胸前喘憋。

医生：饮食、睡眠、大小便怎样？

患者：饮食睡眠尚好，二便正常。

医生：我需要检查一下心肺。

患者：好的。

思路：外感在先，但发热、鼻塞、流涕已消失，唯咽痒咳嗽，咳痰色黄，舌质暗红，中裂纹，苔黄腻，脉微浮略数。病为外感咳嗽，证属风热犯肺，肺热失宣。

综合四诊资料，病情与诊疗记录如下：

【病案记录】

主诉：咳嗽半月余。

患者半月前感冒，鼻塞、咳嗽、咳痰、咽痛，口服左氧氟沙星、桑菊感冒片等药物治疗，症状减轻，但仍咳嗽，有时睡眠中觉咽痒，口干，继而作咳，咳痰，色黄，量不多，易咳。胸前喘憋，现已无咽痛及发热、鼻塞、流涕等症状，饮食睡眠尚好，大便正常，小便基本正常。

既往史：既往无重大病史。

听诊：心肺未见明显异常。

舌质暗红，中裂纹，苔黄腻，脉微浮略数。

中医诊断：外感咳嗽。辨证：风热犯肺，肺热失宣。

西医诊断：(1)急性支气管炎；(2)上呼吸道感染。

治法：疏风清热，宣肺止咳。

处方：川贝母10 g，天花粉15 g，桔梗12 g，生甘草15 g，霜桑叶15 g，北沙参20 g，仙鹤草30 g，款冬花15 g，紫菀15 g，麦冬24 g，蝉蜕15 g。7剂，水煎2次，取400 mL，分两次温服。每日1剂。

思路：时值冬季，大雪时节，然济南久晴无雨雪，室内供暖，干燥异常。岁时隆冬，纵感风寒，也必然化热，因而，大雪季节也常见风热致病。患者鼻塞，咳嗽，咳痰，咽痛，舌质暗红，中裂纹，苔黄腻，脉微浮略数是风热犯肺，肺气失宣。治宜疏风清热，宣肺止咳。舌质暗红，有裂纹则是肺阴受伤，需兼顾养阴润肺。用桑菊饮合沙参麦冬汤化裁。

二诊(2008年12月11日)

病情改善,咳嗽减轻,咳痰消失,但仍感胸中憋闷,心慌,且喉中发咸;每于咳嗽或行走、活动频繁时,即出现小便失禁。饮食、睡眠正常,大便调和。无口干、口苦。详细问诊:患者述其记忆力减退,情绪稳定,小便失禁病史已有数年之久。走路快时极易发生尿失禁。舌质红,苔薄白中根黄腻,脉弦细数。

思路:由于首诊时询问病史不够详尽,未能问明尿失禁已数年的病史,影响了对病机的分析。所幸辨证时已经结合年龄,考虑到肝肾亏虚的体质状态。脉细,喉中发咸,皆是肝肾阴虚之征。肺热失宣,上不制下,下元不固是病机关键所在。咳嗽未止,仍需宣肺利气,但宜与滋养补肾并施,用《景岳全书》金水六君煎加味。

处方:熟地黄30 g,山药12 g,当归15 g,桔梗12 g,麦冬24 g,紫菀15 g,川贝母9 g,炙甘草15 g,前胡15 g,百合30 g。7剂。水煎服,每日1剂,分2次温服。

三诊(2008年12月25日)

病情改善,喉中发咸缓解,咳嗽基本缓解,唯有胸前堵塞感,伴轻微胸闷憋气;偶晨起口苦;饮食正常,入睡困难,睡眠浅而易醒,醒后难以再入睡;大便正常,行走及剧烈活动后仍易遗尿,然遗尿量少。舌质红暗,苔薄黄,中裂纹,脉沉细。

思路:患者年逾七七,咳嗽病程虽短,但咳而遗尿为时较久,知其肝肾亏虚绝非数日。病因虽是外感,病机之本却在肝肾不足。纵是外感,却应诊断为膀胱咳。肺经风热上扰属标实,而下虚不固却是病本。治当疏风清肺以治标,滋阴固肾以固本。上方去前胡、紫菀;加五味子15 g、枸杞子20 g、补骨脂18 g、太子参30 g。

处方:熟地黄30 g,山药12 g,当归15 g,桔梗12 g,麦冬24 g,枸杞子20 g,川贝母9 g,炙甘草15 g,五味子15 g,百合30 g,补骨脂18 g,太子参30 g。7剂,水煎服,每日1剂,分2次温服。

四诊（2008 年 12 月 31 日）

胸闷、咳嗽及咽喉发咸均已消失，咳嗽时遗尿大为减轻；睡眠已经恢复正常。常于午休时感到心悸而惊醒，醒来后心中悸动不安。纳可，大便正常。舌质红，苔薄黄乏津，脉沉细。

思路：经滋补肝肾，填精养血，润肺止咳调治，诸症逐渐缓解，说明药已中的。唯常因吓惊而从睡眠中醒来，则是肝肾亏虚，心神失养之故。心藏神主火，肾藏精主水，水升火降，阴阳和调，精神乃治。肾虚精亏，水不济火，肾不养心，治疗仍当滋补肝肾，养阴润肺，兼以宁心安神。用熟地黄、山药、枸杞子补肾填精；太子参、炙甘草、茯苓、当归、补中益气，合当归、酸枣仁生血填精，养心安神；百合、川贝母、桔梗养阴润肺止咳，且川贝母善治淋漓邪气；紫石英配当归纳气归肾。

处方：熟地黄 30 g，山药 12 g，全当归 15 g，炙甘草 12 g，枸杞子 15 g，太子参 20 g，茯苓 30 g，川贝母 9 g，紫石英 18 g，桔梗 12 g，百合 30 g，酸枣仁 30 g。7 剂，水煎服，每日 1 剂，分 2 次温服。

患者外甥女系我院护士。2009 年 1 月 29 日春节在病区值班时告知作者：患者症状消失，治愈。2010 年 3 月因感冒就诊，自述病情无反复。

2012 年 11 月 28 日，患者因感冒就诊，告知上述症状至今未复发。

【诊者体会】

感冒后咳嗽，属于外感咳嗽。患者咽痒、口干，继而作咳，咳痰色黄，量少易咳，证属风热犯肺，肺气失宣。治疗本来不难。然而，因为初诊时问诊不细致，遗漏长期小便失禁，咳嗽而遗尿。

一、膀胱咳

咳而遗尿，指咳嗽时有小便溢出，不能自控，名为膀胱咳。

膀胱咳始见于《黄帝内经》。《素问·咳论》云："五脏六腑皆令人咳，非独肺也。"五脏之咳嗽日久不愈，可以影响其府，"肾咳不已，则膀胱受之，膀胱咳状，咳而遗溺"。

后世医家以《黄帝内经》的论述为依据，将咳嗽时伴有小便失禁的情形称为膀胱咳。膀胱咳临床并不为鲜见，主要见于中老年女性。西医认为，膀胱咳的产生是由于压力性尿失禁,或称张力性尿失禁。即咳嗽导致患者腹腔内压力增大,压迫膀胱,引起小便失禁。由于中老年女性因分娩、绝经后雌激素水平下降等因素导致女性盆底肌肉松弛,尿道外括约肌收缩力降低,尿道阻力减小,导致咳嗽时小便失禁。目前西医对本病尚无特效疗法,强调需要加强盆底会阴部肌肉的功能锻炼,但效果并不理想。

二、本案分析

(一)病机

中年老年女性,肝肾渐亏,中焦不足,固摄失职,升提无力,因而会引起膀胱咳发病。医家多从肾、从肺、从虚、从寒论治本病证。该患者年逾五十,小便失禁病史已有数年之久。走路快时极易发生尿失禁,属于正气亏虚无疑。那么,究竟是虚在肝肾,还是虚在中焦脾胃,需要仔细辨证。患者喉中发咸,记忆力减退,应该属于肾虚。

(二)辨证要点

本案的辨证要点是咳痰、喉中有咸味。《王氏医案绎注·卷四》王孟英诊张与之令堂案曰:"脉细痰咸,阴虚水泛。"又肺主通调水道,为水之上源,《素问·经脉别论篇》提出"饮入于胃,游溢精气,上输于脾。脾气散精,上归于肺,通调水道,下输膀胱"。咳嗽因于肺气失宣,水道通调失职,膀胱气化不利,则咳而遗尿。

(三)治法方药

1. 治法

咳必治肺,又不能拘泥于肺。咳不离肺,故咳嗽治肺。肺气失宣,治宜宣肺利气止咳。

咳不止于肺,因而咳嗽不能仅仅治肺。肝肾亏虚,膀胱不固,治当滋补肝肾,增强膀胱气化。初诊,识证不清,未能顾及下元亏虚仅予宣肺止咳方药,虽然咳嗽减轻,但不能尽人意。故二诊时宣肺利气与滋养补肾并施,仿《景岳全书·新方八阵》金水六君煎加味。

2. 重用熟地黄配当归

(1)熟地黄滋补肝肾,补中养血,纳气归根。方中重用熟地黄为君药,用以滋补肝肾精血,兼以润肺化痰。《景岳全书·本草正》记载:熟地黄"味甘微苦,味厚气薄,沉也,阴中有阳。本草言其入手足厥、少阴经,大补血衰,滋培肾水,填骨髓,益真阴,专补肾中元气,兼疗藏血之经……凡诸真阴亏损者,有为发热,为头疼,为焦渴,为喉痹,为嗽痰,为喘气;或脾肾寒逆为呕吐,或虚火载血于口鼻,或水泛于皮肤,或阴虚而泄利,或阳浮而狂躁,或阴脱而仆地。阴虚而神散者,非熟地之守不足以聚之。"

(2)当归为咳逆上气之要药。当归味甘辛性温,根多油脂主滋润,其功效以滋养为主,善补血养血,和血活血,又长于润肠以通便,润肺以止咳。其味辛,主通行宣达,此其和血活血之机理所在;味辛善行,又能利气。《神农本草经》谓当归主"咳逆上气"。"咳逆上气"实指咳嗽、气喘而言。如《金匮要略》有"咳嗽上气病"的证治记载,其发病机理主要责之于肺,但又与其他脏腑密切相关,故《素问·咳论》说:"五脏六腑皆令人咳,非独肺也。"

当归"主治咳逆上气"的机理是多方面的,如利气活血、甘滋辛润、滋肾纳气、活血消痰、润肠降气、养血缓肝等。《素问·藏气法时论》曰:"肾苦燥,急食辛以润之。开腠理,致津液,通气也。"当归辛润,能滋肾燥,故《景岳全书》贞元饮用熟地黄、当归、炙甘草以滋阴养血,填精纳气,为治元海无根而虚喘欲脱之要方。《古今图书集成医部全录·哮喘门》引张介宾之大补元煎、右归丸、大营煎、小营煎以治气血亏损,真阴精血虚少,元阳不足之喘息,诸方皆用当归、熟地黄、枸杞子等药物以补血生精,纳气定喘。《景岳全书》治外感咳嗽用六安煎加生姜,"若肺脘燥涩痰气不利,或年老气衰,咳嗽费力者,于本方加当归二三钱"。

熟地黄、当归滋阴养血,补益肝肾,并为君药。麦冬、百合、山药补肺健脾,养阴润肺为臣药。桔梗、紫菀、川贝母、前胡宣肺利气,畅利水道,利肺止咳,为佐药。炙甘草调和药性为使药。诸药合用,滋补肝肾,养阴润肺,宣肺止咳。三诊、四诊虽然处方略有变化,但始终围绕肝肾亏虚治疗,三诊加五味子、枸杞子、补骨脂、太子参,其补肾摄纳之力弥增。心悸有惊悸与怔忡之分,无所触而心悸发作,属于怔忡,由于虚损而发。《明医杂著》引"徐用诚先生云:凡心脏得病必先调其肝肾二脏,肾者心之鬼,肝气通则心气和,肝气滞则心气乏,此心病必求于肝,清其源也"。肾为五脏之根,肝属木,木生心火。肝肾亏虚,心失生长之根本,故尔睡眠中惊悸发作。治疗仍以滋补肝肾为主,加茯苓、紫石英、桔梗、酸枣仁养心安神,镇惊定悸。终获全功。

附方

金水六君煎(《景岳全书·新方八阵·和阵》)

组成:当归二钱,熟地三五钱,陈皮一钱半,半夏二钱,茯苓二钱,炙甘草一钱。水二盅,生姜三五七片。

用法:煎七八分。食远温服。

主治:"治肺肾虚寒,水泛为痰,或年迈阴虚,血气不足,外受风寒,咳嗽呕恶,多痰喘急等证,神效。"

加减:如大便不实而多湿者,去当归,加山药。如痰盛气滞,胸胁不快者,加白芥子七八分。如阴寒盛而嗽不愈者,加细辛五七分。如兼表邪寒热者,加柴胡一二钱。

古代文献

《素问·灵兰秘典论》:"膀胱者,州都之官,津液藏焉,气化则能出矣。"

《素问·经脉别论》:"饮入于胃,游溢精气,上输于脾。脾气散精,上归于肺,通调水道,下输膀胱。"

《素问·咳论》:"五脏六腑皆令人咳,非独肺也。……五藏之久咳,乃移于六府。……肾咳不已,则膀胱受之,膀胱咳状,咳而遗溺。"

《素问·至真要大论》:"诸痿喘呕,皆属于上"。

《景岳全书·本草正》:"夫地黄产于中州沃土之乡,得土气之最厚者也。其色黄,土之色也;其味甘,土之味也。得土之气,而曰非太阴、阳明之药,吾弗信也。唯是生者性凉,脾胃喜暖,故脾阳不足者,所当慎用;至若熟则性平,禀至阴之德,气味纯净,故能补五脏之真阴,而又于多血之脏为最要,得非脾胃经药耶?"

《王氏医案绎注·卷四》:"张与之母,久患痰嗽碍卧,素不投补药。孟英偶持其脉曰:非补不可。予大剂熟地药,一饮而睡。孟英因论曰:脉细痰咸,阴虚水泛。非此不为功。"

《医学三字经·咳嗽》:"咳嗽不止于肺,而亦不离于肺也。"

《医学衷中参西录》:当归"内润脏腑,因其液浓而甘……能润肺金之燥,故《本经》谓其主咳逆上气"。

淋证（尿道综合征）

◀ 导 语 ▶

尿道综合征以小便频急淋漓为主要表现，属于"淋证"范畴。临床需要检查小便常规，并据此制订诊疗方案。若虽有尿频、尿急、尿痛，但是尿常规检查始终正常者，则非尿路感染，应属尿道综合征。排尿异常，责在心肝肺肾气化失司，肝主疏泄，肾司气化，肺为水之上源，心主神明，为诸脏之主。故治疗尿道综合征，既要着眼于肾与膀胱气化，还应关注肝气之疏泄与心气之主司。不可泥于淋证湿热为患一说，以免挂一漏万。

临证思辨

病例 女，45岁。济南市人。**首诊时间**：2006年7月28日。

医生：怎么不舒服？

患者：小便次数多，小便时尿道疼。

医生：小便时有没有急迫的感觉？

患者：有。

医生：这些症状有多长时间了？

患者：反反复复有十几年了。

思路：尿频、尿急、尿痛，称为膀胱刺激征，是一组临床常见症状。西医学认为常见原因有膀胱受激惹、膀胱容量减少、膀胱神经功能调节失常等。中医学认为小便频数、急迫、疼痛者，为淋证，是膀胱气化不利之象，多为湿热蕴结下焦所致。应仔细查找原因。

医生：怎么引起的？做过什么检查或治疗？

患者：10多年前的夏天出差，长途旅行，天气炎热，一路出汗较多，且不能小便,下车后就觉得怕冷、全身出汗,不能活动,在出差地医院就诊,查尿常规示:蛋白(4+)。第2天返回济南,在山东省立医院静滴抗菌药治疗后就好了,复查尿常规:尿蛋白阴性。从那以后经常出现尿频、尿急、尿痛。

思路:尿蛋白可有生理性、病理性之分,前者一般不超过(+),可排除;后者有感染性、非感染性之分,患者静滴抗生素有效,应考虑炎症的存在,故应仔细询问当时及以后的尿常规情况。

医生:当时查尿常规有没有脓细胞、白细胞、细菌?

患者:当时那一次的检查结果已经记不清了,但以后每次发作时查尿常规都没有明显异常。

思路:据此虽然不能推断10年前的情况,但此后出现膀胱刺激征却没有感染的证据,故应考虑尿道综合征的可能。患者在盛暑之下发病,又因长途奔波,多汗少饮,饥渴交加,形神劳顿,精神紧张,心神疲惫,津液耗伤,气化失司是其病因病机。

医生:每次在什么情况下发作?有什么诱因吗?

患者:每当劳累或烦躁时就会发作,最近也是因为工作繁忙及心烦、情绪不稳定引发的。

医生:治疗过吗?

患者:每次静脉滴注甲硝唑、环丙沙星等就会缓解。

思路:久病不愈,心神受伤,心结不去,其病难已。发病之初,虽是因于湿热,但其后发病当归于内有郁结、气不宣行。

医生:以前患过其他疾病吗?

患者:从没得过其他什么病,身体一直很好。

医生:月经规律吗?

患者:一直不太规律,上个月来了2次,最后一次持续了十几天,而且月经量比以前少。

医生:吃饭、睡觉怎么样?

患者:吃饭还行,睡眠一直不好,常需服用脑白金。

医生:大便怎么样?

患者:大便有点干,1天1次。

思路:心结未去,情绪不宁,肝气郁结,郁久化热,内扰神魂则睡眠差,伤津、灼血则大便干。

综合四诊资料,病史与诊疗记录如下:

【病案记录】

主诉:发作性尿频、尿急、尿痛10余年。

10余年前夏天因商务活动由山东省济南市到河北省唐山市,与两位男士共同驾车长途旅行,天气炎热,一路汗出较多,且不能如厕,下车后即感觉怕冷、全身汗出,不能活动,神志清楚,随去出差地医院就诊,尿常规检查结果:蛋白(4+),已不能回顾小便常规检查是否有白细胞、脓细胞。次日返回济南,于山东省立医院静滴抗生素等药物治疗后病情好转,尿常规检查尿蛋白转为阴性,此后每遇劳累、心烦急躁时即出现尿频、尿急、尿痛,而静脉滴注甲硝唑、环丙沙星可缓解。多次小便常规检查未见有白细胞、脓细胞,尿蛋白阴性。患者之母因眼疾引发严重的焦虑症,经我调治半年基本获愈,现经其母引荐而求治于我。述近来商务活动增多,事物异常繁忙,以致心烦加重,性情暴躁,尿频、尿急、尿痛又有发作。饮食尚可,睡眠较差,常需服用脑白金。大便偏干,每日1行。月经不规律,上月经行2次,末次月经来潮持续10余天,经量较前减少。性格爽快,办事洒脱,性格急躁。

辅助检查:小便常规检查未见异常。

舌质紫暗,苔薄黄。脉右弦略细,左寸关滑。

中医诊断:淋证。证名:气淋。辨证:肝气郁结,气化失常,气郁化热,郁热灼血。

西医诊断:尿道综合征。

治法:养血柔肝,开郁利气,清热活血。

处方:当归15 g,生白芍15 g,栀子9 g,川贝母9 g,浙贝母15 g,茵陈15 g,滑石粉18 g,白鲜皮15 g,瞿麦15 g,沉香粉(后下)3 g,王不留行15 g,冬葵子15 g。7剂,水煎2次,取400 mL,分两次温服。更需和畅情志,忌辛辣肥厚。

思路:尿频、尿急、尿痛反复发作,属于淋证无疑。小便常规检查均未见异常,应该诊断为尿道综合征。肝主疏泄,其脉绕阴器,尿频、尿急、尿痛责之肝失疏泄。患者中年女性,性格急躁,月经不调,是血虚而肝气失于滋养,疏泄失常,气化失司。急躁易怒是肝郁化热化火,化热内扰之故。治宜养血柔肝,疏利气机,畅利气化,小便乃能畅通。仿沉香散加减,用当归、生白芍养血益阴,柔肝缓急;栀子、川贝母、浙贝母清肝泻火;茵陈、滑石粉、白鲜皮、瞿麦、沉香粉、王不留行、冬葵子清热利湿,通利小便。诸药合用,能养血益阴,疏肝解郁,清热泻火,通利小便。

二诊(2006年8月4日)

药后效果明显,尿频、尿急、尿痛迅速缓解,患者喜出望外,情绪高涨,信心大增,要求继续治疗。述大便已不干,饮食尚可,睡眠一般,余无明显不适。舌红略暗,苔薄微黄,脉沉细弦。

思路:见效之快,出乎意外,知其药与病合。然病程久延,肝郁气滞,化热化火,疏肝柔肝,更需养肝;肝经郁滞,疏利还应活血凉血;木能生火,肝能养心,肝郁化热,心神为之不宁,治须柔肝养心,以资巩固疗效。上方稍事加减,加石斛、百合以增当归、白芍养血益阴、柔肝缓解之力;茯苓、合欢花、酸枣仁、丹参养心安神;川贝母、王不留行、滑石粉、淡竹叶疏利气机,通利小便。

处方:生白芍15 g,当归15 g,茯苓30 g,合欢花30 g,酸枣仁24 g,石斛18 g,川贝母9 g,王不留行15 g,滑石粉18 g,淡竹叶9 g,百合30 g,紫丹参15 g。6剂,水煎400 mL,分两次温服。

三诊(2006年8月25日)

近3周小便已完全正常,患者认为病起于惊吓。现情绪、睡眠良好,两眶下皮色晦暗,本月月经已来潮,经量较多,淋漓不尽。舌质淡略暗,苔薄白,脉沉细不滑利。

思路:病已获效,自当欣喜,但年近七七,肝肾之虚,必有顾忌。是以病虽见效,万不可掉以轻心,仍当养血柔肝,鼓舞气化,畅利气血,宁心安神。其病无急迫之势,故从丸以缓之之法。养血益阴,补益肝肾,以求未雨绸缪。

处方:全当归150 g,生白芍90 g,穿山甲60 g,白僵蚕90 g,王不留行90 g,琥珀粉90 g,茯苓90 g,茯神90 g,生甘草60 g,生龙骨90 g,川贝母90 g,酸枣仁90 g。上方共细末,水丸如桐子大,每服6g,每日3次。服之,以观其效。

药为治病而设,故治疗之外,尚需重视预防。怡情悦志,和畅气机,亦应刻刻注意。

后记:2008年12月介绍并陪同他人就诊于我的诊室,欣喜地告知,自上次治疗至今已2年余,诸症未复发,且身心健康,坚持健身运动,以良好的身心状况从事商务活动。

2016年岁末再记:2015、2016年秋季,因面部荨麻疹就诊。述及初诊至今十年有余,小便症状从未复发。精神良好,身体健康。

【诊者体会】

尿频、尿急、尿痛,病属"淋证"。淋证病因多端,但以湿热为常见。《景岳全书·淋浊》曰:"淋之初病,则无不由乎热剧,无容辨矣。"湿热下注,膀胱气化不利,小便因而失常,是以产生淋证小便频数、尿痛不爽诸症。

一、本案分析

(一)病因与病症

患者中年女性,病起于盛暑季节,长途旅行,饮水不足,长时间不能小便,以致暑热夹湿下流膀胱,膀胱气化不利,从而发生尿频、尿急、尿痛。小便常规检查有蛋白,且应用抗菌药物治疗,推测当时可能是急性肾盂肾炎,或许已经治愈。

(二)对病症反复发作的分析

其后反复发作的尿频、尿急、尿痛达10年有余,深受其苦,虽多方求医,一直未获满意疗效。追思初病之病情,当以湿热下注为主,幸得及时治疗,已经治愈。但心身之损伤却始终未能得到恰当治疗,每次尿频、尿急、尿痛发作,皆因被初诊时的病情与诊断诱导,将尿道综合征误作尿路感染治疗,滥用多种抗菌药物,因而始终未能控制病情。

患者病初因劳累、外感暑湿引发,诸症当是湿热郁于下焦,膀胱气化不利所致,但之后因心结未解,情志郁结,气不宣行,气壅则小便不通,遂成气淋。

病延数年,患者年近七七,肝肾渐虚,藏泄失常,又久郁不解,则肝失其柔顺舒畅之性,故遇事易心烦急躁,气郁甚则伤脏,因"邪之所凑,其气必虚"(《素问·评热病论》),则先伤有宿疾之脏,而见尿频、尿急、尿痛;郁久化热,内扰神魂则睡眠差,伤津、灼血则大便干。

肝肾虚损。肾主闭藏,肝司疏泄,共同影响小便的正常排泄。女性患者,年届七七,平素性情暴躁,快人快语,不耐烦扰,自是肝肾之阴不足,而肝气郁遏不畅,疏泄不利。小便藏于肾,其排泄有赖于肝之疏泄。肾阴不足,闭藏失职;肝气郁遏,疏泄失常,以致尿频、尿急、尿痛反复发作,经久不愈。

二、治法

治法自当养血柔肝,解郁利气,清热活血。弦脉主气机不利,故法当养血柔肝,开郁利气。方用沉香散疏肝利气、疏导通淋,因"气淋者,……病从肺而及于膀胱也"(《金匮翼·卷八·诸淋·气淋》),"肝……其主肺也"(《素问·五脏生成篇》)。初诊方中当归、生白芍养血柔肝为主,且均有利小便之效;川贝母、浙贝母、沉香粉疏肝柔肝,解郁而畅利气机,既能解肝气之郁,又能畅利下焦膀胱之气化;栀子、茵陈、滑石粉、冬葵子清利肝经郁结之热,舒畅下焦不利之气化,皆为通淋之佳品;白鲜皮清热利肺,开上焦,利肝气以畅气化;瞿麦、王不留行活血而通淋,俱为佐使药。诸药合用,养血柔肝,开郁利气,清热活血,畅利气机,通利小便。二诊在养血柔肝,畅利气化的基础上,更增益阴之品,同时加入药物养心安神。盖因小便虽藏于肾,疏泄于肝,但操权之职,却在心神。因而,加入酸枣仁、百合、茯苓、丹参养心安神,以求心静则万化俱安之境界。

全方共奏养血柔肝,解郁利气,清热活血之功。方证相合,二诊时症状明显缓解,"间者并行,甚者独行"(《素问·标本病传论》),故疏利得效后,随即加重柔肝养心之力,解其心结,在上方基础上去疏解之栀子、茵陈、白鲜皮、沉香、浙贝母,加合欢花解郁安神;去通利之冬葵子、瞿麦,加竹叶清心利尿,更可除烦;仿酸枣仁汤意加酸枣仁、茯苓养肝阴安神魂,更加石斛益胃安中,百合润肺安神,丹参调经除烦、养神定志。三诊时小便已完全正常,诸症虽解,但患者已近肝肾渐虚之年,理当顾虑,应进一步巩固治疗,助其归于正化,在上方基础上尽去诸滑利之品,存养血柔肝之物,加白僵蚕通经活络,更佐穿山甲、琥珀粉搜瘀通淋,生龙骨入肝敛魂、收敛浮越之气,生甘草调和诸药,并以丸剂缓图功效;全方养血柔肝,鼓舞气化,畅利气血,则经血自调,并防复发。患者每因情志不畅而起病,故告诫其注意怡情悦志,和畅气机。

患者十年之恙愈于1个月之内,当称速效,但恐愈后复发。故以丸剂缓进,以资巩固疗效。处方在前两诊养血滋养柔肝理气的基础上,加入穿山甲、琥珀粉搜瘀通淋;茯苓、茯神、生甘草、生龙骨养心安神。

三、心得

"淋有五,皆属乎热""诸淋者,由肾虚而膀胱热故也"(《诸病源候论·诸淋病候》),已成为古今医家诊治淋证之规范;而西医尿路感染的诊断与抗菌药物的应用,都从不同角度影响了医师对该患者疾病的诊断与正确治疗。提示久治无效之病证,应当从治疗经过中找问题。所谓"独处藏奸",诚有以也。

附方

沉香散(《金匮翼》):沉香、石韦(去毛)、滑石、王不留行、当归(各半两),葵子、白芍(各七钱半),橘皮、甘草(各二钱半)。上为散,每服二钱,煎大麦汤下。(沉香散治气淋,多因五内郁结,气不宣行,阴滞于阳而致壅闭,小腹胀满,便溺不通)

古代文献

《诸病源候论·诸淋病候》:"诸淋者,由肾虚膀胱热故也。膀胱与肾为表里,俱主水。水入小肠,下于胞,行于阴,为溲便也。肾气通于阴。阴,津液下流之道也。若饮食不节,喜怒不时,虚实不调,则腑脏不和,致肾虚而膀胱热也。膀胱,津液之府,热则津液内溢而流于睾,水道不通,水不上不下,停积于胞,肾虚则小便数,膀胱热则水下涩。数而且涩,则淋沥不宣,故谓之为淋。其状,小便出少起数,小腹弦急,痛引于齐。"

《诸病源候论·气淋候》:"气淋者,肾虚膀胱热,气胀所为也。膀胱与肾为表里,膀胱热,热气流入于胞,热则生实,令胞纳气胀,则小腹满,肾虚不能制小便,故成淋。其状:膀胱小腹皆满,尿涩,常有余沥是也。"

《景岳全书·淋浊》:"故严氏有五淋之辨,曰气、石、血、膏、劳也。气淋为病,小便涩,常有余沥。石淋,茎中痛,溺如砂石,不得卒出。膏淋,溺如膏出。劳淋劳倦即发,痛引气冲。血淋,遇热即发,其则溺血,候其鼻头色黄者,小便难也。大抵此证,多由心肾不交,积蕴热毒,或酒后房劳,服食燥热,七情郁结所致。此严氏之说,固已尽之,然淋之初病,则无不由乎热剧,无容辨矣。但有久服寒凉而不愈者,又有淋久不止,及痛涩皆去,而膏液不已,淋如白浊者,此唯中气下陷,及命门不固之证也。故必以脉以证,而察其为寒,为热,为虚,庶乎治不致误。"

《素问·标本病传论》:"病发而有余,本而标之,先治其本,后治其标。病发而不足,标而本之,先治其标,后治其本。谨察间甚,以意调之;间者并行,甚者独行,先以小大不利而后生病者,治其本。"

《素问·评热病论》:"邪之所凑,其气必虚。"丹波元坚释曰:"此非邪凑则气虚之谓,言气所虚处,邪必凑之。"

《金匮翼·卷八·诸淋·气淋》:"气淋者,气闭不能化水,病从肺而及于膀胱也。其候小腹满,尿涩常有余沥。许仁则云:气淋者,气壅小便不通,遂成气淋。此病自须依前疗水气法,然亦有气热不能化水者,当以清肺金为主也。"

阳强（阴茎持续勃起）

◀ 导 语 ▶

阴茎勃起，经久不衰是为阳强。阴茎勃起，本以阳气为用，肾气为根。《素问·灵兰秘典论篇》曰："肾者，作强之官。"肾阳根于肾阴，肾阳受制于肾阴。阳强不倒，虽是阳气亢奋，君相火旺，却责之肾阴不充，水不制火。阳气亢奋，不得闭藏，必损阴精，阴阳失和，有损生机，《素问·生气通天论篇》提出"阳强不能密，阴气乃绝"。高年当此，更是阴精不充，相火虚高，持续日久，阴精日衰，损及身心。

临证思辨

病例 男，65岁。**患者由夫人陪同来诊。首诊时间：2007年10月6日。**
初入诊室，望见诊室内实习医师较多，患者面带为难之情。

医生：怎么不舒服啊？

患者：（欲言又止）

思路：老年男性，求诊心切，却难以启齿。恐有不便表述之苦。

医生：（放低声音）您有什么难处能告诉我吗？

患者夫人代述：患者阴茎勃起不能疲软，已经5个月了，虽经多家医院诊治，始终未能缓解。还曾看过精神科医师。省城一家大医院诊为："阴茎异常勃起"，按医嘱服用多种药物治疗，症状改善不明显，痛苦难耐，想起了看中医，希望通过中医治疗尽快缓解病痛。

医生：做过哪些检查？是否患有其他的疾病？比如高血压等。

患者：在以上医院检查，没有发现泌尿生殖系统的问题；患有高血压病，还曾患有甲状腺功能减退症。

阳强（阴茎持续勃起）

思路：排除了泌尿生殖系统引起的阴茎异常勃起，根据患者既往史、现病史可考虑。

医生：开始发病时的情形是什么样子？

患者：没有明显原因，突然发生的。

医生：治疗了5个月，就没有什么药物能使病情好转吗？症状持续存在吗？有什么诱因没有？

患者：没有明显有效的药物，偶尔阴茎可以萎软，但尿道内不舒适的异常感觉始终存在。好像找不到明显的诱因。

医生：睡眠中阴茎也不能疲软吗？

患者：主要时白天清醒时阴茎勃起。

思路：昼为阳，白天阳气隆盛，体内阳热之气受天阳鼓动，故易于发生阳强。

医生：平时饮食、睡眠怎样？

患者：饮食正常；睡眠打鼾多年，有时出现呼吸暂停（其夫人在旁边证实患者夜间睡眠中常发生呼吸暂停）。

思路：睡眠呼吸暂停者则不能形成正常的睡眠周期，睡眠不实，阳气不能入阴，其实就是"阴平阳秘"的失调，也就是《素问·生气通天论》所说的"阳强不能密，阴气乃绝"。患者老年男性，应当详细询问有无伤阴。

医生：饮食习惯怎样？口重吗？是否吸烟？

患者：胃口很好，饮食没有什么偏嗜，口味不重。不吸烟，不饮酒。

医生：您的大小便正常吗？

患者：大便干结，排便困难，3~4天才排便1次。夜间尿频。

思路：肾主二便之排泄，故老年人多二便异常。主要责之肾气虚损，固摄无力，气化失常。

医生：还有其他不舒服的感觉吗？

患者：没有别的不舒服的感觉。

医生：请伸舌让我看看。好的，我再为您诊脉。

综合四诊资料,病情和诊疗记录如下:

【病案记录】

主诉:阴茎持续勃起5个多月。

今年5月起突发阴茎异常勃起,持续不倒,其不适难以忍受,影响情绪及睡眠,甚时常常有痛不欲生之念头。迭经山东省的三家省级医院泌尿外科、精神科、心理门诊诊治,几无疗效。主要表现为白天清醒时阴茎异常勃起,持续不已,纵然阴茎不勃起时也会感到龟头不适。大便干结,排便困难。夜间尿频,睡眠中打鼾,并时常出现呼吸暂停(其妻述)。

既往史与个人史:无烟酒嗜好,高血压病史,现每天夜间血压增高。有甲状腺功能减退症、前列腺增生症病史。

舌质红,苔薄黄腻,脉弦滑。

中医诊断:阳强(强中)。证名:阴虚阳亢证(肝肾阴虚,痰火内盛,风阳动越)。

西医诊断:(1)阴茎异常勃起;(2)高血压病;(3)前列腺增生症;(4)阻塞性睡眠呼吸暂停综合征?

治法:潜阳泻火熄风,滋填肝肾阴液。

处方:羚羊角粉2 g(冲服),夏枯草15 g,牡丹皮15 g,生白芍20 g,天竺黄15 g,青礞石20 g,酒大黄9 g,决明子30 g,白僵蚕15 g,明天麻15 g,怀牛膝15 g,泽泻30 g。7剂,水煎服,每日1剂。

医嘱:上药冷水浸泡1小时,煎2次,取400 mL,分2次温服,早、晚各1次。

思路:强劲为阳,阴茎勃起不衰,故病是阳强。年逾八八,肝肾阴精已亏,阴亏则内热易起,内风易动。证候当是本虚标实。肾为作强之官,肝司疏泄之职。年逾六十,肝肾俱亏,一则作强失职,再则疏泄失常,内风由是动越,故见阳强不倒。阳强为标,肝肾亏虚是本。病机本虚标实,治宜潜阳泻火熄风以治标,滋填肝肾阴液以培本,二者兼顾,不可或缺。

二诊(2007年10月12日)

自述白天阳强已不明显,病情有缓解趋势,然入夜反甚;同时仍感尿道疼痛,且以排尿时隐隐作痛为主,小便色黄;大便每日2次,排便通畅,粪质不成形;睡眠仍差。舌体胖,舌质略红,苔薄黄少津,脉弦滑。

实验室检查:内分泌6项及肾功检查均无异常。

思路:阳强有减缓之势,应是治疗见效。入夜阳强反而加重,尿道疼痛,思其痰火虽有渐消之势,但其阴虚不充,制约阳气无力,是以入夜阳气入理,阳气偏盛,阳旺气结,知其肝肾阴亏已显端倪。治疗之法,泻火化痰仍不可缓,而滋水涵木亦不能有间。唯遵缪仲淳先生《先醒斋医学广笔记》所说"治痰先清火,清火先养阴"之精神,拟化痰清火与滋水涵木并用。用增液汤加枸杞子养阴,知母、黄柏清火,牡丹皮、天麻、珍珠母平肝凉肝,竹茹化痰,丹参、白茅根清心安神。

处方:生地18 g,玄参15 g,麦冬30 g,枸杞子18 g,黄柏12 g,知母24 g,明天麻15 g,珍珠母30 g,丹参30 g,牡丹皮15 g,竹茹15 g,白茅根30 g。7剂,水煎服,医嘱同上。

三诊(2007年10月19日)

阴茎异常勃起基本消失,但述龟头感觉异常,且烦乱不适,难以名状。睡眠不实,情绪较差,以情绪低落为主,伴心烦,小便色黄,一夜排尿4次。睡眠中已无打鼾。大便每日1次,粪质略干,排便不爽。舌质淡红、略暗,边有齿痕,苔薄腻色白为主,主要见于舌中舌根,脉沉弦微滑。

思路:此为痰火渐去,阳气虚亢之象已衰减,但阴损未复,心肾由此不得相交,因而烦乱不安,睡眠不实。舌质淡红、略暗,边有齿痕,苔薄腻色白为主,脉沉弦微滑,说明阳亢之势已衰,痰热未尽,阴虚热扰,心肾不交。治当滋阴补肾,交通心肾,宁心安神。加川贝母、百合清心化痰,养阴利肺,养心安神;桑螵蛸补肾敛精;砂仁合知母、黄柏滋阴和阳,交通心肾。

处方:上方去白茅根、丹参;加川贝母12 g,百合30 g,桑螵蛸30 g,砂仁15 g。7剂,水煎服,医嘱同上。

四诊(2007年11月2日)

阳强无反复,唯感龟头稍有不适,同时伴有尿道"充血"样不适感。大便干、排便难反而突出。本周夜尿次数减少,每晚1次;入睡迅速,打鼾较明显。舌体胖,舌质淡嫩,苔薄腻淡黄,脉弦细滑。

思路:"诸痛痒疮,皆属于心"。二阴与二便主司在肾,但操控之权在心,其疏泄之职则在肝。肝脉绕阴器,主疏泄,前阴不适,大便不畅,诸般感觉不适责在心失操控之权,责在肝失疏泄之职。治当清心开郁,通畅气机,畅利二便,以泻为主,寓补于泻。用《金匮要略》当归贝母苦参丸加味。用川贝母、苦参、夏枯草清心泻火、化痰散结;麦冬、肉苁蓉、缩砂仁、炙甘草滋阴补肾,鼓舞气化;泽泻、怀牛膝畅利气血,引药力下行,兼以鼓舞气化。

处方:川贝母12 g,当归24 g,苦参9 g,缩砂仁15 g,炙甘草9 g,泽泻12 g,怀牛膝15 g,夏枯草24 g,麦冬30 g,肉苁蓉30 g。6剂,水煎服,煎服方法同上。

医嘱:阳强已经基本控制,建议尽剂后停药观察。如有不适,请再来诊。

五诊(2008年2月19日)

出现阴茎中、末端不适感10余天。自2月7日起,出现尿道中短暂、似脉冲样异常搏动感,同时阴茎头及冠状沟不适;伴情绪不稳,晨起抑郁不乐,睡眠差,大便正常。舌质红,苔黄厚腻,脉滑大数。

思路:所以任物者谓之心,足厥阴肝脉绕阴器。木能生火,肝可养心。舌质红,苔黄,脉滑数,是心肝火旺;脉大为病进;舌苔黄厚腻是痰火之征。凡此诸症,说明患者病情出现反复,责在痰火未尽,阴液亏虚未复。治疗首当清泻痰火,次需养阴生津。仍以礞石滚痰丸泻火豁痰,川贝母、桑白皮、北沙参清热利肺,畅利上焦气机,开上利下;瞿麦、滑石、淡竹叶泻火通淋,引热下行;天花粉、北沙参养阴清热。

处方:青礞石24 g,黄芩15 g,酒大黄6 g,怀牛膝15 g,北沙参24 g,竹叶9 g,天花粉15 g,川贝母6 g,瞿麦15 g,滑石15 g,甘草9 g,桑白皮15 g。6剂,水煎服,医嘱同上。

六诊(2008年2月23日)

服药后病情改善,阴茎冠状沟仍有异常感觉,觉醒后尤为明显;睡眠、大便正常。舌质红,略暗,苔薄微黄,脉左弦细、右大,俱滑近数。

思路:舌质红,略暗,苔薄微黄,脉左弦细、右大,此为痰火之势衰,阴亏火旺之征日显。因而,化痰泻火不可稍缓,养阴则能壮水之主,期望有事半功倍之效。

加天冬、麦冬养阴以壮水之源,用连翘、栀子苦寒泄心肝之火;去桑白皮、瞿麦、滑石防其渗利损伤阴液。

处方:前方去桑白皮、瞿麦、滑石;加天冬20 g,麦冬20 g,连翘30 g,栀子9 g。5剂,水煎服,医嘱同上。

七诊(2008年2月29日)

病情渐趋稳定,近日曾出现阴茎内缩感,外阴局部胀满与尿道不适,但呈逐渐减退趋势,今晨起床后诸症已不明显。打鼾已消失,血压降至正常。今晨血压124/80 mmHg。每日排便2次,大便质稀,排便通畅。情绪畅快,能坚持日常劳作及锻炼。舌质略暗,苔薄腻色白,脉弦滑略细。

思路:大便通畅,情绪畅快,血压正常,此为肝气舒畅,经脉和利之征;打鼾消失为呼吸之道路得以宣畅。肺主一身之气,肝司疏泄之机。肺肝之气调畅,周身气机亦随之和利。但阴虚未复,痰火亦未尽去,治宜养阴化痰继进,既为巩固疗效,亦能防其复发。意在"先安未受邪之地"。重拾养阴泻火、豁痰安神之法。天冬、麦冬、百合、沙参、天花粉养阴生津;知母、黄柏、竹叶、连翘清热泻火;丹参、酸枣仁、百合、炙甘草宁心安神。

处方:天冬24 g,麦冬24 g,百合30 g,知母15 g,黄柏12 g,川贝母9 g,竹叶9 g,北沙参30 g,丹参15 g,炙甘草9 g,酸枣仁30 g,天花粉15 g,连翘30 g。6剂,水煎服,煎服方法同上。

医嘱:尽剂可以停药观察。并应忌食辛辣油煎炙煿,防止情绪不畅。颐养精神,调畅情志,寓治于防。

随访一年余,病情无复发。

【诊者体会】

阳强是指阴茎异常勃起,茎体强硬,久而不萎,触之则痛,持续几小时甚至几天,而且通过性交亦不能使其软缩的病证。也称"强中""阴纵不收"等。相当于西医学所说的"阴茎异常勃起症"。阴茎异常勃起指持续(>4小时)阴茎勃起病理状态,其发生既与性刺激无关,又不能通过射精而缓解。

一、病因病机

阳强多由于情志失和,肝郁化火,火灼宗筋,致使筋体拘急;或湿热闭阻宗筋脉道,脉络郁阻,而致茎体强硬不衰;或因房事过度,精液久泄,耗损真阴,阴虚阳亢,瘀阻脉络,以致阴茎坚硬不倒。本症多发生于青壮年新婚阶段,或壮年气盛之男性。肝主筋膜,其脉绕阴器;肾主二阴,又为作强之官。强为有力、盛壮之势,故阳强主要责之肝火炽盛,肾水不足之人。

二、本案分析

(一)病责阴虚阳旺,痰火内盛,扰于阴器

患者老年男性,年逾八八,本当天癸渐竭,肾气日虚,阳事渐衰之年。反见强中不倒,且持续达5个月之久,虽经西医治疗,始终不能获得满意疗效。其中缘由,值得深思。其肝火内盛,上扰于心,心肝火炽;舌苔黄腻且厚,脉滑大数,则是火旺夹痰,痰火内扰,心神不宁,阳强不倒,痛苦不堪,难以言表。痰火之盛,难以尽除,又因阴虚在其背后。

(二)治法方药分析

1. 重镇清火涤痰不可或缺

治疗痰火之方颇多,本案初诊用礞石滚痰丸加味。此后三诊,皆因火盛与阴虚互为依存,而遵从《丁甘仁医案》所说"阴不充则火不靖,火不靖则痰不化"之精神。始终采用化痰必须清火,清火才能养阴的思路,循序渐进。此外,滋阴亦当充分理解《素问·至真要大论》所谓"诸寒之而热者取之阴"之明训,以求"壮水之主以治阳光"(王冰语)。患者阳强,且睡眠不佳,精神不宁,是痰火内扰,阴虚阳旺,其病久入络,唯有金石重镇,才能泻火豁痰。

2. 守方少变,层层递进

此后数诊,症状虽有变化,其病机变化不大;第五诊,症状不同,但病机仍然不离痰火内盛而阴液亏虚,虚实夹杂的特点,治疗后虽然痰火渐衰,但是阴虚未复,主次自然有所不同,因而,滋阴与化痰清火兼顾。唯治有主次先后之别,用药亦有轻重缓急之分,但清火化痰、养阴制火则需始终并用。

3. 兼顾调神宁心

高年阳强,痛苦难耐,影响心神,心神不宁,心火内炽,阳强益甚。故治疗过程中,始终注意清心泻火、宁心安神。老年阳强,自非青壮年患者可比,其体力、精力皆已不足,耐力亦差,且心理耐受能力更差,同时,阳强不倒,也会影响睡眠,睡眠不足,精神心情受累。因此,老年患者阳强,治疗既要针对病因,也要注意调心安神,舒缓精神,切忌一味苦寒降泻,反而损伤生机。

又,强中亦指肾消,如《张氏医通·杂门》言:"肾消之病,古称强中,又谓内

消"。阳强还指舌长不收,如《杂病源流犀烛·口齿唇舌病源流》提出:"舌吐长不收,名曰阳强"。此又不可不知。

附方

滚痰丸(《玉机微义》卷四引《养生主论》方;《痘疹金镜录》名礞石滚痰丸):大黄8两,黄芩8两,沉香半两,青礞石(硝煅)1两。

古代文献

《素问·生气通天论》:"阳强不能密,阴气乃绝。"

《灵枢·经脉》曰:"肝足厥阴之脉……循阴股入毛中,过阴器……厥阴者肝脉也,肝者筋之合也,筋者聚于阴气,而脉络于舌本也,故脉弗荣则筋急;筋急则引舌与卵,故唇青舌卷卵缩则筋先死。"

《灵枢·经筋》曰:"足厥阴之筋……上循阴股,结于阴器。"

《辨证奇闻》:"人有终日举阳。绝不肯倒,然一与女合,又立时泄精,精泄之后,随又兴起,人以为命门之火,谁知阴衰之极乎!""人有终日操心,勤于诵读,作文之时,刻苦搜索,乃至入房,又复鼓勇酣战,遂至阳举不倒,胸中烦躁,口中作渴,两目红肿,饮之以水不解,人以为阳旺之极,谁知心肾两火齐动乎!夫心肾无一刻不交,心交于肾,则肾火无飞腾之祸,肾交于心,则心火无亢热之忧。若日劳其心,则心不交于肾,夜劳其肾,则肾不交于心。心肾不交,则水火无既济之好,觉一身上下无非火气,于是心君失权,肾水无力,而命门之火与心包之火,反相合而不相离,骨中髓动,髓海煎熬,肝中龙雷之火,亦起而相应;三焦之火,亦且附合以助其炎上之势。火尽上升,阳无所寄,势不得不归于下,下又难藏,因走于宗筋阴器之间,阳乃作强,而不可倒矣。此等之病,至危之症也,非迅解二火,阳何能倒?"

功能性水肿

◀ 导语 ▶

水肿发病责之肺脾肾三脏气化失调,水道不利,水液内停。病有内伤外感之分,内伤有脏腑器质性损害者,有仅为气化失常者。后者,各种常检查无阳性发现,称为功能性水肿。本病以生育期女性尤为多见。中年之后,脏腑渐亏,肝肾不足,气化失常;或经期血归于血海,气失血涵,疏泄失常,气化失司,水液运行输布失常。若肝肾阴虚,水道不利,发生水肿,其责在阴虚气化失司,故称阴虚水泛。由此引发的水肿,则为阴虚水肿。治需养阴利水,切忌妄用渗利。

临证思辨

病例 女,52岁。教师,济南人,现住山东省新泰市。首诊时间:2008年4月2日。

医生:您好!请问您哪儿不舒服?

患者:医生您好!我眼皮以及四肢浮肿。

医生:有多长时间了?

患者:开始主要是眼睑浮肿,有四五年了,双手、双下肢浮肿也有3个多月了。

思路:眼睑、四肢浮肿,首先需要考虑肾脏疾病以及心、肺、肝脏疾病的可能;其次,对于更年期女性,还应想到常见的功能性水肿。因此,病史与以往的诊疗经过很重要。

医生:请问您做过哪些检查?发现异常没有?

患者:在当地医院做过检查,没有发现明显异常。被诊断为"功能性水肿。"

医生:哦,是这样的。请详细说说您发病与治疗的经过好吗?

功能性水肿

患者:好的。近5年来,经常发生两侧眼睑浮肿,时轻时重,没有在意。今年春节之前,出现双手及两下肢肿胀,按之凹陷不起。双手、双足肿胀通常早晨最轻,活动后则会明显减轻,到傍晚则会加重。当地医生给了济生肾气丸治疗,但是效果一般。因而来济南求治。

思路:女性常见功能性水肿,通常与肝肾不足,气化失常有关。济生肾气丸虽然是常用处方,但是需要辨证遣药。

医生:请问您以往健康状况怎样?

患者:有支气管炎病史40余年,现在仍时常咳嗽、咳吐黄痰。

思路:肺为水之上源,咳嗽、咳黄痰是痰热蕴肺,肺失宣肃。肺失宣肃,不能通调水道,也会发生水肿。

医生:还有其他病史吗?

患者:另外,发现血糖升高1个多月,但是尚未诊断糖尿病。

医生:月经规律吗?

患者:停经1年了。因为子宫肌瘤,去年做了子宫全切手术。

医生:是否保留卵巢?

患者:保留了卵巢。

思路:子宫全切造成人工绝经,虽然保留了卵巢,还是会影响女性内分泌功能,这可能是导致浮肿加重的重要因素。患者50岁了,需要考虑进入更年期,因而,要了解是否有雌激素不足的表现。

医生:请问您还有其他不舒服的症状吗?

患者:手心、脚心容易汗出,面颊潮红,常常全身怕冷。而且夜间盗汗,极易心烦,情绪激动,口干口苦,口气很重。

思路:果然是雌激素不足,基本可以考虑是绝经期肝肾亏虚的原因了。

医生:您饮食、睡眠以及大小便怎样?

患者:饮食、睡眠、大小便都正常。

医生:请伸出舌头让我看看,好的。请让我为您诊脉……

综合四诊资料,病情和诊疗记录如下:

【病案记录】

主诉:眼睑浮肿四五年,双手、双下肢浮肿3个月。

现病史:近四五年来时常发生眼睑浮肿,春节前发现双手及双下肢肿胀,凹陷性水肿,晨起较轻,活动后减轻,傍晚加重。当地医院诊为"功能性水肿,"给予济生肾气丸治疗,效果一般。尚见手足心易汗出,全身怕冷。夜晚盗汗,心烦,情绪易激动;饮食、睡眠、二便正常。口干口苦,口气秽浊。面颊潮红。舌质红,有瘀点,苔厚腻微黄,脉数、滑、微浮。

既往史:患支气管炎40余年,经常咳嗽、咳吐黄痰。子宫全切术1年(保留卵巢),发现血糖高1个月余。

中医诊断:(1)水肿;(2)咳嗽;(3)绝经前后诸症。辨证:痰热夹瘀,壅滞肺气,肝肾亏虚,气化失常,水道不利。

西医诊断:(1)功能性水肿;(2)绝经期综合征;(3)慢性支气管炎;(4)子宫全切术后。

治法:清化痰热,宣肃肺气,化瘀利水,滋补肝肾。

处方:全瓜蒌30 g,薤白15 g,葶苈子15 g,桔梗12 g,麦冬30 g,茯苓15 g,川贝母9 g,前胡15 g,益母草24 g,知母15 g。6剂,水煎服,每日1剂,分早、晚2次温服。

思路:中年女性,素来咳嗽、咳吐黄痰,是痰热蕴肺,肺失宣肃之故。肺为水之上源,主通调水道,患者眼睑浮肿近5年,责之肺气失宣,水道通调不利。年过七七,因子宫切除而人工绝经,手足汗出,心烦潮热盗汗,全身怕冷,为肝肾亏虚,阴阳失和。舌质红,有瘀点,苔厚腻微黄,脉数、滑、微浮,尽是痰热瘀阻,气机不畅之象;口干口苦,面赤潮热,烦热盗汗是肝肾阴虚,虚热内扰之征。证属本虚标实,治宜标本兼顾,先治其标。故以清化痰热,肃肺降气,化瘀利水为主,兼以滋补肝肾,清退虚热。仿瓜蒌薤白白酒汤加味。

二诊(2008年4月7日)

服药平妥,双手肿胀开始减轻,双下肢仍呈凹陷性水肿;手足心汗出仍多,晨起全身汗出。服药后大便日2行,质不稀;仍感口干口苦,饮食、睡眠正常,小便调和。舌质淡胖,苔腻微黄,有瘀点,脉沉滑。血压125/82 mmHg。

思路：病程较久，药仅5剂，尚不足以显效。但是双手肿胀见轻，舌质转为淡红，厚苔变薄，色淡黄，是痰热已有消退之机，但绝非一日能收全功。《伤寒论》396条曰："大病差后，从腰以下有水气者，牡蛎泽泻散主之。"仿牡蛎泽泻散之意，加瓜蒌根、生牡蛎，合葶苈子、桔梗、川贝母、前胡以清热化痰、宣肺降气、软坚利水。

处方：上方加天花粉15 g，生牡蛎24 g。6剂。煎服方法同前。

三诊（2008年4月14日）

上方尽剂，双手肿胀再减，双眼睑略有浮肿，夜间双下肢凹陷性水肿仍比较明显，白天减轻。晨起出汗明显，手足心热伴汗出。口干减轻，仍口苦，多梦。情绪稳定，饮食睡眠小便均正常，大便每日1行。时有咳嗽，咳痰量少。舌淡红略暗，苔黄厚腻，脉沉弦细。

思路：水肿不退，咳嗽、咳痰不止，舌淡红略暗，苔黄厚腻，顽痰瘀热结滞，难以速除；浮肿而潮热汗出，脉沉弦细则是阴虚阳乏，气化失常之故。继以清热化痰，软坚散结，滋阴和阳法为治。

处方：生牡蛎30 g，天花粉18 g，桂枝12 g，牵牛子3 g，葶苈子15 g，车前子15 g（包煎），怀牛膝15 g，柴胡15 g，生白芍15 g，炮附子6 g，茵陈15 g，黄芩15 g。6剂。煎服方法同前。

四诊（2008年4月21日）

近日，双手肿胀明显减轻，双下肢凹陷性水肿也较前好转，双眼睑略有浮肿，口干苦减轻。晨起烘热汗出明显，情绪稳定，饮食正常，眠浅多梦，二便调。时有咳嗽咳痰，痰少、色白、质黏味咸。舌质暗，苔黄厚腻，脉沉弦细。

思路：症状减轻而未尽，病见起色，治疗方法不变，再增泄浊利水之品。仿牡蛎泽泻散意。

处方：(1)汤剂：上方加商陆3 g，泽泻18 g。6剂。煎服方法同前。同时以下方制蜜丸，滋补肝肾阴虚，清热化痰肃肺，通阳化气行水。以资善后。

(2)蜜丸方：三诊处方加泽泻30 g，麦冬45 g。6剂，共细末，炼蜜为丸，丸重9 g，每服1丸，日3次。

五诊（2008 年 4 月 23 日）

药效渐显,患者双手、双下肢胫前水肿消失,唯足踝处仍有水肿,但已较以前减轻,眼睑略有浮肿。口苦减轻,仍咳嗽,咳出白痰,质黏易咳,纳可,二便正常。舌质暗红,苔黄厚腻,脉沉细。离家近一月,病已近愈,思乡心切。要求带药回家治疗。

思路:症状见轻,理应效不更方。浮肿渐轻,但咳嗽、咳痰不尽,为痰热伏肺,非一日可除。治以清肺热、化痰浊、利水道为要。

处方:上方去炮附子、商陆、柴胡;加川贝母 9 g,桔梗 12 g,海浮石 24 g,瓜蒌 15 g。6 剂。煎服方法同前。

尽剂后停服汤剂,改服蜜丸。

2012 年因慢性支气管炎伴感染,在当地久治不愈,再次来诊。告知五诊方尽剂后,水肿基本消失,服尽蜜丸,至今水肿未复发,血糖无异常。

【诊者体会】

功能性水肿是指临床各项检查化验指标无异常,又无任何明显的、已知的原因,出现眼睑、四肢乃至全身浮肿为主要特征的病症,是妇科临床较为常见的一类病症。属中医"水肿"范畴。该病以水肿为主症,肿势轻重不同,水肿部位常见于面部、四肢,多有紧张绷束感。患者尿量正常,往往不能准确叙述起病时间,病程不一,反复发作。

一、病因病机

脏腑功能虚衰是功能性水肿的发病基础,肾虚为其根本。年龄增长,脏腑功能衰退为病理基础;由此导致气化失司,水道不利为基本病机。脏腑虚损始于阳明,渐及肝肾,肾虚为本。如《素问·上古天真论》提出"女子七岁,肾气盛,齿更发长……五七,阳明脉衰……六七,三阳脉皆衰于上,七七,任脉虚,太冲脉衰少,天癸竭,地道不通,故形坏而无子也"。说明女性自"五七"开始,脏腑阴阳功能日益虚损,气化活动逐步衰减,体损用衰。加之女性一生,经历经、孕、产、乳,每每导致精血耗损。中年之后,肾气渐虚,天癸将竭,精血渐亏,其形体与功能逐渐老损,气化失司,在所难免。肾为五脏六腑之根,又为水藏,主津液。肾藏阴阳亏虚,必然累及脏腑功能,导致气化失调,水道不利,发生水肿。

脏腑虚损,气化失司,常兼夹水湿、痰浊、瘀血为患。肺为水之上源,脾为治水之脏,肾为水脏主津液,肺脾肾虚损,气化失司,在发生水肿的同时,还会导致痰浊、水湿、瘀血内停。这提示痰浊、瘀血亦是功能性水肿发病过程中的重要病理产物;而痰浊、瘀血、水湿交互为患,以致脏腑虚损日益加重,水液难以输化,水肿缠绵难愈。

二、本案分析

（一）诊断

患者中年女性,眼睑浮肿近5年,继之双手、双下肢伴眼睑浮肿,呈凹陷性水肿,晨轻暮重。检查无异常发现,功能性水肿的诊断成立。所不同的是,本例既往有支气管炎病史40多年以及子宫全切、血糖升高等。因此,经过严格检查,可以除外慢阻肺病、糖尿病引起的水肿。

（二）病机

肺、脾、肾三脏功能失调是水肿病机之本,水液潴留为标。水肿是肺、脾、肾气化失常,水液潴留为病,功能性水肿也不例外。但是,与其他疾病的水肿比较而言,功能性水肿发病多见肺、脾、肾亏虚,而以肾虚为本。

肝肾阴虚是更年期女性功能性水肿不可忽视的病理基础。脏腑气化以阴为根,以阳为用。《素问·生气通天论》曰:"阳化气,阴成形。"阴虚则阳气无根,蒸化失常,发生水肿。中年女性,特别是绝经后,肝肾亏虚,阴阳失和,气化失常,水道不利,水液潴留是发生功能性水肿的重要机制。

阴虚水泛是功能性水肿发生的重要机制。阴精是构成和维持人体正常生理活动的物质基础。《素问·金匮真言论》说:"夫精者,身之本也。"阳气与阴精,相互依存,相互转化,相互制约,在水液代谢过程中均发挥着重要作用。阴精参与人体水液代谢主要表现在以下几个方面:首先,阴精能化生阳气,阴精充足,阳气旺盛,运行水津。其次,阴阳分藏于五脏,而水液代谢与脏腑,尤其与肺、脾、肾三脏关系密切。阴精充盈,阴成形,阳化气,脏腑之阴阳平衡,气化机能正常,水津运行有度。其三,阴精又主濡润,脏腑皆赖阴精滋润,气化有序,开合有度,水道始得通畅,水液输布、排泄有常。其四,阳主热,阴主寒;阳主动,阴主静。阴阳相互制约,动静得宜,气化有度,阴能制阳,阴精满盈,制约阳气,使无内炽之偏,而行少火之职。凡此皆说明,阴精在水液代谢中具有重要作用,其作用并非只是被动的制约阳气。阴虚水泛是发生水肿的重要病机。首先,阴阳互根,阴精亏虚，阳气不化。阳气不化，水液泛滥为水肿。其次，阴虚脏腑气化失常，脏腑阴虚，阴不配阳，脏腑阴阳失和，气化失调，水湿泛溢，如，《医学衷中参西录》曰："肾虚不能漉水，小便短少，积成水肿。"第三，阴虚失润，脏腑窍道失却滋养，可以影响水液代谢。第四，阴虚火旺，虚火内盛，不能蒸津化液，反而消灼阴津，以致水湿内泛。

(三) 证治方药

1. 治法探讨

补益肝肾，滋阴和阳，化气行水是功能性水肿的基本治法。功能性水肿病机责之肺、脾、肾虚损，气化失司，水液留滞。故治疗需要补益脏腑虚损，滋阴和阳，恢复脏腑气化功能，气机调畅，水道通利，水液输布正常，水肿自然消退。

肝肾亏虚，痰热蕴肺，脏腑气化失常，水道不利是本例水肿病机所在。患者咳嗽、咳痰40多年，其痰热壅滞，耗伤气阴，肺气宣肃失常，水液输布运化失司可知；加之年逾七七，子宫切除，天癸告竭，地道不通，是以出现五心烦热、潮热盗汗、口干、口苦等症状。因此，本例水肿病机是痰热蕴肺与肝肾阴虚并存，以致脏腑气化失司，水道不利，水液潴留，虚实兼见，证属本虚标实。

治疗须标本兼顾，暂以标为先。治法为清化痰热，肃肺降气，化瘀利水为主，兼以滋补肝肾，清退虚热。

2. 方药解说

处方仿瓜蒌薤白白酒汤合牡蛎泽泻散，以瓜蒌、桔梗为君药，瓜蒌清热化痰，散结润肠，开宣胸中气机，畅利脏腑气化；桔梗化痰宣肺，利气疏通，利肺气而通利水道。配川贝母、前胡清热化痰，肃降肺气，以助君药清热化痰、行气利水之力。薤白辛温宣通，畅达气机，与瓜蒌配伍，善于散滞宣壅，通行胸中阳气以助气化而行水，并为臣药。麦冬、知母滋养肺肾之阴，生津润燥，兼能清肺化痰；葶苈子泻肺行水；茯苓渗湿利水；益母草活血化瘀，血行则水肿自消，为佐药。此外，水液属于阴类，赖气化以行之，故畅利气机，有助于化气行水。故首诊方中配柴胡以疏肝理气，气机通畅则气血调和、水道畅利；佐以少量桂枝、附子以鼓舞阳气、通阳化气行水，为佐使药。

二诊病情好转，大便稀薄不成形，故仿《金匮要略》瓜蒌牡蛎散意，加用天花粉（瓜蒌根）以养阴化痰，清热生津；生牡蛎咸寒，化痰、散结、育阴、清热、除湿，而能泄水气，特别适宜于大便不成形者。

三诊时，水肿渐消，水湿浊气未尽。为病久浊滞，难以速除，故加牵牛子泄浊降气,用车前子、葶苈子、茵陈利水渗湿,俾水湿浊气从前后分消,促进水肿消退。水肿责之气化不利,水道不通;而气化失司根在脏腑虚损,故虽然着手于清热化痰,泄浊利水;但是肝肾亏虚,也当时时顾及。首诊用麦冬、知母;二诊、三诊用天花粉、牡蛎;四诊用白芍养血活血,牛膝通利血脉,取利水与养阴补虚并用之意。

四诊水肿虽减,但痰热久结,顽固不化,故加商陆、泽泻以增泄浊利水,渗湿消肿之力。五诊时,病情缓解,去附子、商陆、柴胡。但是,痰热久蕴,清除亦非一日之功,需要逐渐清化,故再加川贝母、桔梗、海浮石、瓜蒌,以清热化痰利水,以求缓缓建功。

养阴利水是治疗功能性水肿的重要方法。麦冬为首选药物,麦冬为养阴要药,又善利水,具有利水不伤正,补虚不助邪之特点。《备急千金要方》记载麦冬饮,组成仅用麦冬、米,治水气肿、鼓胀、小便不利。说明麦冬善于治水。本例四诊重用麦冬为君,养阴利水以助气化,用其甘寒柔润之性,补气以助气化,益阴而滋水源,清热又能肃通水道,利水以开水湿之去路,故收养阴清热、利水消肿、通利小便之功。麦冬可以用于心、肺、脾、肾四脏气化失常、水液代谢失常之水肿胀满、小便不利之病症。麦冬养阴利水俱佳,本例首诊、二诊、四诊均用麦冬,特别是四诊用量为45 g,即是此意。

附方

1. 瓜蒌薤白白酒汤(《金匮要略》)

组成:瓜蒌实1枚(捣),薤白半斤,白酒7升。

制法:上3味,同煮,取2升,分温再服。

主治:胸痹之病,喘息咳唾,胸背痛,短气,寸口脉沉而迟,关上小紧数。

2. 瓜蒌牡蛎散(《金匮要略》)

组成:瓜蒌根、牡蛎(熬)等份。

制法:上为细末,饮服方寸匕,每日三服。

主治:百合病,渴不差者。

3. 牡蛎泽泻散(《伤寒论》)

组成:牡蛎(熬)、泽泻、蜀漆(暖水洗去腥)、葶苈子(熬)、商陆根(熬)、海藻(洗去咸)、瓜蒌根各等份。

制法:上七味,异捣,下筛为散;更于臼中治之。白饮和服方寸匕,日三服。小便利,止后服。

主治：大病差后，从腰以下有水气者。

古代文献

《景岳全书·肿胀》："凡水肿等证乃脾肺肾三脏相干之病。盖水为至阴，故其本在肾；水化于气，故其标在肺；水唯畏土，故其制在脾。"

《名医类案》："肾水不足……久而干涸，小便不化。"

《辨证奇闻》："真水既衰，虚火必盛而真水力不能制……水从火泛……散聚于阴络，随五脏六腑之虚入而注之，不走小肠，而走于手足皮肤，而毛窍出水也。"

痹证（臂丛神经病变）

◀ 导语 ▶

臂丛神经属于外周神经，其病变可见病侧上肢或缺盆处疼痛、麻木、无力，甚至肌肉萎缩等。引发臂丛神经病变的原因较多，但是外感风寒湿邪或湿热邪气、局部损伤等较为常见。正气亏虚，卫外不固，营卫失和，腠理空疏，易招邪气内侵。本案中年女性，已届绝经期，肝肾亏虚，精血不充，百骸失荣，故易感邪气。正虚邪阻，营卫失常，脉络不畅，因而发病。正虚为本，故补养气血，滋生营卫，填补肝肾，是为王道。

临证思辨

病例 女，48岁。大学职员。住济南市历下区。首诊时间：2008年9月17日。

医生：您好，请问您哪里不舒服？

患者：医生您好！我左胳膊麻木，颈部疼痛。

医生：多长时间了？

患者：20多天了。

医生：有什么原因吗？比如：感冒、受凉、外伤、高枕睡眠，等等。

思路：导致上肢麻木有许多原因，需要仔细询问。

患者：好像没有什么明显的原因。

医生：那么，您的感觉是怎样的？

思路：单个肢体的麻木多数是神经系统病变引起的，疾病不同，起病方式与感觉异常也会不同。

患者：主要是左上肢麻木，其中左手食指、中指、无名指麻木尤甚。

思路：食指、中指、无名指的桡侧部分属于正中神经支配区。应当注意正中神经病变的可能。

医生：除了麻木之外，还有其他不舒服吗？

患者：还伴有左侧颈肩部疼痛、轻度背痛。

医生：疼痛剧烈吗？是持续性还是间歇性疼痛？

思路：伴有颈肩部疼痛可以排除正中神经病变。需要注意脊神经病变，如颈椎病、臂丛神经病变等。

患者：疼痛是持续的，比较明显，但是不影响睡眠。

医生：是否有胸闷？活动后背痛加重吗？咳嗽时症状加重吗？

思路：背痛，需要除外心脏原因引起的心绞痛。颈椎病神经根受刺激时，咳嗽可以使疼痛加重。

患者：没有胸闷，活动后背痛无明显变化；咳嗽时症状没有加重。已经做过心电图检查，没有发现异常。

医生：好的，一会儿我看看。从发病到现在，症状有变化吗？

患者：开始症状较轻，逐步加重，但是现在已经稳定了。

医生：治疗过吗？

患者：治疗过，主要是理疗（低频超声治疗）。

医生：效果怎样？

患者：理疗后病情没有明显缓解。

医生：还有其他不舒服的症状吗？

患者：左侧肘关节酸胀疼痛，活动没有异常。

医生：是否有头痛、头晕？

思路：如果是颈椎病引起的麻木，患者可能会伴有头痛、眩晕等症状，有助于区别臂丛神经病变。

患者：没有头痛，偶有头晕。

医生：您头晕是什么样的感觉？头昏还是旋转？

思路：头晕需要区别是头昏还是眩晕，二者性质不同。

患者：是头目不爽，没有视物旋转，每次持续2~3秒。

医生：哦，明白了。请问您情绪怎样？

思路：可以排除颈椎病引起的眩晕。

患者：因为治疗一直没有明显效果，加上麻木疼痛，情绪急躁易怒。

医生：睡眠好吗？

患者:睡眠浅,一夜可睡5小时左右。

医生:饮食如何?

患者:食欲一般;口干,汗出多。

医生:大小便正常吗?

患者:正常。

医生:我要为您做神经系统检查,请您配合。

(记录:颅神经、四肢检查未见明显异常。左侧颈肩部压痛阳性,左侧臂丛神经牵拉试验阳性,左锁骨上窝轻压痛。)

医生:请伸出舌头让我看看,好的。请让我为您诊脉……

综合四诊资料,病情和诊疗记录如下:

【病案记录】

主诉:左上肢麻木20天。

患者20天前无明显原因出现左上肢麻木,伴左侧颈肩部疼痛,理疗后仍觉麻木,左手食指、中指、无名指麻木尤甚,左侧肘关节酸胀疼痛,活动灵活;无头痛,有时头晕,不伴有视物旋转,每次持续2~3秒;口干,汗出多,急躁易怒,饮食基本正常;睡眠浅,一夜睡眠约5小时,二便正常。

既往胆囊结石病史4年,绝经5年。

常规检查:红细胞容积34.5%,血红蛋白119 g/L,血沉40 mm/h。血生化未见异常。EKG:电轴左偏,胸前导联T波低平。雌二醇19.6 pg/mL,睾酮0.19 ng/mL。

体格检查:面色微黄少华,肌肤不润,精神疲惫。颅神经正常,四肢正常,左侧颈肩部压痛阳性,左侧臂丛神经牵拉试验阳性,左锁骨上窝轻度压痛。

舌质暗红,苔薄黄,脉沉细。

中医诊断:(1)痹证;(2)麻木。辨证:肝肾亏虚,气血不足,风寒入络。

西医诊断:(1)左侧臂丛神经病变;(2)轻度贫血;(3)雌激素缺乏。

治法:滋养肝肾,补益气血,散寒通络。

处方:当归补血汤、二仙汤合葛根汤加减。生黄芪45 g,当归20 g,酸枣仁30 g,丹参30 g,天麻24 g,乌梢蛇18 g,炒知母15 g,黄柏15 g,葛根30 g,麻黄9 g,桂枝9 g,炙甘草12 g,附子9 g。7剂。水煎2次,去药液400 mL,每服200 mL,早、晚各1次温服。

思路：中年女性，绝经5年，天癸已竭，肝肾不足，筋骨不坚，形体日衰，腠理疏松。其面色无华，肌肤不容，即是气血不充之故。夏末秋初，天阳渐衰，阴气渐至，出汗过多，腠理疏松，卫外不固，则易感风寒。风寒侵袭，脉络不通，营卫失和，因而麻木、疼痛。发散风寒，可以驱除邪气，缓解疼痛、麻木等症状。但是中年体衰，气血不足，肝肾渐亏，一味散寒，恐伤正气。故治疗以补气血、滋肝肾为基础，可以使祛邪立足于不败之地；以发散风寒，通络止痛为辅助，祛邪可以尽快缓解麻木疼痛等症状。

二诊（2008年9月26日）

患者自述颈肩部疼痛减轻，以左肩、锁骨上窝至前臂为主，有牵拉痛；背痛消失。唯麻木尚无变化。舌质淡暗，苔薄白少，脉沉细弦。

思路：颈肩部疼痛减轻、背痛消失，为风寒有渐退之势；其舌质淡暗、苔薄白少、脉沉细弦是气血不足之象，治法宜守方继服，但需减麻黄之发散，加威灵仙、苍耳子以增疏风通络之力。

处方：上方改麻黄6 g；加威灵仙30 g，苍耳子6 g。7剂，煎服方法同前。

三诊（2008年10月10日）

症状改善，左肩锁、前臂疼痛减轻，左食指桡侧仍麻木、酸胀，后背至左手臂疼痛不适。入睡迅速，但睡眠质量差，主要是睡眠浅而易醒，醒后难再入睡，一夜可睡眠5~6小时，食欲正常，二便调和。舌质红暗，苔中根薄白略厚，脉沉细。

思路：症状减轻而未尽，舌质暗红，苔中根薄白略厚，脉沉细仍是风寒蕴络、气血不足、肝肾亏虚之象。治疗仍需散风寒、益气血、补肝肾、通经脉。处方用当归补血汤与阳和汤加减。

处方：生黄芪45 g，当归24 g，生麻黄3 g，熟地黄24 g，枸杞子24 g，赤、白芍各15 g，桂枝9 g，炮附子6 g，丹参18 g，酸枣仁30 g，苍耳子6 g，桑枝24 g，淫羊藿15 g。7剂，煎服方法同前。

四诊（2008年10月17日）

左肩、前臂疼痛减轻，左食指桡侧仍感麻木；睡眠较前深沉，一夜可眠7~8

小时。偶感头昏沉不爽,食欲一般,口不渴。大便不干,排出不畅。舌质淡暗,苔薄微黄,脉沉,左脉涩、细如线。

思路:疼痛减轻,病有转机。唯舌质淡暗,苔薄微黄,脉沉,左脉涩、细如线,仍属气血亏虚、肝肾不足之征。气血不复,风寒难以外散,是谓"治风先治血,血行风自灭"。仍以当归补血汤合加味琼玉膏化裁。

处方:黄芪30 g,当归20 g,人参6 g,熟地黄24 g,枸杞子20 g,天麻20 g,桂枝9 g,附子6 g,丹参18 g,红花3 g,威灵仙30 g,乌梢蛇15 g,砂仁15 g,陈皮15 g。7剂,煎服方法同前。

五诊(2008年11月21日)

服上方7剂,现患者仍觉左肩前臂隐痛,左手指端麻木;数日前受凉后出现头痛,无流涕、咳嗽;睡眠、饮食正常,大便日1行,排便通畅,小便正常,右肋弓下疼痛。舌质暗红,苔黄微腻,脉沉细。体格检查:压顶试验阴性,臂丛牵拉试验阴性,左锁骨上窝已无压痛。

思路:体征逐渐消失,但疼痛不除,为久病入络;舌质暗红,苔黄微腻,脉沉细,乃气血不足。治宜祛邪通络与补虚扶正兼顾。用葛根汤去麻黄、桂枝加羌活、独活、川芎、天麻、天南星、姜黄、威灵仙祛风通络,用生黄芪、人参、全当归、炮附子益气养血,温壮卫阳,和营通脉。

处方:葛根30 g,全当归18 g,生黄芪30 g,人参6 g,炙甘草12 g,羌活9 g,独活9 g,川芎9 g,天麻15 g,天南星6 g,姜黄12 g,炮附子9 g,威灵仙20 g。7剂,煎服方法同前。

医嘱:正气不足,体质虚弱,极易感受外邪,必须不断保养正气,避免劳累,预防邪气侵袭。

六诊(2008年12月12日)

服上方7剂症状减轻,头痛消失;因出差停药2周,加之旅途劳顿,饮食不妥,此后左肩、左臂疼痛趋于加重,左手麻木;周身烦乱,胆囊区不适,呃逆。入睡困难,早醒,饮食正常,口不渴。大便不规律,时有排便不尽感,小便正常。舌质暗淡,苔薄黄腻,脉沉细弦无力。

思路：邪气未尽，正虚未复；复因旅途劳顿，饮食失节，其周身烦乱、胆囊区不适、呃逆为肝胆气机不畅所致。治疗仍需补气血，散寒邪，兼顾疏利肝胆气机。

处方：生黄芪30 g，当归15 g，人参9 g，炮附子9 g，酸枣仁30 g，丹参15 g，苍耳子6 g，威灵仙30 g，明天麻15 g，片姜黄12 g，郁金18 g，生麦芽24 g。7剂，煎服方法同前。

七诊（2008年12月19日）

左上肢疼痛明显减轻，现感项部、左拇指轻微疼痛，左手手指仍有些许麻木；仍易急躁，乏力，睡眠改善，郁怒之后嗳气频作，右胁痞塞不适，大便通畅，口不渴，自觉皮肤、口唇干燥。舌质淡红，苔腻微黄，脉弦细。

思路：正气不足，邪气滋扰，受如持虚；一经感邪，驱之甚难。其皮肤、口唇干燥是冬季暖气温度较高，室内干燥之故。治疗必须持之以恒，坚守益气补虚，滋养肝肾，兼以疏理气血。加枸杞子、麦冬滋阴润燥；加旋覆花疏瘀通络，鸡内金化滞助运。

处方：上方去苍耳子；加枸杞子24 g，麦冬30 g，旋覆花15 g，鸡内金15 g。7剂，煎服方法同前。

八诊（2008年12月26日）

病情改善，左上肢疼痛缓解，仅微感左拇指近端关节疼痛，左食指、中指端微有麻木；右胁痞塞不适已经缓解。饮食正常，唯食量较少；睡眠、二便正常。舌质红略暗，苔薄黄少，脉沉细。

思路：症状减轻，饮食、睡眠恢复正常，为蕴络之邪气渐除，正虚有逐步回复之机。加枳壳、川芎、炙甘草利气和中；桂枝、炙甘草通络缓中，以资巩固。

处方：上方去麦冬、旋覆花；加枳壳12 g，川芎9 g，桂枝12 g，炙甘草12 g。7剂，煎服方法同前。

九诊（2009年1月2日）

左上肢疼痛已不明显，左拇指近端关节疼痛，遇水或冷加重，左手食指、中指指端仍感微麻不适;右胁已无不适;食欲转佳,食量增加,睡眠质量提高,二便正常。舌质暗红,苔薄少,脉沉细。

思路:正虚之体,补虚不易,驱邪亦难。虽迭经参、芪、当归之补虚,但其脉象未有明显转机。补虚扶正仍需坚持,佐以通络。

处方:生黄芪30 g,当归20 g,人参6 g(单煎),天麻18 g,葛根15 g,桂枝9 g,丹参15 g,炙甘草15 g,川芎9 g,酸枣仁30 g,砂仁15 g,陈皮15 g。7剂,煎服方法同前。

十诊(2009年2月6日)

左肩以及上肢疼痛均已消失,唯感左手手指麻木。春节期间入睡难,需1~2小时,睡眠深沉。白天精力可,双下肢乏力,心烦易激动。头昏沉,饮食正常,大便略干,每日排便1次。咽部堵塞感,双目干涩。面色萎黄少华。舌质红,苔薄黄,脉沉细。

思路:春节应酬多,家务繁杂,过劳伤正,在所难免。因而入睡困难,肢体乏力。治疗仍当益气养血,滋补肝肾,润肠利窍。当归补血汤合二仙汤加减。

处方:生黄芪20 g,当归24 g,炒知母15 g,黄柏15 g,酸枣仁30 g,天麻20 g,枸杞子18 g,菊花24 g,决明子30 g,桔梗12 g,郁李仁30 g,蝉蜕15 g,川贝母9 g。14剂,煎服方法同前。

十一诊(2009年3月20日)

左上肢疼痛、麻木均消失。睡眠改善,夜间入睡迅速,白天情绪不稳,心烦急躁,时感疲倦,双下肢乏力。近一周感觉右胁(胆区)疼痛,既往有胆结石病史。平素时感胸闷,善太息,无头晕、头痛,二便正常。面色渐见荣润。舌质暗红,苔黄,脉沉细。

思路:诸症终于向安,体虚渐见改善。但是气血不足,肝肾亏虚终究是女性七七之后的基本转归。因此,补养气血,滋补肝肾应该持之以恒。继以当归补血汤、二仙汤加减治疗。

处方:生黄芪24 g,全当归15 g,酸枣仁30 g,丹参18 g,炒知母15 g,黄柏

15 g,陈皮 15 g,麦冬 30 g,川贝母 9 g,玉竹 15 g,生龙齿 24 g,炙甘草 12 g,郁金 15 g。7 剂,煎服方法同前。

2011 年 9 月 13 日,因照顾住院的母亲,操劳月余,咽痛 20 多天来诊,告知,肩臂疼痛、麻木未复发,睡眠正常,情绪稳定,正常工作。

【诊者体会】

增龄与衰老是不可避免的生理现象。绝经是女子进入老年期的重要象征。绝经之后,是女子的多事之秋。《素问·上古天真论》谓:女子"七七,任脉虚,太冲脉衰少,天癸竭,地道不通,故形坏而无子也。"故绝经女性肝肾亏虚,气虚衰少,正气不足,腠理疏松,极易感邪生病。

一、病症与发病

(一)病症

本案左肩臂手指麻木、疼痛,属于"痹证""麻木"范畴。

(二)发病

痹证的发病条件主要有外因与内因两方面。

1. 外因

(1)感受风寒湿邪 久居潮湿之地、严寒冻伤、贪凉露宿、睡卧当风、暴雨浇淋、水中作业或汗出入水,外邪侵入肌腠,滞留于关节筋骨,导致气血痹阻而发为风寒湿痹。(2)感受风湿热邪,久居炎热潮湿之地,外感风湿热邪,袭于肌腠,壅于经络,痹阻气血经脉,滞留于关节筋骨,发为风湿热痹。

2. 内因

(1)劳逸不当,劳欲过度,将息失宜,精气亏损,卫外不固;或激烈的活动后体力下降,防御机能降低,汗出肌疏,外邪乘袭。(2)久病体虚,老年体虚,肝肾不足,肢体筋脉失养;或病后、产后气血不足,腠理空疏,外邪乘虚而入。(3)饮食不当,导致脾运失健,湿热痰浊内生。外因是发病的条件,内因是发病的基础。其发病系由机体正气不足,外卫不固;或先天禀赋不足,则外无御邪之能,内乏抗病之力,复因久住湿地,汗出当风,冒雨涉水,热毒浸淫,风、寒、湿、热之邪得以内侵于肌肉、筋骨、关节之间。

二、本案分析

(一)发病病机

患者系 48 岁女性,绝经 5 年,肝肾亏虚在所难免。又面色不华,睡眠浅,均为气血不足之象。时至夏末秋初,天之炎暑未尽,故出汗较多,腠理不固,极易为外邪侵袭。由此发生肩臂麻木、疼痛。肝肾亏虚,气血不足,腠理疏松为发病之本;邪乘虚入是发病的重要条件;邪气阻滞经络,气血不通,营卫失和,是发生麻木、疼痛的基本病机。其关系营卫尤为密切,如《素问·逆调论》谓:"荣气虚卫气实也,荣气虚则不仁,卫气虚则不用,荣卫俱虚,则不仁且不用。"《素问·痹论》提出:"皮肤不营,故为不仁。"人体疼痛、麻木的产生,主要是由于营卫失常所致。

(二)治法方药

1. 治法

治疗需要结合患者年龄、体质特征,予以补养气血,滋补肝肾为主,并且贯穿本案之始终。而痹证发生,不能忘记邪气之侵袭,故疏风通络,不可或缺。

2. 处方用当归补血汤、二仙汤、葛根汤合方

当归补血汤为血虚益气之剂。血有形不能自生,而生于无形之气。故黄芪用量倍于当归,补气建中以滋化源,气旺可以生血。黄芪味甘性温,甘温益气补虚,正气旺盛,气机流畅,则能疏壅滞而祛邪气,借补为通。《素问·阴阳应象大论》说:"味厚则泄……薄则通。"黄芪甘温,用量重则气味具厚,因而有宣通走泄之性。配合当归,益气生血,畅利营卫。

二仙汤由仙茅、淫羊藿、当归、巴戟天、黄柏、知母组成,是治疗女性绝经期综合征的现代新方。绝经期或围绝经期女性常常表现为阴虚火旺的临床特征,治疗需要阴阳兼顾,方中用仙茅、巴戟天、淫羊藿辛温甘润,补肾阳填肾精;知母、黄柏苦寒而能泻相火、滋肾水;当归辛甘温润,养血补虚,柔肝而调冲任。前方药仅六味,却能重点突出,面面俱到。其配伍特点是:(1)滋阴与壮阳同用,以针对阴阳俱虚于下,而又有虚火上炎的证候。(2)补肾与柔肝兼顾,乙癸同源,肝肾互生,仙茅、巴戟天、淫羊藿、知母补肾阳,滋肾阴;当归养血柔肝。(3)辛温甘润与苦寒降泻配伍,辛散不至于太过,苦寒而无凝遏之弊。现代药理证实,温补肾阳药,能作用于下丘脑-垂体-性腺轴,并调整三轴的功能紊乱,进而调整全身的内分泌功能。淫羊藿、仙茅还具有雄激素样作用。

葛根汤为《伤寒论》治疗风寒外感,经络痹阻,颈项肩臂疼痛之常用处方。

葛根、麻黄、桂枝辛散外邪,温通经络;白芍、炙甘草、生姜、大枣养血和营,通调营卫。

本案治疗自始至终以上述三首方剂为基础,用黄芪、当归、人参为主药,坚守益气养血,滋补肝肾,调和营卫,散邪通络之方向,并最终收功。由于患者事务繁忙,常常不能及时复诊,以致治疗周期过长。

附方

1. 当归补血汤(《内外伤辨》卷中)

组成:黄芪1两,当归(酒洗)2钱。

功效:补气生血。

主治:劳倦内伤,气血虚弱,阳浮于外,肌肤燥热,面红目赤,烦渴引饮,脉洪大而虚,口舌生疮,以及妇人经行、产后血虚发热头痛、产后无乳;或疮疡溃后久不愈合者。

2. 葛根汤(《伤寒论》)

组成:葛根4两,麻黄3两(去节),桂枝2两(去皮),生姜3两(切),甘草2两(炙),芍药2两,大枣12枚(擘)。

用法:上7味,以水1斗,先煮麻黄、葛根,减2升,去白沫,内诸药,煮取3升,去滓,温服1升。覆取微似汗。余如桂枝法,将息及禁忌,诸汤皆仿此。

主治:太阳病,项背强几几,无汗,恶风。

3. 二仙汤(《妇产科学》)

组成:仙茅3钱,淫羊藿3钱,当归3钱,巴戟天3钱,黄柏1钱半,知母1钱半。

用法:水煎,分2次服。

功效:温肾阳,补肾精,泻肾火,调理冲任。

主治:肾阴、肾阳不足而虚火上炎之更年期综合征,高血压病,肾炎、肾盂肾炎,尿路感染,闭经。

4. 加味琼玉膏(《医便》卷一)

组成:怀生地黄4斤,白术4两,白茯苓15两,人参6两,天冬(去心净)半斤,麦冬(去心净)半斤,枸杞子半斤(净去梗)。

功效:补血益损,清金水以滋化源。

主治:虚损。

古代文献

《素问·上古天真论》:"女子七岁,肾气盛,齿更发长……七七,任脉虚,太冲脉衰少,天癸竭,地道不通,故形坏而无子也。"

《素问·阴阳应象大论》:"年四十,而阴气自半也,起居衰矣。年五十,体重,耳目不聪明矣。"

《素问·痹论》:"风寒湿三气杂至,合而为痹也。其风气胜者为行痹,寒气胜者为痛痹,湿气胜者为着痹也。……帝曰:善。痹或痛,或不痛,或不仁,或寒,或热,或燥,或湿,其故何也?岐伯曰:痛者,寒气多也,有寒故痛也。其不痛不仁者,病久入深,荣卫之行涩,经络时疏,故不通,皮肤不营,故为不仁。"

《金匮要略·中风历节病脉证并治》:"夫风之为病,当半身不遂,或但臂不遂者,此为痹。脉微而数,中风使然。"

《金匮要略·血痹虚劳病脉证并治》:"问曰:血痹病从何得之?师曰:夫尊荣人,骨弱肌肤盛,重因疲劳汗出,卧不时动摇,加被微风,遂得之。"

痿证(重症肌无力合并甲状腺结节型腺瘤)

> **◆导 语◆**
> 　　重症肌无力合并甲状腺结节型腺肿,以眼睑无力为主诉,故用痿证作为第一诊断。痿证以气虚为本,气源自脾胃,脾胃化生营卫,卫气能"温分肉"。气虚不固,外易感邪,内则邪气易生易滞,结于局部,发为瘿肿瘿瘤。脾虚湿滞,蕴结化热,虽为其标,但湿邪困阻,妨碍中焦运化,则单纯扶土健脾恐难奏效。治从脾虚气弱,但需兼顾渗利除湿,初始用药以土茯苓、雷公藤为主,配伍白术、黄芪、炙甘草等,益气健脾,化湿通络兼顾。

临证思辨

病例　男,67岁。首诊时间:2006年10月14日。

医生:怎么不舒服啊?

患者:我右边的眼皮睁不开,两只胳膊没力气。

思路:眼睑抬举无力,即眼睑下垂是一些疾病的早期症状,需要认真识别。眼睑抬举无力,眼裂变小,与动眼神经和眼球运动中枢或其纤维损害以及肌肉病变有关。发生于老年人的眼睑下垂的主要原因包括老年眼腱膜退行性变、重症肌无力、脑梗死后睑下垂、糖尿病性动眼神经麻痹等,当进一步仔细问诊、查体。

医生:有没有做过什么检查?

患者:一年前曾做过一系列检查,在济南市一家省级医院做新斯的明试验结果为"阳性",诊为"眼肌型重症肌无力",按医嘱服用泼尼松治疗,症状明显减轻,但总是反复不稳定,所以想通过服用中药进一步缓解症状,改善体质。

医生:检查时有没有发现血糖、血脂、血压异常?

患者:没有。

痿证(重症肌无力合并甲状腺结节型腺瘤)

医生:是否还有其他的疾病,比如中风?

患者:都没有,只是10年前曾患多发性神经炎。

思路:排除了脑梗死、糖尿病等继发的神经损伤引发的眼睑下垂,根据既往史、现病史可考虑重症肌无力或眼睑本身的疾病。

医生:一年前是在什么情况下出现这种眼睑下垂的?

患者:跟家里人生气后出现的,当时是左边的眼睑,现在则是右侧眼睑下垂。

医生:治疗好转后,病情什么时候开始有反复的?有什么原因吗?

患者:大概3个月以前吧,好像没有什么原因。

医生:眼皮抬不起,有什么规律吗?

患者:早上还能抬起眼皮,下午就不行了,累了以后也抬不起来。

思路:情志过用或劳累太过均可诱发,症状多于下午或傍晚劳累后加重,呈现骨骼肌病态疲劳及规律的晨轻暮重波动性变化,当详细询问发生的诱因、当前症状及规律。

医生:平时吃饭睡觉怎么样?喜欢吃肉吗?口味重不重?

患者:睡眠与胃口都很好,平常吃肥肉和蛋多一些,也喜欢吃咸菜,但不太喜欢吃青菜,口味也比较重。

(患者体型高大偏肥胖。)

思路:患者年老体衰,脾胃运化功能不足,加之过食肥甘厚味,中焦气化不利,升降失常,以致湿热内阻,客于经脉,日久酿毒,阻滞气机,经气不利,肌肉筋脉失养,发生痿弱不用诸症。

医生:平时要适量食用蔬菜、水果,而少吃油腻辛辣的食物,更有利于健康。

患者:可是,我怕营养不够,而且没肉吃不下!

医生:那样是不正确的,年纪已经摆着,身体的功能和新陈代谢都已经变慢,您又大量高脂饮食,对病情没帮助只会加重它,况且多吃蔬菜水果反而营养会更均衡。

患者:是这样啊!那我以后就多吃一些蔬菜吧。

医生:大小便正常吗?

患者:大便干,3~4天才排便1次,不吃黄连上清丸就不能排便。

思路:一般年老患者多认为自己营养不足或者多年的饮食偏嗜,造成脾胃功能失司,以致湿热壅滞,日久酿毒,损伤气血,壅滞气机,瘀阻经脉,最终耗伤气阴,这正是造成痿证的重要原因,当对患者进行必要的饮食指导。

医生:还有其他不舒服的吗？

患者:有时候手脚麻。

医生:来,配合我做一下神经方面的体格检查! 请连续眨眼 30 次。

患者:好的。

(记录:患者在瞬目 20 次左右时,右眼上睑已无法上抬,眼裂明显变小,稍作休息后即恢复,检查其瞳孔括约肌功能正常。)

医生:把两只胳膊往前平举试试。

患者:好的。

(记录:两臂持续平举后出现上臂下垂,休息后又恢复。查其四肢腱反射皆正常。)

综合四诊资料,病情和诊疗记录如下:

【病案记录】

主诉:右眼睑上举无力 1 年,加重伴四肢乏力 3 个月。

患者 1 年前因情绪激动出现左眼睑上举无力,双上肢抬举无力,于当地某省级医院诊为:"眼肌型重症肌无力",服用泼尼松等病情好转。3 个月前无明显原因症状出现反复,症见右上眼睑抬举无力,四肢乏力,手足麻木,饮食睡眠正常,二便调。多发性神经炎病史 10 年。

体格检查:双上睑上举力弱,疲劳试验(+),双上肢肌力Ⅳ级,肌张力正常,肌容积正常,双踝、左膝反射(+)。

舌红暗,苔黄厚,脉滑。

中医诊断:(1)睢目;(2)痿证;(3)麻木。证名:脾肾亏虚证(元气亏虚,湿热夹毒,壅滞肌肉,阻滞经脉)

西医诊断:(1)重症肌无力;(2)多发性周围神经病变。

治法:益气补虚,通络宣痹,清利湿热。

处方:二妙散加减。土茯苓 60 g,雷公藤 12 g(先煎),茵陈 15 g,黄柏 12 g,苍、白术各 18 g,怀牛膝 15 g,黄芪 24 g,当归 15 g。12 剂,水煎服,每日 1 剂。

嘱诸药冷水浸泡 2 小时,先煎雷公藤 30 分钟,合诸药同煎 2 次,取药液约 500 mL,分 2 次温服。避免劳累,饮食宜清淡为宜,忌甘味与肥厚之品。

二诊(2006年10月28日)

服用前方后右眼睑抬举较前有力,仍感双上肢抬举无力,手指及足掌仍麻木,呈持续性,无复视,饮食睡眠正常,大便偏干,日2次。舌质暗红,苔薄黄。脉左弦滑,右滑大。

思路:此乃热结阴伤之象,清热须兼顾散结润肠。湿浊久结不化,久而化热伤阴,需咸以软坚,寒以清热,少用芒硝以散结除热,荡涤积滞,《黄帝内经》云:热淫于内,治以咸寒,此之谓也。石斛既能益胃生津,以绝阴伤之患;又能厚肠胃,长肌肉,与"治痿独取阳明"之意相合。

处方:前方加芒硝3 g,石斛15 g。12剂,水煎服,医嘱同上。

三诊(2006年11月11日)

服用前方后诸症减轻,右眼睑抬举较有力,右眼干涩、手足麻木减轻,双上肢抬举时间久时仍感乏力,无视物重影,纳眠可,大便日二行,不干,小便可,口微渴。舌红,苔薄白,脉滑。自述患甲状腺结节型腺瘤1年,并出示某省级医院B超报告:结节型甲状腺肿(2006年7月12日)。在省城数家大医院就诊,迭治无效,西医告知唯有手术切除,被患者拒绝。但经近24剂中药治疗,肿块缩小,用手已不能触及。

补充诊断:中医:瘿病。西医:甲状腺结节型腺瘤。

思路:此湿浊蕴积生痰凝块,且有日渐化解之机,唯其阴伤之势尚无缓解之象,增石斛之用量,辅以麦冬,滋阴清热,强阴益精。养阴与清化痰热有相辅相成之妙,正如《丁甘仁医案》所说:"阴不充则火不靖,火不靖则痰不化。"

处方:前方改石斛24 g,加麦冬24 g。12剂,水煎服。调护措施同前。

四诊(2006年11月25日)

服用前方后手足麻木较前减轻,右上眼睑仍感无力,视物稍久即觉疲劳,无重影,双上肢上举稍久即觉乏力,右侧肢体乏力明显。纳眠可,二便调。舌质红暗,苔黄厚腻,中黑,脉滑略大。体格检查:疲劳试验(+),右手力弱于左侧,右上肢上举力稍差。

思路：仍属湿热内结不除，凝聚生痰，阳明胃腑浊滞，气阴耗伤之证。清利湿热不可稍缓，益气养阴仍当继进。于首诊方中添加豨莶草以祛风通络、清热解毒。《素问·阴阳应象大论》曰："地之湿气，感则害皮肉筋脉。"豨莶草能治肝肾风气，四肢麻痹，骨间疼痛，腰膝无力，味苦气寒，于湿热内结，脾胃损伤，水谷精微不布者尤宜。天麻益气强阴，通血脉，强筋力，疏痰气。

处方：土茯苓60 g，雷公藤12 g，茵陈18 g，川牛膝15 g，苍、白术各15 g，生黄芪30 g，石斛15 g，豨莶草30 g，炒黄柏12 g，天麻12 g，当归15 g。12剂，水煎服。

五诊（2006年12月20日）

服药有效，手足麻木较前减轻，右上睑抬举尚可，基本同于左侧，视物久后右眼睑略疲劳，右手握力较左侧弱。纳可，大便干，依赖通便药，小便调。口气秽，咽痛，无痰。舌质紫红，苔黄厚腻。脉滑近数。体格检查：咽峡充血（＋），甲状腺处未触及肿块，右上肢近远端握力均较左侧弱。疲劳试验基本正常。

思路：此为湿热内蕴，阴伤火盛，虚火上灼咽喉所致。法当养阴滋燥，兼清降虚火。重用茵陈利湿逐热却不伤阴；知母、黄柏滋阴并能泻上炎之相火，滋化源以阴生；佐以麦冬益阴清热，金水相生，益精滋阴。

处方：前方改茵陈30 g，炒黄柏15 g；加炒知母15 g，麦冬30 g。18剂，水煎服。

六诊（2007年1月6日）

仍感手足麻木，右侧明显，右侧握力弱于左侧，右下肢行走乏力，右上睑抬举力基本同于左侧，右眼久视后略感疲劳，纳眠可，二便调，无口干、口苦。舌质红暗，苔黄腻。脉缓滑。

思路：病情虽日趋稳定，然湿热内结尚未化尽，气阴虚损未复，治法仍当以清化湿热与益气养阴兼顾，且更应注重补气养阴。《本草纲目》曰："脾胃健则营卫从，风湿去则筋骨利。"用土茯苓、茵陈清利肝胆脾胃之湿热；生黄芪、党参与黄柏、知母并用补脾胃，泻阴火；葛根鼓舞胃中清阳之气，清阳一升则浊阴可降；仙鹤草祛风通络，下气活血，补虚强壮；石斛、麦冬益胃生津、滋阴清热；天麻祛风通络,疏利痰气。

处方:土茯苓 45 g,生黄芪 30 g,党参 15 g,葛根 15 g,炒知母 15 g,炒黄柏 15 g,仙鹤草 30 g,麦冬 30 g,茵陈 24 g,霍石斛 20 g,明天麻 15 g。6 剂,水煎服。

七诊(2007 年 1 月 24 日)

前方服至昨日,双上睑抬举较前有力,视物稍久即觉疲劳,无复视。双手足发麻,右手麻木明显,双足发凉,双上肢上举全,但肌力偏弱,上举稍久即觉疲劳,纳眠可,大便干,依赖黄连上清丸,小便调。本院 2007 年 1 月 15 日甲状腺 B 超显示:甲状腺腺瘤半部分囊性变(甲状腺右叶两个低回声,最大 14 mm×13 mm。左叶 4 mm×3 mm,边界清晰)。舌紫红,苔略黄腻,浮松。脉弦滑。体格检查:双手浅感觉减退,疲劳试验(+)。

思路:诸症皆因湿热难尽,气阴未复。继以清利阳明湿热浊邪,兼顾太阴气虚阴伤。仍用土茯苓祛风除湿,清降阳明浊邪;伍以茵陈、酒大黄、决明子,秉承茵陈蒿汤遗义以增强除湿清热之力,并能使湿热浊邪从大便分消;湿热蕴结日久,必耗气伤阴,故用生黄芪以温分肉而实腠理,益元气而补三焦,合党参以补养中气,调和脾胃;石斛厚肠胃,长肌肉;麦冬味甘属土,当入阳明,《神农本草经》言其"主治伤中伤饱,胃络脉绝,羸瘦短气"。知其能强阴益精,消谷保神,复脉通心,润经益血。四药合用,则不复虑太阴之气虚阴伤。金银花辛香而甘,其性微寒,故能入脾通肺,配土茯苓、茵陈既能清解阳明之邪热,合生黄芪又能养太阴之气阴。甲状腺腺瘤乃有形之实邪,为痰瘀凝结而成,故使以穿山甲,取其穴山寓水,咸寒善窜,故能出阴入阳,贯穿经络,达于营分,以破邪结。

处方:酒大黄 9 g,绵茵陈 24 g,土茯苓 30 g,石斛 15 g,金银花 30 g,生黄芪 24 g,穿山甲 4.5 g,党参 18 g,决明子 30 g,麦冬 30 g。12 剂,水煎服。

八诊(2007 年 2 月 7 日)

双上肢麻木感减轻,双上睑上举有力,午后略差,但仍不能上举,无复视;睡眠良好,食欲正常,大便不干,排便不畅。舌质暗红,苔薄黄腻,剥脱。脉沉细。

思路:此清阳不升,气虚传送无力,清气不升,浊气不降。因而,补气须兼顾顺气导滞。加枳实行气导滞,宽胸利结。诸药合用,使气机通畅,湿浊得化。

处方：上方加枳实 12 g。12 剂，水煎服，每日 1 剂。

九诊（2007 年 2 月 28 日）

病情稳定，上睑在久视后仍感疲劳，复视未再发生，两足底已有汗出，仍感右手麻木，但已明显减轻。食欲良好，睡眠、二便正常。舌质暗红，苔薄黄腻，脉缓滑，搏指较前有力。

思路：胃纳、睡眠、二便正常，是中焦脾胃气化有度，气机渐趋通畅。其疲劳、麻木则是卫气虚而未复之故。《灵枢·刺节真邪篇》所谓："卫气不行则为不仁。"加黄芪益气固表，增穿山甲之用量搜剔通络。

处方：上方改穿山甲 9 g，生黄芪 30 g。12 剂，水煎服，每日 1 剂。

十诊（2007 年 3 月 17 日）

病情改善，双手仍感麻木，指尖为主，上眼睑久视后感疲劳，左上肢抬举稍久即感无力，持重物无明显障碍；双目干涩，无口干、口苦，饮食、睡眠、大小便正常。舌质暗红，苔黄腻，脉缓滑略数。

思路：此为阳明湿热余邪未尽，太阴气虚未复，肝肾之阴已有渐亏之势，法当清化阳明湿热，扶脾益气，兼顾下焦其阴。于七诊方基础上加当归、枸杞滋补肝肾，补血活血；合决明子共奏养肝明目之功。

处方：酒大黄 6 g，绵茵陈 15 g，生黄芪 30 g，石斛 18 g，金银花 30 g，穿山甲 9 g，枸杞子 20 g，当归 15 g，决明子 24 g，炒枳实 12 g，党参 15 g，麦冬 30 g。18 剂，水煎服，每日 1 剂。

截至 2008 年 6 月，此案共诊治 32 次。本病为自身免疫性疾病，患者属高龄之人，因情志不畅诱发本病，加之劳累、外感及气候因素等，致其病因与诱因混扰，因而病机虚实夹杂，虽坚持治疗，但其病情在治疗过程中时有反复，因而一时难以奏效；患者自初诊到第十次诊治，有甲状腺结节型腺瘤，舌质反复见紫红或暗红，苔见黄厚腻或黄腻，脉象亦为弦滑或滑数，足见湿热邪气壅盛之剧及其缠绵难愈的特点，治当益气补虚，通络宣痹，清利湿热为主；第十一诊后出现双目干涩、口疮及大便干等表现，为气阴亏虚、阴火内生之象，热邪郁蒸，亦为耗阴之根，法当益气阴与泻阴火兼顾；至二十诊后甲状腺结节型腺瘤消失，视物持续时间增长,眼裂明显变大,四肢肌力改善,病情出现明显好转并得到基本控制;患者属气阴两虚,疏泄缓滞之龄,标实已去,治疗当益气养阴,清利湿热,畅利气机为主,目前患者情况稳定,此案仍在治疗观察之中。

【诊者体会】

一、病机认识

本案病情复杂,但病机始终以中焦脾胃为中心。李东垣先生曾曰:"内伤脾胃,百病由生"。年老体衰,脏腑不足,脾胃运化失司,湿热郁滞,日久酿毒,损伤气血,壅滞气机,瘀阻经脉,终则耗伤气阴。是以产生颈前肿块、睢目、视歧等症状。

重症肌无力与甲状腺结节型腺肿就西医而言,有着内在的联系。二者均属免疫功能异常类疾病。有文献报道,甲状腺结节型腺肿可以导致神经、肌肉疾病,本案应属此类。后来的临床疗效也证实了这一点。由此提示,一体多病,必然存在着内在的密切联系,临证需要认真思考,不可武断。

二、治疗心得

脾胃主肌肉四肢,运化水湿,化生气血阴阳。故本案的治疗,始终以脾胃为中心,清热利湿,解毒通络,益气健脾,益阴养血,只有主次缓急之分,却从无间断。在用药方面,始终把握以下几点。

1. 清利湿热为先

始终以土茯苓、茵陈为主,间或用黄柏、苍术、牛膝等,是仿二妙散之意;其中,土茯苓、雷公藤则既能清利湿热,又能通络解毒,是作者临床治疗湿热壅滞为基本病机的神经肌肉疾病的经验药对。

2. 补虚扶正

中焦气虚,用白术、黄芪、当归健脾益气,养血扶正;阴虚则加石斛、麦冬等。

3. 补元气与泻阴火不可偏废

气虚阴火内盛,加知母、黄柏之属。火与元气不两立,元气虚则阴火内生,因此,补元气就必须泻阴火,这是李东垣先生的重要学术观点,黄芪、人参与黄柏、知母并用则是李东垣的重要发明。业师卢尚岭教授对此颇有体会,临证应用得心应手,作者从中受益良多。《素问·痿论》谓"治痿独取阳明",不但指胃,还应包括脾在内,即"阳明"作"中焦"或"脾胃"理解则更符合临床实际。

三、诊疗检讨

本案系门诊病例,初诊因问诊不详,疏忽甲状腺结节型腺肿病史;且前数诊体格检查仅仅注意神经科体征,而忽略了完整的体格检查,以致漏诊了甲状腺结节型腺瘤。在患者坚持要求中药治疗的前提下,经过清热利湿,益气健脾,养阴散结等中药治疗后,甲状腺结节型腺瘤得到治疗,使患者喜出望外,可谓歪打正着。《黄帝内经》有养正积自除的论述,多病集于一体,故一方可能获效。由此提示,对同一患者的不同疾病,应当联系起来认识,对提高辨证论治的水平具有现实意义。

附方

二妙散(《丹溪心法》):苍术、黄柏。

古代文献

《素问·痿论》:"肺主身之皮毛,心主身之血脉,肝主身之筋膜,脾主身之肌肉,肾主身之骨髓。故肺热叶焦,则皮毛虚弱急薄,着则生痿躄。心气热,则下脉厥而上,上则下脉虚,虚则生脉痿,枢折挈,胫纵而不任地也。肝气热,则胆泄口苦,筋膜干,筋膜干则筋急而挛,发为筋痿。脾气热,则胃干而渴,肌肉不仁,发为肉痿。肾气热,则腰脊不举,骨枯而髓减,发为骨痿……论言治痿者,独取阳明,何也?岐伯曰:阳明者,五脏六腑之海,主润宗筋,宗筋主束骨而利机关也。冲脉者,经脉之海也,主渗灌谿谷,与阳明合于宗筋,阴阳揔宗筋之会,会于气街,而阳明为之长,皆属于带脉,而络于督脉,故阳明虚,则宗筋纵,带脉不引,故足痿不用也。"

《素问·逆调论》:"荣气虚则不仁,卫气虚则不用,荣卫俱虚,则不仁且不用。"